KOHLHAMMER STUDIENBÜCHER

Krankenpflege

Orthopädie

Studienbuch für Krankenschwestern, Krankenpfleger und medizinisch-technische Assistentinnen

Mit 67 Abbildungen

von

Prof. Dr. med. Klausdieter Parsch
Facharzt für Orthopädie

Ärztl. Direktor der Orthopädischen Klinik am Olgahospital, Stuttgart

4., verbesserte Auflage

Verlag W. Kohlhammer
Stuttgart Berlin Köln

CIP-Titelaufnahme der Deutschen Bibliothek

Parsch, Klausdieter:
Orthopädie : Studienbuch für Krankenschwestern, Krankenpfleger und medizinisch-technische Assistentinnen / von Klausdieter Parsch.
– 4., verb. Aufl. –
Stuttgart ; Berlin ; Köln : Kohlhammer, 1989
(Kohlhammer-Studienbücher : Krankenpflege)
ISBN 3-17-010714-3

4., verbesserte Auflage 1989

Stuttgart Berlin Köln
Verlagsort: Stuttgart
Gesamtherstellung: W. Kohlhammer Druckerei GmbH + Co.
Stuttgart
Printed in Germany

Inhalt

Erster Teil: Lehrbuch

1. Die Diagnose in der Orthopädie 9
2. Knochentumoren 11
   A. Gutartige Tumoren 11
   B. Bösartige Tumoren 19
3. Entzündungen der Knochen 23
   A. Die Osteomyelitis 23
   B. Die spezifischen Knochenentzündungen 29
4. Entzündliche Gelenkerkrankungen 30
5. Aseptische Knochennekrosen 38
6. Neuroorthopädische Erkrankungen 47
7. Skelettanomalien 63
8. Erkrankungen des Halses 72
9. Erkrankungen der Wirbelsäule 75
10. Erkrankungen der Schulter 92
11. Erkrankungen des Ellbogengelenkes 96
12. Erkrankungen des Handgelenkes und der Hand 97
   A. Angeborene Fehlbildungen an Handgelenk und Hand 98
   B. Erworbene Erkrankungen an Handgelenk und Hand 102
13. Erkrankungen des Hüftgelenkes 109
14. Erkrankungen des Kniegelenkes 125
15. Erkrankungen des Fußes 131

Zweiter Teil: Wiederholungsbuch 144

Sachregister 152

Danksagung

Herrn Prof. Dr. Helmut Hauke und Herrn Dr. Schulz, Institut für Radiologie und Abteilung für Ultraschalldiagnostik am Olgahospital, danke ich für die Überlassung der im Buch verwendeten Röntgenbilder und Sonogramme.

Frau Eva-Christine Hanewinkel, Photoabteilung des Olgahospitals, und Herrn Dr. med. Zehender zeichnen für die verwendeten Photographien verantwortlich.

Frau Brigitte Resch danke ich für das Schreiben der Korrektur der 4. Auflage.

Vorwort

Die Lehre von den angeborenen und erworbenen Krankheiten des Haltungs- und Bewegungsapparates nimmt ständig an Bedeutung zu. Qualifizierte Vorsorgeuntersuchungen haben zur Früherkennung und Frühbehandlung der angeborenen Fehler des Bewegungsapparates geführt. Bessere diagnostische Hilfen erlauben die rechtzeitige Erkennung von Krankheiten und ermöglichen so eine adäquate Therapie. Auf dem Gebiet der Arthrose und Wiederherstellungschirurgie ist eine stürmische Entwicklung besonders an den verwendeten Werkstoffen im Gang.
In dem vorliegenden Studienbuch soll das steigende Informationsbedürfnis der Lernenden befriedigt und ein Basiswissen im Fach Orthopädie vermittelt werden. Die pflegerischen Aspekte bleiben bewußt ausgeklammert, da derselbe Verlag diesen Bereich gesondert abhandelt. Als Hilfe für Lernende und Informationsquelle für die im Beruf Tätigen möge dieses Buch unserem Fach neue Freunde gewinnen.

K. Parsch

Erster Teil
Lehrbuch

1. Die Diagnose in der Orthopädie

Die Orthopädie beschäftigt sich mit den angeborenen und erworbenen Fehlern am Haltungs- und Bewegungsapparat. Wichtige Voraussetzung zur Erkennung von Fehlern an Knochensystem, Gelenken und Muskeln ist ein Basiswissen der Anatomie und Physiologie.
Eine gewissenhafte Registrierung der Krankheitsvorgeschichte ist ebenso wichtig wie eine ausgiebige klinische Untersuchung, die Auswertung des Röntgen- oder Ultraschallbildes und, falls notwendig, die Anfertigung spezieller Labortests.

a) Die Vorgeschichte

Über eine Reihe der wichtigsten orthopädischen Leiden ist bekannt, daß sie familiär gehäuft vorkommen. Aus diesem Grund ist die genaue Befragung nach ähnlichen Leiden in der Familie unerläßlich.
Der Zeitpunkt des ersten Auftretens von Schmerzen oder Bewegungseinschränkung wird festgehalten. Die Beziehung von Schmerzen zur Fortbewegung, die Ausstrahlung, die Ausdauer der Beschwerden und ihr Bezug zu bestimmter Tätigkeit ist bedeutungsvoll. Bei einem frischen Unfall muß selbstverständlich der Unfallmechanismus festgehalten sein. Die übliche Betätigung des Patienten kann bei bestimmten berufsbedingten Schäden bedeutungsvoll sein.
Neben den lokalen klinischen Symptomen, derentwegen der Patient den Orthopäden aufsucht, muß die klinische Untersuchung den Allgemeinzustand erfassen. Vorausgegangene Erkrankungen oder Verletzungen an anderen Organsystemen sind ebenso bedeutungsvoll wie klimatische und räumliche Umstellungen.

b) Die klinische Untersuchung

Es empfiehlt sich, bei der klinischen Untersuchung einem bestimmten *Schema* zu folgen. Die Untersuchung nur einer Extremität oder eines Anteils derselben kann zu folgenschweren Fehlschlüssen und Mißdiagnosen führen.
Zunächst wird die lokale *Inspektion* der entkleideten Person erfolgen. Die Farbe der Haut, etwaige Narben, Muskeltonus, Schwellungszustände, Wassereinlagerungen müssen ebenso registriert werden wie grobe Deformitäten, Winkelstellungen und Verkürzungen. Auffällige Konturen eines Gelenkes, die Stellung des Rumpfes ebenso wie der *Bewegungsablauf beim Gang* und die koordinierte Bewegung der Hände werden beachtet. Bei klinisch sichtbaren Differenzen der Extremitäten empfiehlt sich immer die *vergleichende Ausmessung,* wobei bestimmte Punkte wie Kniescheibe, stärkste Wade, Sprunggelenk usw. als Anhaltspunkte genommen werden. Das *Bewegungsausmaß in den Gelenken*

wird registriert und in besonderen Fällen mit einem Gelenkwinkelmesser ausgemessen.

Eine überschlagsweise Untersuchung von Herz-, Lungen-, Gastrointestinal- und Urogenitalsystem gehört zu jeder eingehenden orthopädischen Untersuchung. Ebenso wichtig ist eine *neurologische Beurteilung* zum Ausschluß von motorischen und sensiblen Fehlern. Der *Reflexstatus* wird überprüft.

Bei bestimmten Erkrankungen wie Poliomyelitis, Spina bifida cystica oder Nervenlähmungen ist zusätzlich die Anfertigung eines *Muskelstatus* erforderlich, wobei nach der internationalen Muskelbewertungstabelle unterschieden wird zwischen

0: keinerlei muskuläre Aktivität, keinerlei aktive Bewegung,
1: geringfügiges Anspannen der Muskulatur ohne Gelenkbewegung,
2: genügende Kraft, um ein Gelenk unter Aufhebung der Schwerkraft zu bewegen,
3: Gelenkbewegungen gegen Schwerkraft
4: Gelenkbewegungen gegen die Schwerkraft mit geringem Widerstand,
5: volle Muskelkraft.

c) Die Röntgenuntersuchung

In der Regel wird von der befallenen Gliedmaße eine Aufnahme im *anteroposterioren und seitlichen Strahlengang* angefertigt. In bestimmten Fällen sind auch Schrägaufnahmen erforderlich, wie z. B. an der Halswirbelsäule zur Einsicht in die Nervenaustrittslöcher oder am Handgelenk zur genauen Diagnose von Verletzungen an Handwurzelknochen. Bei der Bewertung der Röntgenaufnahme gilt es, die Dichte und Struktur der Spongiosa ebenso zu beachten wie Veränderungen der Corticalis. Die Gelenke werden in ihrer Begrenzung verglichen, abnorme freie Körper und Ausbuchtungen des Gelenkes beachtet. Insbesondere gilt die Aufmerksamkeit der Veränderung des Gelenkspaltes.

Besondere Röntgenuntersuchungen helfen zur Aufklärung über die Tiefe und Ausdehnung bestimmter Tumoren, die z. B. durch Schichtaufnahmen räumlich zerlegt werden können. Spezielle Luft- und Gasfüllungen, wie z. B. die Myelographie, dienen zur Aufdeckung von raumfordernden Prozessen. Die Injektion von Kontrastmitteln in ein Gelenk, die *Arthrographie,* kann zur Sicherung einer Diagnose notwendig werden, wenn z. B. aus den üblichen Röntgenaufnahmen nicht sicher erkennbar ist, wieweit eine versuchte Hüftgelenkseinrenkung beim Kind erfolgreich war.

d) Das Computertomogramm

Die computerisierte Tomografie (CT) erlaubt Aussagen zur Pathologie des Knochens wie der Weichteile die nach einfachen Röntgenuntersuchungen und auch nach Schichtaufnahmen nicht möglich waren. So kann z. B. der knorplige Bandscheibenvorfall in Relation zur Wirbelsäule abgegrenzt werden. Tumorausbreitungen vor allem im Bereich des Beckens sind darstellbar geworden.

e) Die Knochenszintigrafie

Radioaktives Technetium mit kurzer Halbwertszeit wird in die Vene injiziert und zeigt an Stellen vermehrten Knochenstoffwechsels eine Mehrbelegung, an solchen mit vermindertem Stoffwechsel eine Minderbelegung. Das Knochenszintigramm ist eine unerläßliche Hilfe bei der Suche nach Entzündungen und Tumoren des Skelettes geworden.

f) Die Kernspinuntersuchung

Sie verwendet Magnetwellen zur bildlichen Darstellung von Weichteil-, Knorpel- und Knochenveränderungen. Radiologisch schwer erfaßbare Gebiete werden exakt dargestellt, ohne daß ionisierende Strahlen zum Einsatz kommen.

g) Die Ultraschalluntersuchung

Mit Ultraschallwellen lassen sich Veränderungen im Bindegewebe, Muskel, Knorpel und Knochen abgrenzen. Die Diagnose der Hüftgelenksdysplasie und Luxation im Säuglingsalter wird heute bevorzugt mit dem Ultraschallgerät gestellt. Ebenso lassen sich Gelenkergüsse, Kapselveränderungen und Muskelrupturen sowie Haematome exakt lokalisieren und bildlich darstellen.

h) Besondere Labortests

Die Bestimmung der Serumelektrolyte, insbesondere des Calciums, der Chlors, des Kaliums und des Natriums, die Bestimmung von Harnstoff und Kreatinin, die Messung des Harnsäurespiegels bei Gichtverdacht, die Auswertung der Muskelfermente bei Muskelerkrankungen und die Beurteilung des HLAB 27 (Humane Lymphozyten-Antikörper) bei Verdacht auf Morbus Bechterew werden von Fall zu Fall geboten sein.

i) Histologische Untersuchung

Die histologischen Untersuchungen von bioptisch gewonnenem Material aus Knochen, Muskel und Gelenkkapsel helfen bei der Erstellung der Diagnose und dienen gelegentlich zur Überprüfung der Effizienz der Therapie (Second look Operation bei Tumor).

j) Elektromyografie und Nervenleitgeschwindigkeit

Die Elektromyografie und Messung der Nervenleitgeschwindigkeit helfen zuweilen bei der Sicherung neurologischer Ausfälle, z. B. beim Carpaltunnelsyndrom oder auch bei den Ausfällen infolge eines Bandscheibenvorfalls.

2. Knochentumoren

Die Diagnose wird nach klinischem Befund und vor allem mit Hilfe der Röntgenuntersuchung gestellt. Die Knochenszintigrafie, die Computertomografie und auch die Kernspinuntersuchung werden mit Erfolg eingesetzt, um ein Knochentumor zu lokalisieren und als solchen zu identifizieren. Von großer Bedeutung ist die histologische Untersuchung des bioptisch gewonnenen Materials. Erst danach kann die Therapie (Chemo-Therapie, chirurgische Resektion oder Bestrahlung) angeboten werden.

A. Gutartige Tumoren

a) Die solitäre cartilaginäre Exostose (Abb. 1)

Synonym: Osteochondrom

Dieser meist in der Kindheit oder der frühen Jugend gefundene Knochentumor wächst bis zum Abschluß des Skelettwachstums mit. Die Usache für das Auftreten einer solitären cartilaginären Exostose ist nicht bekannt.

Klinik: Klinisch imponiert die solitäre Exostose als eine schmerzlose, harte Schwellung im metaphysären Bereich langer Röhrenknochen. Am häufigsten betroffen sind die kniegelenksnahen An-

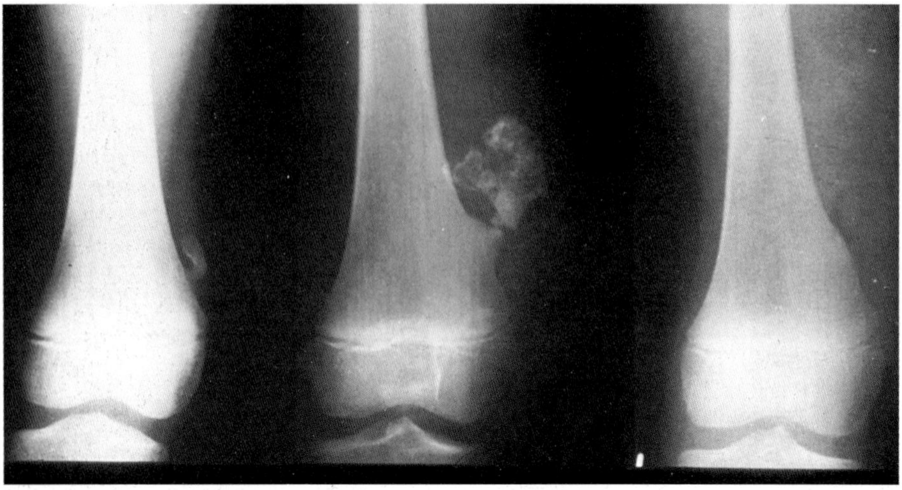

a) b) c)

Abb. 1 Solitäre cartilaginäre Exostose am Oberschenkelknochen innen
a) mit 12 Jahre
b) mit 14 Jahren, bei einem Sturz abgebrochen
c) mit 15 Jahren, nach operativer Abtragung

teile von Femur und Tibia. Nicht selten wird der Tumor als Zufallsbefund bei einer Röntgenuntersuchung wegen Verletzung entdeckt.

Röntgenuntersuchung: Die Röntgenuntersuchung zeigt die cartilaginäre Exostose als einen schmalen, oft hakenförmigen Sporn mit Pilzkopf. Der Tumor kann auch als breite Auflagerung im metaphysären Bereich imponieren. Die Abgrenzung zu den umliegenden Weichteilen ist scharf (Abb. 1).

Therapie: Die Behandlung eines derartigen Knochentumors wird nur dann notwendig sein, wenn der Tumor schmerzhaft ist, die Gelenksbeweglichkeit einschränkt oder sich verunstaltend auswirkt. In einem solchen Fall wird der Tumor total exstirpiert. Ansonsten kann er ohne Gefahr einer malignen Entartung belassen werden.

b) Multiple Exostosen (Abb. 2)

Dieses vererbliche Leiden betrifft Knaben doppelt so häufig wie Mädchen. Es manifestiert sich in der Kindheit oder frühen Jugend und ist charakterisiert durch die Ausbildung verbreiterter bilateraler knochiger Vorwölbungen. Bevorzugter Sitz sind die Enden der langen Röhrenknochen, an den Stellen raschen Knochenwachstums, so am distalen Femur, am distalen Radius oder an der proximalen Tibia (Abb. 2a). Die Ausbildung der Exostosen hört mit Beendigung des Knochenwachstums auf. In einem geringen Prozentsatz von unter 1% kann eine multiple cartilaginäre Exostosenerkrankung entarten und sich zu einem Chondrosarkom umwandeln.

Röntgenuntersuchung: Röntgenologisch ähneln die multiplen Exostosen den vorher besprochenen solitären Exostosen mit

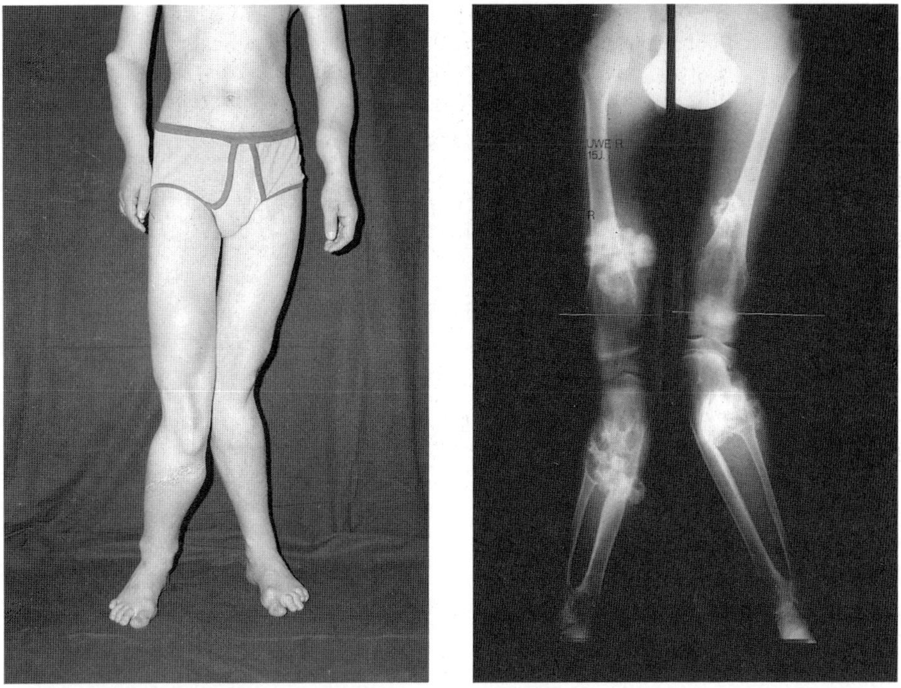

Abb. 2 Multiple cartilaginäre Exostosenerkrankung
a) Klinisches Erscheinungsbild bei multipler Exostosenerkrankung mit Genu valgum, unvollständiger Kniestreckfähigkeit und Verformung auch der oberen Gliedmaßen mit Cubitus varus bds.
b) Röntgenbild des 15jährigen Jungen mit multiplen cartilaginären Exostosen an Femur, Tibia und Fibula

der Ausnahme, daß sie mehrfach auftreten und in der Regel breitbasig sind (Abb. 2b).

Therapie: Die multiplen Exostosen werden nur dann operativ entfernt, wenn sie Schmerzen machen oder die Gelenkbeweglichkeit wesentlich beeinträchtigen. Nachteile entstehen vor allem an den paarigen Knochen so am Unterarm und auch im Bereich des Unterschenkel. Dort sind gelegentlich Korrekturen der Valgusdeformität erforderlich.

c) Solitäres Enchondrom

Die solitären Enchondrome bestehen aus hyalinem Knorpel und wachsen in der Mitte des Markkanals eines Röhrenknochens. Sie treten üblicherweise in der Adoleszenz auf. Betroffen sind vor allem der Humerus und der Femur.

Klinik: Der Tumor imponiert als Schwellung und die Corticalis ist verdünnt, als Folge davon kann es zu sog. *pathologischen* Frakturen kommen. Schmerzen sind selten, es sei denn, eine Spontanfraktur ist aufgetreten.

Röntgenuntersuchung: Röntgenologisch finden wir in den Röhrenknochen ovale in der Knochenstruktur rarefizierte Flächen. Die Corticalis ist nach außen aufgebauscht und oft verdünnt.

Therapie: Es empfiehlt sich, diese Tumoren vor dem Auftreten einer pathologischen Fraktur auszuräumen und mit Spongiosa aufzufüllen. Im Fall eines Rezidivs muß der Tumor nochmals im Gesunden ausgeräumt werden, da sonst die Gefahr einer malignen Entartung besteht.

d) *Multiple Enchondromatose*

Es handelt sich um eine schwere Entwicklungsstörung mit Unterbrechung der normalen enchondralen Knochenbildung im Bereich der Wachstumsfugen.

Klinik: Erste Symptome zeigen sich schon in der Kindheit und der frühen Jugend. Infolge der Wachstumsstörung erreichen diese Knochen in der Regel nicht die normale Länge. Häufig kommt es zu Verbiegungen. Die Unterarme sind in typischer Weise gekrümmt und zeigen eine ellenwärtige Abwinkelung der Hände. Bei Mitbetroffensein der Phalangen kommt es zu grotesken Verformungen der Hände und Finger. Bei einseitigem Auftreten ist der Name *Morbus Ollier* gebräuchlich. Da es sich bei einem Teil der Patienten später ein Chondrosarkom entwickeln kann, muß die multiple Enchondromatose (Morbus *Ollier*) als potentielle Praecancerose aufgefaßt werden.

Röntgenuntersuchung: Röntgenologisch zeigt sich an den Enden der langen Röhrenknochen eine Aufquellung mit Verdünnung der Corticalis. Größere strahlendurchlässige und durch Septen unterteilte Flächen finden sich im Bereich des Schaftes.

Therapie: Bei chondromatosebedingten verformten Gliedmaßen ist z. T. eine Achskorrektur anzustreben um die Gehfähigkeit zu erhalten. Ein vollständiger Ausgleich der Längendifferenzen ist auch bei Anwendung aufwendiger Verlängerungsverfahren z. T. nicht möglich. Im Fall einer malignen Entartung ist manchmal eine Amputation erforderlich.

e) *Das benigne Chondroblastom*

Der Zusatz *benigne* im Namen ist notwendig, da dieser Tumor früher als Abart des Riesenzelltumors als bösartig eingestuft wurde. Auch der Name Blastom spricht für Bösartigkeit. Es gilt jedoch als gesichert, daß dieser knorpelige Tumor, der aus den Epiphysen junger Menschen zwischen 10 und 20 Jahren seinen Ausgang nimmt, gutartig ist.

Klinik: Bevorzugt werden der körperferne Femur und die körpernahen Anteile von Tibia und Humerus. Auch im Bereich des Beckens kann das Chondroblastom auftreten. Die Gelenknähe des Tumors führt leicht zu Gelenkschmerzen mit Bewegungseinschränkung, Hinken, Schwellung und Erguß.

Röntgenuntersuchung: Röntgenologisch zeigt sich ein Aufhellungsbezirk mit eingestreuten Verkalkungszonen. Die ovalen Tumoren liegen exzentrisch im Epiphysenbereich.

Therapie: Es empfiehlt sich immer die Ausräumung und Auffüllung mit Knochenspänen, schon deswegen, weil die Diagnose meist erst bioptisch gestellt werden kann.

f) *Der Riesenzelltumor*

Dieser Knochentumor tritt bevorzugt zwischen dem 20. und 40. Lebensjahr an den Enden langer Röhrenknochen wie Femur und Radius auf. Eine rasche Osteolyse geht mit örtlicher Schwellung, Wärme und Schmerzen einher.

Röntgenuntersuchung: Röntgenologisch imponiert ein epiphysennaher Tumor, der rasch in die Metaphyse fortschreitet. Die Aufhellung ist deutlich, es finden sich keine reaktiven sklerosierten Randzonen. Wenn der Tumor die Corticalis durchdrungen hat, kommt es nicht zu periostaler Knochenbildung.

Pathologisch-anatomisch imponiert ein rotbraunes Tumorgewebe mit eingestreuten gelben Nekroseherden. Die spindelförmigen Zellen haben große Kerne, zahlreiche Riesenzellen sind vorhanden. Je nach Aussehen der Spindelzellen lassen sich bedingt gutartige von bösartigen Riesenzelltumoren unterscheiden. Letztere sind dann bei den malignen Fibrosarkomen einzustufen und können metastasieren.

Therapie: Die operative Ausräumung des Riesenzelltumors ist anzustreben. Die Resektion hat im Gesunden zu erfolgen. Da es sich oft um gelenknahe Tumoren handelt, ist gelegentlich der Ersatz durch eine Tumorprothese oder aber eine überbrükkende Arthrodese erforderlich.

g) Die aneurysmatische Knochenzyste

Diese zystische und solitär auftretende Tumor befällt ältere Kinder und junge Erwachsene. Bevorzugte Lokalisation sind die langen Röhrenknochen (Abb. 3), gelegentlich auch die Wirbelsäule. Ein Teil der aneurysmatischen Knochenzysten bereitet wenig oder gar keine Beschwerden und werden zufällig bei einer

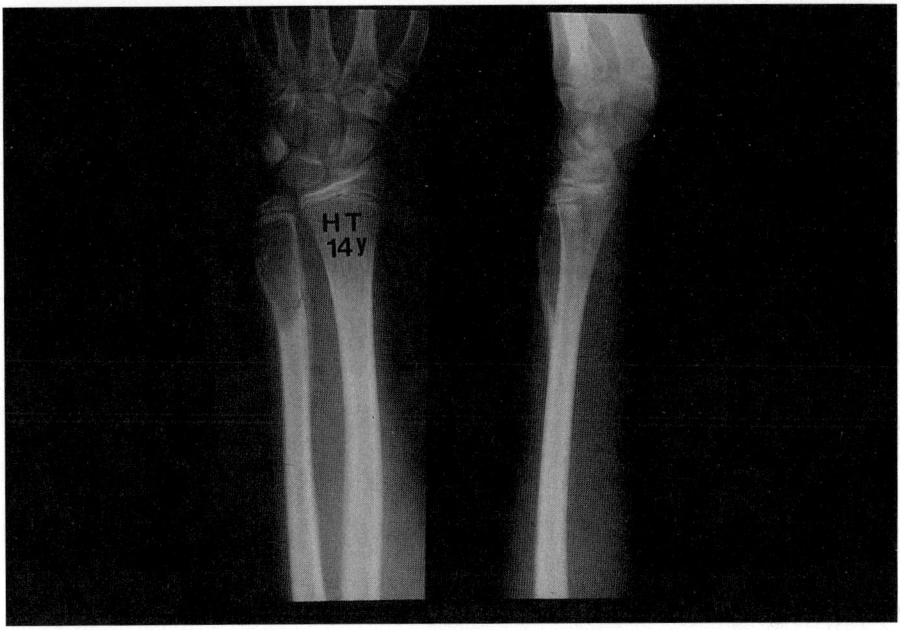

Abb. 3 Aneurysmathische Knochenzyste an der distalen Ulna beim 14jährigen jungen Mann. Verdünnung der Corticalis und blasenförmige Verdickung des distalen Ulnaendes.

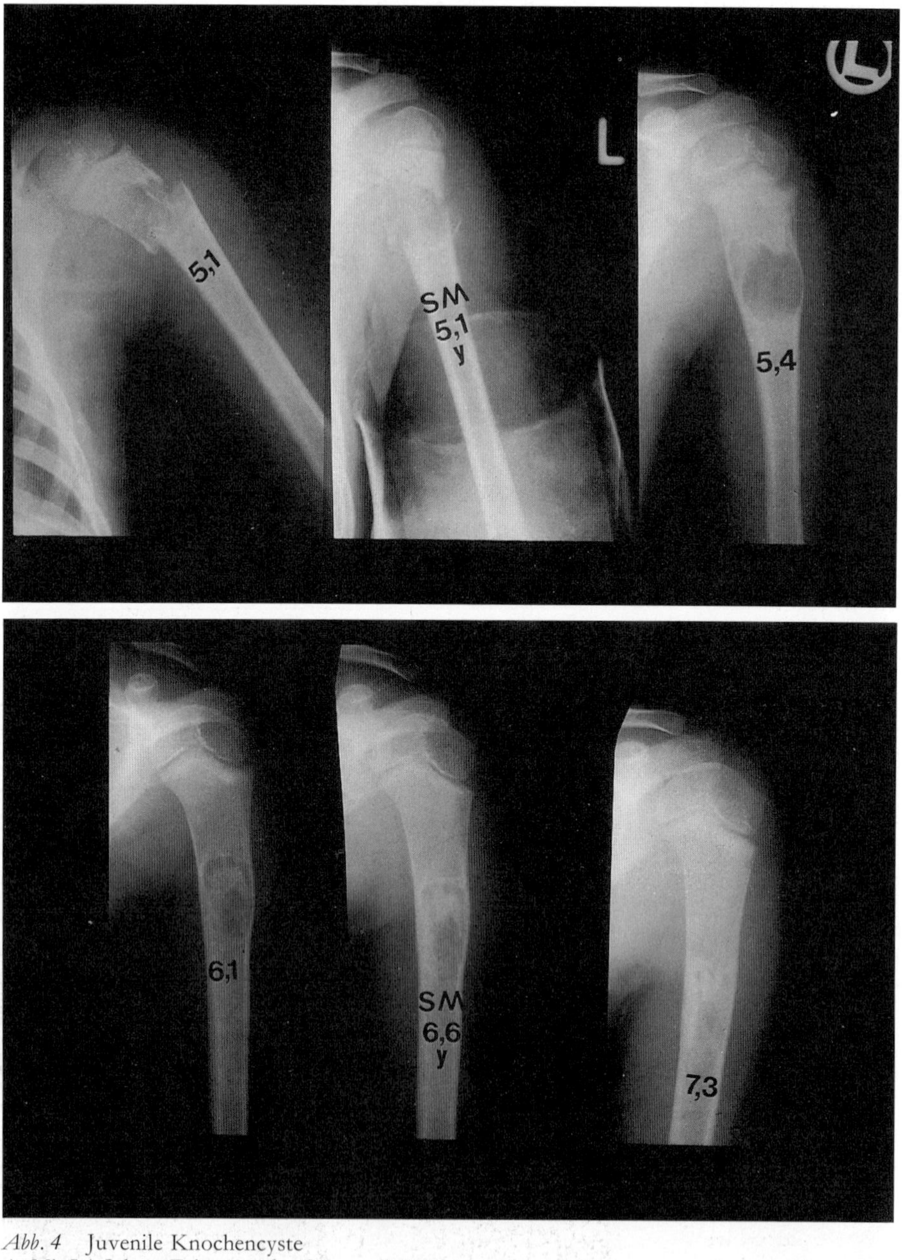

Abb. 4 Juvenile Knochencyste

a) Mit 5,1 Jahren Erkennen der Cyste anläßlich einer Fraktur. Versorgung mit einem Hängegips und Ausheilung der Fraktur mit Zurückbleiben einer Cyste im Alter von 5,4 Jahren.

b) Nach dreimaliger Injektion von Cortison Kristallsuspension zunehmende Ausheilung mit dem Endzustand im Alter von 7,3 Jahren

Röntgenuntersuchung entdeckt. Andere wiederum sind sehr schmerzhaft, da sie rasch wachsen und zu einer ballonförmigen Auftreibung des Knochens führen können. Man zählt die aneurysmatischen Zysten zu den Riesenzellgeschwulsten, da sich auch immer einige Riesenzellen darin finden. Über eine Metastasierung ist nichts bekannt.

Röntgenuntersuchung: Es kommt zu einer Auftreibung des Periostes mit dünner subperiostaler Knochenneubildung, so daß eine seifenblasenähnliche Formation entsteht.

Therapie: Die aneurysmatische Knochenzyste wird curettiert und mit autologen Spänen aufgefüllt. Rezidive sind nicht selten anzutreffen. Bei aufgetriebenen Knochenpartien ist gelegentlich eine Resektion mit Überbrückungsosteosynthese erforderlich.

h) Die solitäre Knochenzyste

Am proximalen oder distalen Humerus und Femur, an Tibia oder Fibula finden wir besonders bei Kindern solitäre Knochenzysten. Diese werden oft erst nach einem Trauma mit nachfolgender Röntgenkontrolle oder nach Auftreten einer *pathologischen Fraktur* entdeckt (Abb. 4a).

Die Zyste nimmt den ganzen Markkanal der Metaphyse ein und ist mit Flüssigkeit gefüllt. Das Längenwachstum wird üblicherweise nicht gestört. Gelegentlich kann der Tumor spontan ausheilen.

Röntgenuntersuchung: Röntgenologisch imponiert eine umschriebene Aufhellung mit dünner Rinde. Die normalen Knochenkonturen sind nicht geändert.

Therapie: Bei starker Rarefizierung der Corticalis und Gefahr des Auftretens pathologischer Frakturen unter Belastung wird man curettieren und mit autologen Spänen auffüllen. Im Falle einer frischen pathologischen Fraktur infolge der Zyste wird man zunächst die Ausheilung abwarten. Die Knochenneubildung im Rahmen der Bruchverheilung kann zu einer Verkleinerung der Zyste führen. Bei der einfachen Auffüllung mit Knochenspänen kommt es relativ häufig zu Rezidiven. Deswegen hatte man vorübergehend eine aufwendige Resektionsoperation

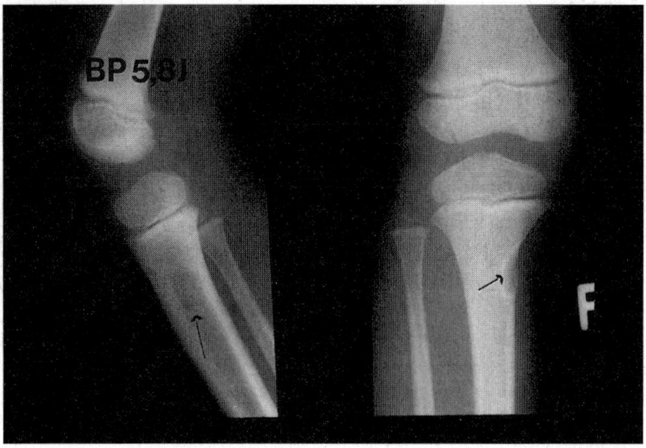

Abb. 5 Fibröser Corticaldefekt an der proximalen Tibia eines 5jährigen Buben. Der Pfeil bezeichnet den Defekt an der Innenseite der Tibia

empfohlen. In neuester Zeit konnte gezeigt werden, daß durch mehrfache Cortisoninjektionen in 80% ohne weitere chirurgische Hilfe die Ausheilung erreicht werden kann (Abb. 4b).

i) Der fibröse Cortikalisdefekt (Abb. 5)

Synonym: Nicht ossifizierendes Fibrom. Häufig angetroffene kleine Defektbildung an den Metaphysen der langen Röhrenknochen, meist als Zufallsbefund angetroffen.

Röntgenuntersuchung: Typisch sind längliche, mehrbuchtige Aufhellungen mit deutlichem sklerotischem Randsaum. Vor allem an der distalen Tibia aber auch an der proximalen Tibia und am distalen Femur (Abb. 5).

Therapie: Bei eindeutiger radiologischer Indentifizierung dieses Tumors ist eine Therapie nicht erforderlich.

j) Das Osteoid-Osteom (Abb. 6)

Dieser Tumor wird am ehesten in der Adoleszenz gefunden. Bevorzugte Lokalisation sind die langen Röhrenknochen, aber auch die Wirbelsäule und die Handwurzelknochen sowie Fußwurzelknochen können betroffen sein. Klinisch bedeutungsvoll sind Schmerzen, die vor allem in Ruhe und nachts auftreten und auf die Gabe von Salycil-Salycilat ansprechen (Aspirin-Test). Gelegentlich projezieren die Schmerzen in die benachbarten Gelenke und können somit das Bild einer Gelenkentzündung vortäuschen.

Röntgenuntersuchung: Ein sklerotischer Herd dicht an oder in der Cortikalis mit einem mittelständigen kleinen Aufhellungsbezirk, genannt Nidus. Der benachbarte Corticalisknochen ist meist aufgetrieben (Abb. 6).

Pathologische Anatomie: Der Befund ähnelt dem eines infektiösen Prozesses, z. B. einer sklerosierenden Osteomyelitis (Brodie-Abszeß). Der Nidus besteht aus Osteoid eingebettet in gefäßreiches Bindegewebe.

Therapie: Die komplette Entfernung des Nidus ist die Therapie der Wahl. Die Schmerzen verschwinden schlagartig. Bei unvollständiger Nidus-Auffindung werden Rezidive beobachtet.

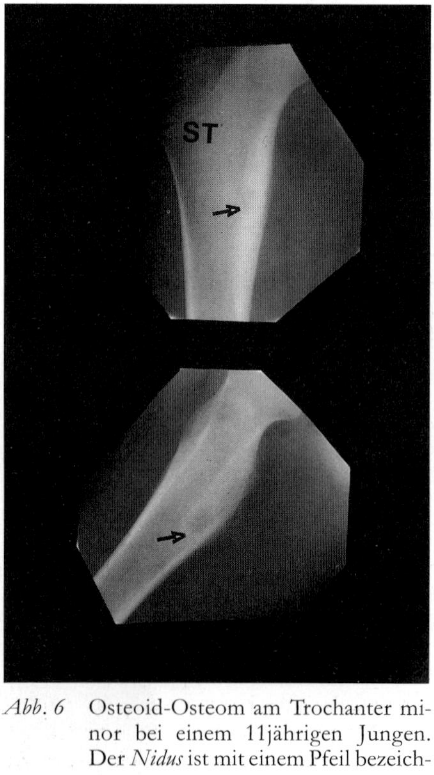

Abb. 6 Osteoid-Osteom am Trochanter minor bei einem 11jährigen Jungen. Der *Nidus* ist mit einem Pfeil bezeichnet.

B. Bösartige Tumoren

a) Osteogenes Sarkom

Dieser bösartige Tumor befällt vor allem Kinder und Jugendliche, ausnahmsweise ältere Personen.

Klinik: Lokale Schwellung und Überwärmung sowie örtliche Schmerzen besonders nachts, die am distalen Femur oder körpernahen Oberschenkel auftreten, sollen an diesen Tumor denken lassen. Eine erhöhte BKS und ein angestiegener Wert der alkalischen Phosphatase sind weitere Punkte zur Erhärtung der Diagnose.

Röntgenuntersuchung: Röntgenologisch findet sich eine vom Knochen ausgehende Tumormasse mit teilweise schalenförmig geordneter Struktur. Die Corticalis ist zernagt, die Markhöhle unregelmäßig strukturiert (Abb. 7).

Pathologische Anatomie: Unregelmäßige Knochenformationen imponieren mit unterschiedlicher Osteoidproduktion. Das Knochenmark besteht aus malignen Zellen. Es finden sich meist fibröse, knorplige und Schleimzellenformationen.

Therapie: Nach der Probebiopsie und Diagnosestellung wird eine zytostatische Therapie mit Methotrexat und Adriamycin eingeleitet. Ca. 6–8 Wochen nach Beginn der zytostatischen Therapie wird der Tumor chirurgisch reseziert oder amputiert. Danach setzt sich die sorgfältig protokollierte Chemotherapie bis ca. 1 Jahr nach Diagnosestellung fort. Bei richtig aufeinander abgestimmtem Vorgehen und guter Kooperation der einzelnen Disziplinen, ist heute bei einem osteogenen Sarkom eine Überlebenschance von 80% erreichbar.

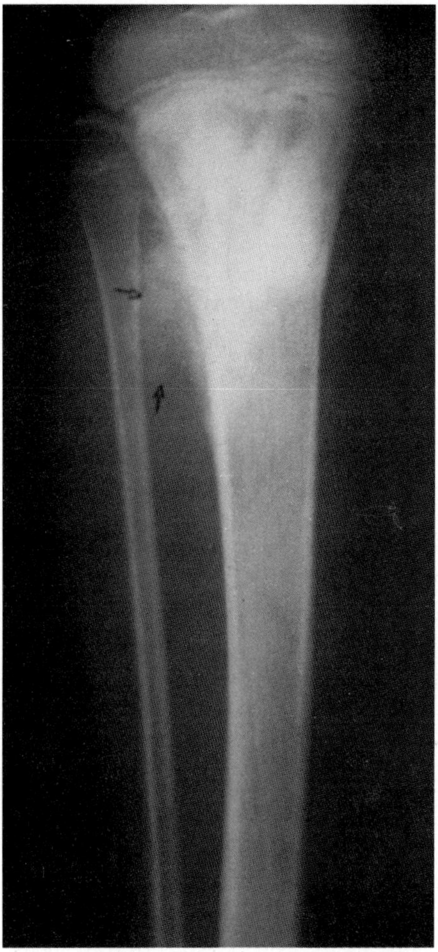

Abb. 7 Osteogenes Sarkom am Schienbein bei 12jährigem Mädchen

b) Das Ewing-Sarkom

Auch dieser bösartige Tumor befällt vor allem Kinder und Jugendliche. Eine langsam zunehmende schmerzhafte Schwellung an einem Röhrenknochen mit gleichzeitig erhöhter BSG, einer Leukozytose und einem serumerhöhten LDH lassen daran denken. Gelegentlich wird der Tumor anläßlich eines Knochenbruches (pathologische Fraktur) entdeckt.

Röntgenuntersuchung: In typischen Fällen findet sich eine Zerstörung der Corticalis mit strahlenförmig angeordneter neuer Knochenformation (Spiculae). Das Mark zeigt eine fleckige Zeichnung. Differentialdiagnostisch ist vor allem an eine Osteomyelitis zu denken.

Die Computertomografie und Kernspinuntersuchung: Beide Untersuchungsmethoden geben eine differenziertere Information über das Ausmaß der Markbeteiligung sowie des Betroffenseins der Weichteile in der Umgebung des Knochens und sind wichtige Hilfen für die Therapie.

Die pathologische Anatomie: Dieser vom Mark ausgehender Tumor zeigt kleine blaßblaue Rundzellen mit sich stark anfärbenden Kernen.

Therapie: Wie beim osteogenen Sarkom sind auch beim Ewing-Sarkom heute Chemotherapeutika im Einsatz. Sorgfältig protokollierte Therapieschemata setzen den Zeitpunkt für das Einsetzen der chirurgischen Resektion oder der Strahlentherapie fest. Im Bereich der Gliedmaßen wird man heute eher die chirurgische Resektion bevorzugen, wohingegen an der Wirbelsäule oder am Becken die Bestrahlungstherapie eine große Rolle spielt. Auch beim Ewing-Sarkom lassen sich durch wirksamen Chemotherapien Metastasierungen häufig verhindern, so daß die Überlebensrate auf 60–80% angestiegen ist.

c) Das Chondrosarkom

Der langsam wachsende Tumor tritt in der Regel erst im Erwachsenenalter auf. Bevorzugte Lokalisation sind das Becken und die körpernahen Oberschenkelknochen. Inwieweit primär benigne Enchondrome oder cartilaginäre Exostosen zu Chondrosarkomen entarten, ist heute immer noch umstritten. Die Chondrosarkome wachsen vor allem örtlich weiter und metastasieren spät oder gar nicht.

Die Röntgenuntersuchung: Sie zeigt eine mehrgeteilte, milchige Tumormasse mit Herden erhöhter Dichte. Die Corticalis ist meist zerstört. Oft finden sich Zeichen eines Enchondroms von dem der Tumor möglicherweise seinen Ausgang genommen hat (Abb. 8a).

Die *Computertomografie* und die *Kernspinuntersuchung* hilft bei der Lokalisierung des Chondrosarkoms im Becken und bei der Planung einer chirurgischen Therapie.

Pathologische Anatomie: Das Chondrosarkom weist in sich oft erhebliche Unterschiede auf. Während Teile des Tumors benigne Zellen enthalten, sind andere Partien eher maligne anzusehen (Low grade Chondrosarkom). Wieder andere zeigen ein hohes Maß von Malignität (High grade Chondrosarkom). Aus diesem Grund müssen Biopsien immer mehrere Zonen berücksichtigen.

Therapie: Die chirurgische Resektion des Tumors im Gesunden allein verspricht Rettung und eine vertretbare Überlebungschance (Abb. 8b). Die Amputation bis hin zur halbseitigen Beckenabtragung (Hemipelvektomie) kann erforderlich sein. Die Bestrahlung hilft ebenso wenig wie die Chemotherapie. Ein tödlicher Ausgang ergibt sich in der Regel durch lokale Invasion maligner Zellen in die lebenswichtigen Organe des Beckens oder des Brustraums.

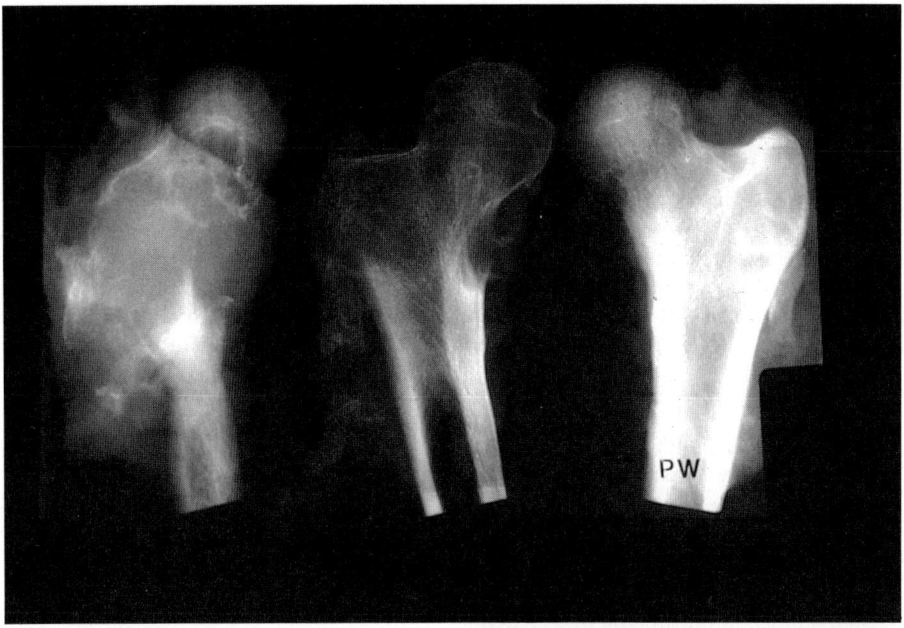

Abb. 8 Chondrosarkom proximaler Femur
a) Resektat des von einem Chondrosarkom betroffenen proximalen Femur. Aufgesägtes Präparat mit Weichteilmantel.
b) Zustand nach Implantation einer Tumorprothese (Typ Gersthof) mit Ersatz des kompletten proximalen Femur, einschließlich Trochanter major/minor sowie der Hüftgelenkspfanne

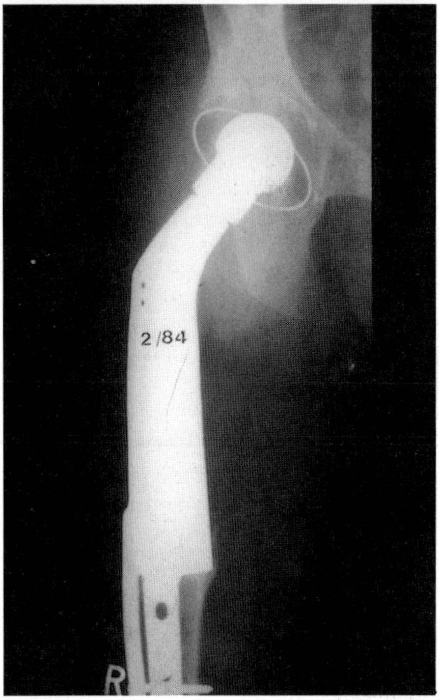

d) Multiple Myelome

Synonym: Morbus Kahler, Plasmozytom.
Dieser osteolytische Tumor befällt bevorzugt männliche Erwachsene jenseits des 40. Lebensjahres. Ein schleichender Beginn mit tiefen Knochenschmerzen ist charakteristisch.
Die gleichzeitige Osteoporose kann vor allem die Myelomatose der Wirbelsäule

kaschieren. Im Laufe der Monate und Jahre kommt es zu einem generalisierten Befall des gesamten Skelettsystems.

Labortest: Laborchemisch ist eine Erhöhung der Gesamtproteine charakteristisch und eine Umkehrung des Albumin-Globulin-Indexes mit starker Globulinzunahme. Der Serumcalciumgehalt ist hoch, der der alkalischen Phosphate normal. Die *Bence-Jones-Eiweißkörper* werden im Urin gefunden. In der Regel besteht eine Anämie, da das Mark von Tumormassen verdrängt wird. Der Tumor selbst besteht aus Plasmazellen.

Röntgenuntersuchung: Es finden sich multiple Aufhellungszonen in den langen Röhrenknochen, dazu auch in den Wirbeln und der Schädelkalotte. Nicht selten kommt es zu pathologischen Frakturen.

Therapie: Man gibt Zytostatika, Blutkonserven und Vitamine und bemüht sich um eine allgemeine Stärkung. Das Finalstadium kann um Jahre hinausgezögert werden.

e) *Knochenmetastasen von Tumoren anderer Herkunft*

Während die primären Knochentumoren vor allem das Kindes- und Jugendalter betreffen, handelt es sich bei den Knochentumoren des Erwachsenen am ehesten um *Metastasen.* Am häufigsten metastasieren in das Skelettsystem das *Prostata-, Brust-, Bronchial-, Nieren-* und *Schilddrüsenkarzinom.*
Bevorzugt von Metastasen betroffen werden die gefäßreichen Metaphysen an Femur und Humerus sowie die Wirbelkörper.

Klinik: Frühzeitig wird über Schmerzen geklagt, die insbesondere nachts auftreten. Die Vorgeschichte über einen operierten bösartigen Tumor, z. B. der Brust oder der Schilddrüse, geben Hinweise. Gelegentlich wird man überhaupt erst über die Knochenmetastase auf einen vorhandenen Primärtumor aufmerksam.

Röntgenuntersuchung: Bei Verdacht auf Metastasierung soll möglichst das ganze Skelettsystem einer Röntgenuntersuchung unterworfen werden. Radiologisch finden wir entweder *osteolytische* Herde, wie häufig nach Mamma-Tumor, oder *osteoblastische* Herde, wie z. B. nach Prostatakarzinomen. Nicht selten muß die Diagnose über den Primärtumor aufgrund der Biopsie gestellt werden.

Therapie: Die therapeutischen Maßnahmen hängen entscheidend von der Art des Primärtumors, dem Alter des Patienten und dessen Allgemeinzustand ab. Palliativmaßnahmen wie Eierstock- und Hypophysenentfernung bei Brustkrebs sollen hier erwähnt sein. Ebenso sei auf die Östrogen- und Östrogen- Androgen-Medikation verwiesen. Gut lokalisierte Knochenmetastasen lassen sich nicht selten durch gezielte Strahlentherapie angehen.

Bei pathologischen Frakturen helfen überbrückende Osteosynthesen. Es ist dabei Wert zu legen auf ein rasches Aufstehen und eine frühe Belastungsfähigkeit. Aus diesem Grund bevorzugt man stabile Osteosynthesen, z. B. auch als Verbundosteosynthese unter Verwendung von Knochenzement und Platte oder auch die Implantation von Gelenkplastiken (Totalendoprothesen).

3. Entzündungen der Knochen

A. Die Osteomyelitis

Man unterscheidet je nach dem Übertragungsmodus eine hämatogene und eine posttraumatische Knochenvereiterung.

a) *Die hämatogene Osteomyelitis*

Bei einer hämatogenen Ausstreuung von Eitererregern kommt es zu einem bevorzugten Befall der *Metaphysen* langer Röhrenknochen. Entsprechend der guten Durchblutung erfolgt die Invasion des Markes, später durch die Havers-Kanäle auch unter das Periost (subperiostaler Abszeß). Die Infektion kann sich auch im ganzen Markkanal ausbreiten (Markphlegmone). Hierdurch kann es zu einer völligen Abtrennung einzelner Corticalisbezirke von der Blutversorgung kommen, zur sogenannten *Sequestration.* Das darunter befindliche Periost kann dennoch neuen Knochen bilden, so daß der sequestierte Knochen von neugebildeten umgeben sein kann, dies nennt man *»Totenlade«* (Abb. 9a, b).
Eine akute Osteomyelitis kann in eine chronische übergehen. In der Regel entsteht eine *Fistel* zur Oberfläche, aus der sich Eiter und immer wieder sequestrierende Knochenpartikel entleeren können. Es ist nicht ungewöhnlich, daß solche chronisch gewordenen Osteomyelitiden vorübergehend abheilen, die Fisteln sich verschließen, um dann bei irgendeiner Gelegenheit wieder aufzubrechen, erneut zu fisteln und Sequester abzustoßen. Es kann auch zu einer hämatogenen erneuten Aussaat in andere Körperpartien kommen.

Klinik: Der Patient mit einer akuten hämatogenen Osteomyelitis ist schwer krank. Hohes Fieber, Schüttelfrost, Schwellung, Überwärmung der betroffenen Extremität sind die Regel. Rasch kommt es in der metaphysären Region zu einer Ausbildung eines Weichteilabszesses.

Labor: Die BKS ist stark erhöht. Die Leukozytose oft beträchtlich. Blutkulturen oder aus Knochenhaut Biopsien gewonnenes Material lassen den Erreger bestimmen. Bei der akuten Säuglingsosteomyelitis und der akuten hämatogenen Osteomyelitis des Kindes finden sich vor allem als Erreger: Staphylococcus aureus haemolyticus, Streptococcen haemophilus influenzae u.a.

Röntgenuntersuchung: Während der ersten Krankheitstage sind die röntgenologischen Zeichen unsicher. Häufig findet sich lediglich ein stärkerer Weichteilschatten in der Umgebung des Herdes als Hinweis auf die stärkere Durchblutung des Bezirkes. Erst nach Ausbildung des subperiostalen Abszesses wird die Knochenformation röntgenologisch sichtbar (Abb. 9a). Die schalenförmige Anordnung neuen Knochens im metaphysären Bereich läßt differentialdiagnostisch an ein Ewing-Sarkom denken. Erst in der Spätphase zeigen sich Sequester mit dichterer Struktur, während der noch lebende Knochen relativ kalkarm ist. Der Schaft wird dann verdichtet und zeigt eine flekkige Struktur.

Die Knochenszintigrafie: Die Technetium-Szintigrafie gibt schon nach 3–4 Tagen eindeutige Hinweise auf einen erhöhten Knochenumbau und damit auf das Vorliegen einer Osteomyelitis. Insbesondere zur Identifikation einer chronischen Osteomyelitis ist die Knochenszintigrafie hilfreich.

Therapie: Folgende Behandlungsprinzipien sind zu beachten:
- Bei Verdacht auf eine hämatogene Osteomyelitis muß die *Krankenhauseinweisung* erfolgen.
- Die sofortige Abnahme einer *Blutkultur* dient zum Nachweis der verantwortlichen Erreger.
- Die frühzeitige *chirurgische Trepanation* des Röhrenknochens dient zur Druckentlastung und befreit die Betroffenen schlagartig von den schlimmen Schmerzen. Die Gefahr einer Chronifizierung wird dadurch deutlich vermin-

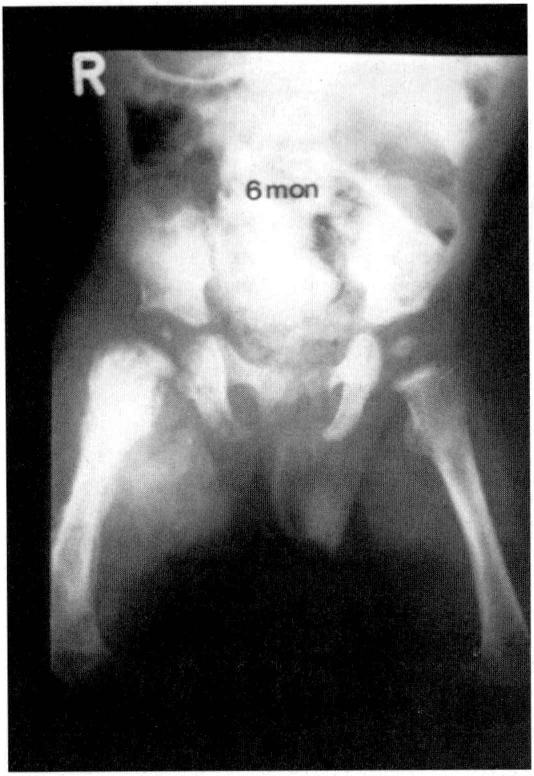

Abb. 9

a) Hämatogene Osteomyelitis des rechten Oberschenkels und Hüftgelenksentzündung rechts im Alter von 6 Monaten

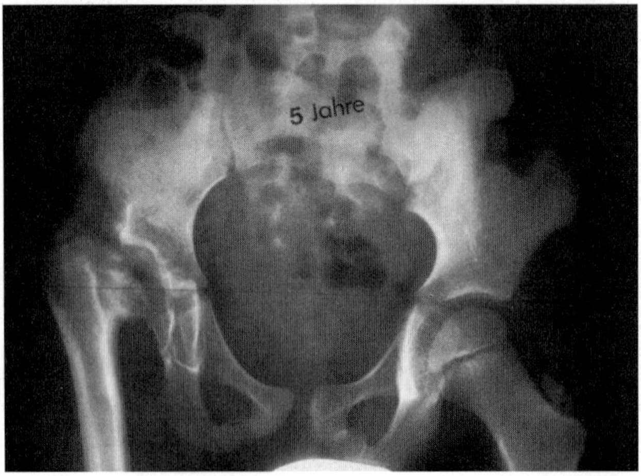

b) Destruktionsluxation der rechten Hüfte bei demselben Kind wie Abb. a), Beinverkürzung 8 cm im Alter von 5 Jahren

dert. In dem betroffenen Markraum und auch in dem subperiostalen Abszeß werden mit Antibiotikum getränkte Zementkügelchen als Kette eingelegt (PMMA-Ketten). Als Alternative hatte man früher eine Spülsaugdrainage eingelegt und über örtliche Spülungen den Lokalbefund saniert. Die eingelegten PMMA-Ketten müssen nach ca. 14 Tagen wieder entfernt werden.

- Mit der Eröffnung und Ausspülung der vereiterten Markhöhle sowie des subperiostalen Abszesses sowie zu diesem Zeitpunkt entnommenen örtlichen Abstriche, beginnt die *hochdosierte antibiotische Therapie*. Das Antibiotikum wird möglichst über die Vene gegeben *(parenteral)*. Nach Vorliegen des Antibiogramms aus Blutkultur und Wundabstrich kann die gezielte Therapie eingeleitet werden.
- Die Ruhigstellung der betroffenen Gliedmaße in einem Gipsverband wird heute nur noch in der ganz frischen Phase durchgeführt. Eine nicht belastende frühzeitige Bewegungstherapie verbessert die Durchblutung, damit den Antransport der Antibiotika und beschleunigt somit die Ausheilung.

Die Heilung einer akuten Osteomyelitis nimmt 3 Wochen in Anspruch. So lange geht auch in der Regel die parenterale Antibiotikum-Therapie. Beste Meßlatte für den Erfolg der chirurgischen und antibiotischen Therapie ist die sich stetig normalisierende Blutsenkungsgeschwindigkeit (BKS). In der Regel wird im

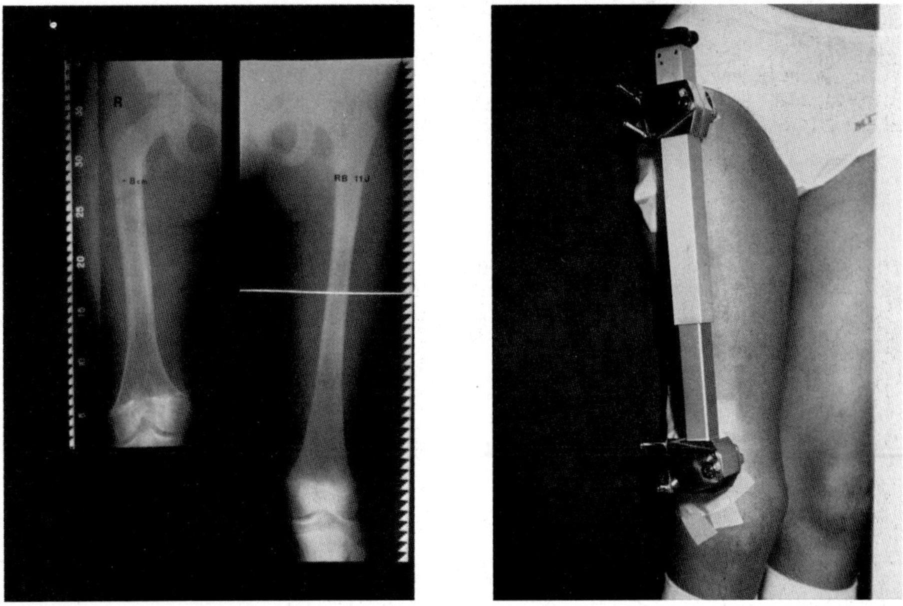

Abb. 10
a) Zustand nach Oberschenkelosteomyelitis rechts mit Beinverkürzung von 8 cm im Alter von 11 Jahren
b) Verlängerungsgerät nach WAGNER zur langsamen Oberschenkelverlängerung

Anschluß an die parenterale stationäre antibiotische Therapie noch für 14 Tage bis 3 Wochen eine orale häusliche antibiotische Therapie fortgesetzt.

aa) Die Säuglingsosteomyelitis

Bei Neugeborenen und Säuglingen kann sich das Krankheitsbild im Anschluß an eine Pneumonie, eine Gastroenteritis oder eine Nabelschnurinfektion entwikkeln. Bevorzugte Lokalisation: das Hüftgelenk. Das Allgemeinbefinden ist stark gestört. Die befallene Gliedmaße wird geschont. Handelt es sich um das Hüftgelenk, so wird diese in Außenrotation und gebeugt gehalten. Passive Bewegungsversuche werden mit Schmerzschreien beantwortet.

Ultraschall: Per Ultraschall läßt sich der Gelenkerguß beim Säugling wie beim älteren Kind nachweisen. Das Herausdrängen des knorpligen Hüftkopfes durch die vermehrte Flüssigkeitsansammlung in der Tiefe des Gelenkes wird sonografisch exakt dargestellt, noch bevor Röntgenzeichen dafür vorhanden sind.

Diagnose: Bei stark erhöhter Senkung typischer klinischer Schmerzhaftigkeit einer Gliedmaße oder eines Gelenkes unter sonografisch nachgewiesener Ergußbildung liegt die Verdachtsdiagnose Säuglingsosteomyelitits nahe.

Therapie: Die Säuglingsosteomyelitits, die vor allem am Hüftgelenk lokalisiert ist (Coxitis) verlangt nach einer frühzeitigen chirurgischen Therapie. Der Gelenkerguß muß möglichst rasch entlastet werden, sonst kommt es zu einer Zerstörung des Gelenkknorpels und zur Verrenkung des Hüftkopfes aus der Pfanne heraus (Destruktionsluxation) mit der Folge einer lebenslangen Beinverkürzung. Nach Eröffnung und Ausspülung des Gelenkes beginnt die parenterale antibiotische Therapie, die für mindestens 3 Wochen fortgesetzt wird. Die Normalisierung der BKS und der Leukozytenzahl signalisieren den Gesundungsprozeß. Zum Schutz vor einer s. g. Ausdehnungsverrenkung (Distensionsluxation) wird eine Ruhigstellung in einer Beuge-Spreizhaltung wie bei Behandlung einer Hüftgelenksluxation durchgeführt.
Nur die kombinierte chirurgische und antibiotische Therapie führt bei der Säuglingsosteomyelitis zur gewünschten folgenlosen Ausheilung. Bei der antibiotischen Therapie allein ohne gleichzeitige Gelenkspülung, auf chirurgische Art, bleiben in über 50% der Fälle Spätschäden, wie Schenkelhalsnekrosen, Hüftluxationen und Beinverkürzungen zurück (Abb. 10a, b).

ab) Der Knochenabszeß (Brodie-Abszeß)

Auf dem Blutweg gelangen Erreger in die Metaphysenregion der langen Röhrenknochen, insbesondere des Schienbeins. Betroffen sind vor allem ältere Kinder und Jugendliche, seltener Erwachsene.

Röntgen und Szintigrafie: Ein Aufhellungsherd im Bereich des betroffenen Knochens, manchmal umgeben von einem Sklerosesaum, legen den Verdacht auf einen Knochenabszeß nahe (Abb. 11). Szintigrafisch findet sich meist eine Mehrbelegung, ähnlich wie beim Osteoidosteom oder auch beim malignen Knochentumor.

Diagnose: Die Diagnosestellung erfolgt allein über die Biopsie. Beim makroskopisch unsicheren Befund wird man sich zunächst auf die Biopsie beschränken und erst nach histologischer Abklärung die weitere Therapie einleiten. Bei eindeutig angetroffener Abszeßansammlung wird die komplette Auscurettierung des betroffenen Knochens und die anschließende Implantation von PMMA-Kügelchen

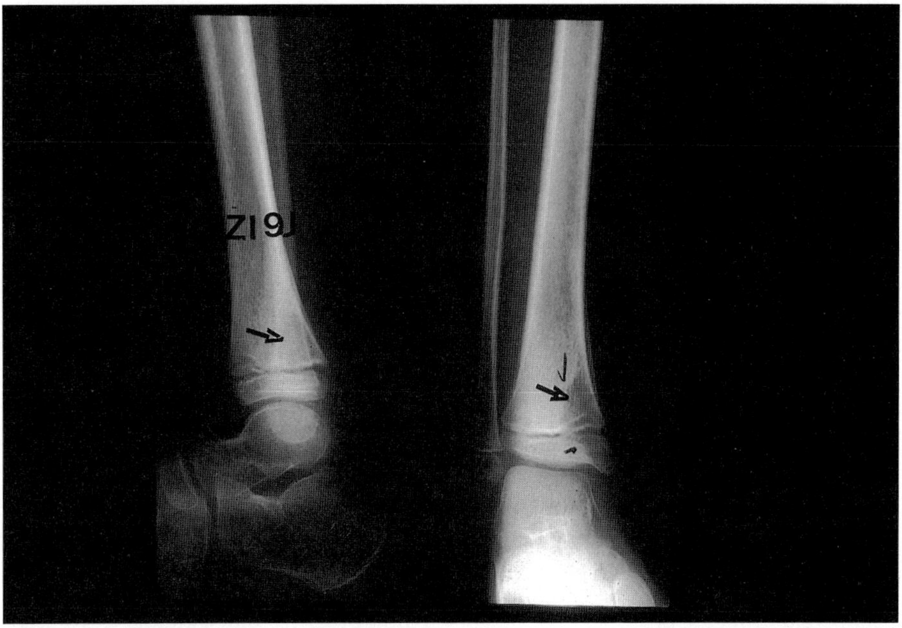

Abb. 11 Knochenabszeß an der distalen Tibia bei einem 9jährigen Jungen. Die Entzündung respektiert die Wachstumsfuge

notwendig. Eine gleichzeitige parenterale Antibiotikum-Therapie für mindestens 3 Wochen begleitet die Ausheilung des Befundes. Die Normalisierung des BKS signalisiert mit Abklingen der Beschwerden an dem betroffenen Gliedmaße die Gesundung.

ac) Die Spondylitis

Die hämatogene Aussiedlung von Bakterien in die Bandscheiben oder die Wirbelkörper wird als *Spondylodiszitis* bzw. *Spondylitis* bezeichnet.

Klinik: Belastungsabhängige Rückenbeschwerden. Druck- und Klopfempfindlichkeit im betroffenen Segment, Fieber und Krankheitsgefühl sind die Leitsymptome.

Röntgen: Die aufgelockerte Struktur des Bandscheibenraums sowie der angrenzenden Wirbelkörper geben Hinweise auf eine Spondylodiszitis. Bei fortgeschrittenem Verlauf kann ein ganzer Wirbelkörper betroffen sein und zusammensintern. Das Knochenszintigramm gibt zusätzliche Hinweise, vor allem bei Betroffensein des Wirbelkörpers selbst.

Pathologie: In Mitteleuropa spielen unspezifische Erreger wie Staphylococcus aureus und Streptococcen, Pseudomonas und Haemophilus influenzae eine Rolle. In den ärmeren Ländern ist auch heute noch hauptsächlich der Tuberkelerreger als Ursache für die Spondylitis zu identifizieren.

Therapie: Die einfache Spondylodiszitis wird durch Bettruhe und antibiotischer Therapie, wenn möglich nach Austestung nach einer Blutkultur, innerhalb von einigen Wochen ausheilen. Bei stärkerem Betroffensein und Abszeßbildung ist unbedingt die chirurgische Curettage mit gleichzeitiger Biopsie und Erregernachweis die Therapie der Wahl. Nach Ausräumung eines spondylitischen Abszesses und unter antibiotischer parenteraler Therapie kommt es in der Regel rasch zur Abheilung des Entzündungsprozesses, wobei radiologisch als Spätfolge oft knöchern miteinander verbundene Wirbelkörper imponieren.

b) Die posttraumatische Osteitis

Diagnose: Nach größeren Knochenoperationen und nach offenen Verletzungen kann es trotz angelegter Wunddrainagen zur Ansammlung von größeren Hämatomen im Wundgebiet kommen. Diese postoperativen Hämatome sind beste Wegbereiter für eine postoperative Infektion.

Therapie: Bei Nachweis eines größeren postoperativen oder posttraumatischen Hämatoms ist die frühzeitige Nachoperation und Eröffnung des fraglich infizierten Wundgebietes oberstes Gebot. Nur so wird die Ausbreitung verhindert und der Schaden begrenzt. Eine parenterale Antibiotikum-Therapie wird parallel dazu durchgeführt, auch wenn keine Erreger nachgewiesen worden sind. Im Falle eines Erregernachweises erfolgt die Therapie natürlich entsprechend dem Antibiogramm.
Zusätzlich wird bei infektionsverdächtigen Hämatomen im postoperativen Behandlungsschema PMMA-Kugeln eingelegt, die für 14 Tage im Wundgebiet belassen bleiben und dann entfernt werden müssen.
Die stabile Osteosynthese die dadurch gewährte Ruhe im Infektgebiet ist die beste Voraussetzung zur erfolgreichen Infektbekämpfung. Vor allem bei offenen Verletzungen hat sich aus diesem Grund die Anwendung des Fixateur extern bei gleichzeitiger offener Wundbehandlung bewährt. Örtlich werden abgestorbene Knochenpartien abgetragen und ausgemuldet. Zur Ausheilungsförderung dienen auch vitale spongiöse Knochen aus dem Becken, die in den infizierten und pseudarthrotischen Bereich eingepflanzt werden.
Bei rein konservativer Einstellung wird die Ausheilung eines Knochendefektes auch im entlasteten Apparat zu erwägen sein. Je nach Virulenz der Erreger und Vitalität des Knochens wird eine solche Ausheilung Jahre oder gar Jahrzehnte in Anspruch nehmen.

c) Die sekundär chronische Osteomyelitis

Diagnose: Auch im Zeitalter moderner Antibiotika ist die sekundär chronische Osteomyelitits noch recht verbreitet. Wir sehen sie als Spätzustand nach unzureichend bekämpfter hämatogener Osteomyelitis, jedoch wesentlich häufiger als posttraumatische Knocheninfektionen. Nicht selten kommt es aufgrund der Sequesterabstoßung und chronischen Fistelung zu ausgedehnten Defektbildungen.

Therapie: Die Defektpseudarthrosen gehen oft mit einer Fisteleiterung einher und stellen ein schwieriges Problem der Wiederherstellungschirurgie dar. Überbrückungsosteosynthesen, geschützt durch einen Fixateur extern unter Verwendung von PMMA-Ketten und Spongiosa-Plomben, kommen zur Anwendung. In manchen Fällen extremer Zertrümmerung einer Extremität und einer zusätzlichen Osteomyelitis wird u. U. der Entschluß zu einer Amputation besser sein. Dem Patienten kann somit ein jahrelanger Krankenhausaufenthalt mit einer Vielzahl von Interventionen und deren unsicheres Ergebnis erspart bleiben.

B. Die spezifischen Knochenentzündungen

a) Die Knochentuberkulose

Zur Ausstreuung von Tuberkelbazillen in den Knochen kommt es fast ausschließlich auf dem Blutwege. Daneben spielt die direkte Einbringung der Erreger von außen keine Rolle. Gelegentlich kann die Tuberkulose von einem angrenzenden Organ wie Lunge oder Pleura auf die Wirbelsäule oder die Rippen übergreifen. Nicht selten kommt es zum Befall des Gelenkkörpers über die Gelenkkapsel.
Die *Herdsetzung im Skelettsystem* erfolgt in der Regel während der ersten Ausstreuungsperiode bei der Ausbildung des pulmonalen oder intestinalen Primärkomplexes. Glücklicherweise kommt es nicht immer zur Ausbildung von Skeletherden oder Nierenherden, sobald Tuberkelbazillen im Blut kreisen, sondern nur dann, wenn die *örtliche und allgemeine Abwehrlage* dies zulassen. Zwischen Herdsetzung und dem Auftreten erster klinischer Symptome vergehen Monate. Die *Latenzzeit* kann mehrere Jahre betragen.
Bevorzugter Skelettabschnitt für die Tuberkulose sind die *Wirbelkörper,* in zweiter Linie die gelenknahen Anteile der langen Röhrenknochen, insbesondere im *Kniegelenksbereich.*
Als Erreger kommt sowohl der *Typus humanus* wie der *Typus bovinus* in Frage. Entsprechend kommt es zur Ausbildung eines *pulmonalen* oder *intestinalen* Primärkomplexes. Ein nicht geringer Anteil der an Skelettuberkulose Leidenden ist gleichzeitig wegen einer Lungentuberkulose oder einer Intestinaltuberkulose behandlungsbedürftig. Schlechte äußere Bedingungen, wie Mangelernährung, körperliche Überbelastung prädisponieren zum Befall mit dieser Erkrankung. Unsere Kriegs- und Nachkriegszeit brachte ein sprunghaftes Ansteigen der Skeletttuberkulose. In den Entwicklungsländern Asiens und Afrikas zählt die Skelettuberkulose mit ihren Folgeerscheinungen zu den wichtigsten orthopädischen Leiden überhaupt.

Diagnose: Die Diagnose kann aus mehreren klinischen, serologischen und röntgenologischen Daten gestellt werden. Familiäre Miterkrankungen, Tbc in der Eigenanamnese geben Hinweise. Die beschleunigte Blutkörperchensenkungsgeschwindigkeit (BKS) und eine Lymphozytose im Blutbild helfen weiter. Länger andauernde subfebrile Temperaturen bei gestörtem Allgemeinbefinden und Nachtschweiße geben wichtige Hinweise. Die *Tuberkulinproben* nach Mendel-Mantoux, Moro oder Tine sind nur bei sicher negativen Fällen verläßlich. Sie geben Auskunft über den Antikörpertiter der betreffenden Tuberkelbakterien. Schlüssige Hinweise ergeben sich aus dem *Punktat* oder dem *Biopsie-Material,* wenn *säurefeste Stäbchen* nachgewiesen werden oder insbesondere, wenn im *Tierversuch* am Meerschweinchen der positive Beweis erbracht werden kann.

Röntgenuntersuchung: Im Frühstadium sind keine sicheren Kriterien vorhanden. In Verlaufsserien muß der Befund geklärt werden. Im Vergleich zur Gegenseite kommt es zu einem Kalksalzschwund und einer Verwaschenheit der Struktur bei scharfer Konturierung des Knochens. Im Fall von Begleitabszessen, die bei der Wirbelsäulentuberkulose besonders bedeutungsvoll sind, kommt es zu charakteristischen Abszeßschatten infolge eines Senkungsabszesses.
Bei dem Einbruch einer Wirbelkörpertuberkulose über die harten und weichen Hirnhäute in das Rückenmark kann es zur Ausbildung einer Querschnittslähmung kommen, der sogenannten *Pott-Paraplegie* (Morbus Pott = Spondylitis tuberculosa). Bei einem Abszeßdurchbruch in der unteren Brustwirbelsäule oder oberen Lendenwirbelsäule kommt es zu einem

Senkungsabszeß entlang des Iliopsoamuskels bis zum Durchbruch an der Leistenbeuge.

Therapie: Auch heute im Zeitalter moderner *Tuberkulostatika* muß der tuberkulös erkrankte Skelettabschnitt *ruhiggestellt* werden. Gleichzeitig müssen alle nicht fixierten Körperabschnitte ausgiebig gymnastisch beübt werden, um eine allzu große Atrophie aufgrund der Inaktivität zu vermeiden.
Die Beeinflussung der Tuberkulose durch Sonnenstrahlen ist unbestritten und wird neben anderen Maßnahmen unverändert empfohlen *(Heliotherapie)*.

Tuberkulostatika:
- *Streptomycin* in der Dosierung von 1 g pro Tag ist sehr wirksam gegen Tuberkelbakterien. Als Nebenwirkung ist bedeutend die Störung des N. statoacusticus. Solche Nachteile können durch eine gleichzeitige Vitamingabe gemildert werden.
- *INH,* Isonicotinsäurehydrazid, in der Dosierung von 10 mg pro kg und Tag ist in seiner Wirksamkeit unbestritten. Man muß sich zunächst mit kleineren Dosen einschleichen, um Nebenwirkungen wie Sensibilitätsstörungen zu vermeiden.
- *PAS,* Paraaminosalizylsäure, in der Dosierung von 10–20 g pro Tag wird gemeinsam mit Streptomycin und INH in einer Dreierkombination verwendet.
- *Thiosemicarbazon,* Conteben® bzw. Neoteben®, werden heute statt des wegen seiner Nebenwirkungen gefährlichen Streptomycins in der Dreierkombination verwendet.

Üblicherweise wird eine Kombinationsbehandlung von zwei oder drei Präparaten gleichzeitig bevorzugt. Dabei ist darauf zu achten, daß eine ausreichend hohe Dosierung im osteolytisch veränderten Knochen zustande kommt.
Die operative Therapie nimmt zunehmend eine entscheidende Stellung bei der Behandlung der Skelettuberkulose ein. Häufig gelingt es unter Tuberkulosestatikaschutz den tuberkulösen Skelettherd völlig operativ auszuräumen. Anschließend muß lokal mit tuberkulostatischen Mitteln gespült werden, um so den entzündlichen Prozeß ganz zum Abklingen zu bringen. Schwierigkeiten entstehen insbesondere bei der Ausbildung von Skelettsenkungsabszessen mit oder ohne Fistel. Hier muß man sich erst mit einer Ausräumung, einer lokalen Tuberkulostatikabehandlung und einer Drainage begnügen. Die Fisteln kommen in der Regel erst dann zur Abheilung, wenn der Primärherd im Knochen gebannt bzw. ausgeräumt ist.

b) Weitere spezifische Knochenentzündungen

Andere spezifische Knochenentzündungen wie die *luetische* (lues = Syphilis) und *typhöse* (Typhus) Ostitis spielen in unseren Breiten keine Rolle und sollen nur namentlich erwähnt sein.

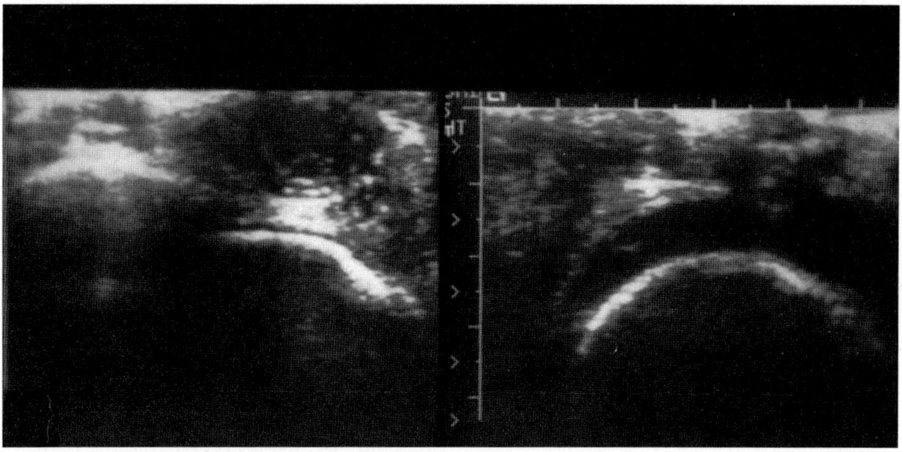

Abb. 12 Septische Arthritis, Ultraschalldarstellung eines Hüftgelenkergusses beim 12jährigen Mädchen. Links schmaler Gelenkspalt, rechts verbreiteter Gelenkspalt durch Erguß

4. Entzündliche Gelenkerkrankungen

a) *Die akute eitrige Gelenkentzündung*

Die eitrige Gelenkentzündung ist auch heute in Mitteleuropa trotz relativ guter sozialer und hygienischer Bedingungen keine Rarität. Während beim Kind meist eine hämatogene Einstreuung von Erregern entscheidend ist *(hämatogene septische Arthritis)* sind beim Erwachsenen eher von außen eingebrachte Erreger für diese akute Erkrankung verantwortlich *(iatrogene septische Arthritis)*. Neben der offenen Verletzung spielen vor allem unsterile Gelenkinjektionen oder Gelenkoperationen eine Rolle.
Die Gelenkhaut reagiert auf das Eindringen der Erreger mit einer zunächst serösen, bald eitrigen Ergußbildung, dem s. g. *Empyem*. Wenn nicht eine frühzeitige Drainage erfolgt, zerstören die im Empyem vorliegenden Enzyme den Gelenkknorpel (Chondrolyse). Es kommt innerhalb relativ kurzer Zeit zur Gelenkeinsteifung.

Klinik: Die eitrige Arthritis beginnt meist mit einer Gelenkschonung und wandelt sich zu ausgeprägten Gelenkschmerzen bei jeder Bewegung und Fieber.

Röntgen: Bei einer akuten Eiterung im Gelenk ist außer einer Gelenkspaltverbreiterung infolge des Ergusses wenig zu sehen. Erst bei zunehmender Zerstörung des Gelenkes sind die Verengungen des Gelenkspaltes und die Unregelmäßigkeit der Gelenkkonturen zu erkennen.

Ultraschall: Durch die Ultraschalluntersuchung läßt sich heute jeder Gelenkerguß nachweisen. Hierbei sind immer Seitenvergleiche notwendig (Abb. 12).

Labor: Die BKS ist immer hoch. Die Leukozytenzahlen können erhöht sein. Das entnommene Punktat und eine gleichzeitig abgenommene Blutkultur läßt den Erreger bestimmen.

Therapie: Schon die Verdachtsdiagnose muß zur Rettung des Gelenkknorpels

eine rasche Entscheidung erzwingen. Die sofortige Arthrotomie ist bei entsprechender Verdachtsdiagnose unumgehbar. Nur so können die schädigende Enzymauswirkung auf das Gelenk vermieden und das Gelenk vor der Chondrolyse und der Nekrose gerettet werden.
Das Gelenk wird daher sorgfältig gespült und mit einer Drainage versehen und anschließend wieder verschlossen.
Bei iatrogenen Empyemen großer Gelenke bei Erwachsenen hat sich wie bei der chronischen Osteomyelitis die zusätzliche Implantation von PMMA-Ketten in die Rezessus bewährt. Durch die örtliche Absonderung von Antibiotikum in das Gelenk wird die Ausheilungschance verbessert.
Eine antibiotische Therapie erfolgt unmittelbar mit Abnahme des Abstrichs während der Operation oder der Punktion und wird bis zur Normalisierung der Blutsenkung für ca. 3 Wochen fortgesetzt.
Bewährt haben sich vor allem die Staphylococcen-gängigen Kephalosporine bzw. die nach Testung wirksamen Antibiotika.

Ruhigstellung: Die früher propagierte Ruhigstellung eines infizierten Gelenkes hat man heute verlassen. Da nach der Arthrotomie und Gelenkspülung relativ schnell Schmerzarmut im betroffenen Gelenk eintritt, kann frühzeitig mit Bewegungstherapie auf einer passiven Bewegungsschiene begonnen werden und bald zu aktiven Übungen, allerdings ohne Belastung, übergegangen werden.
Frühestens 6 Wochen nach Behandlungsbeginn beginnt wieder eine Teilbelastung der betroffenen Gliedmaße.

b) *Die Coxitis fugax*

Synonym: Flüchtige Hüftreizung, vorübergehende Synovitis, Hüftschnupfen.
Im Rahmen einer Viruserkältung kommt es nicht selten bei Kindern zwischen 2 und 7 Jahren zu einer schmerzbedingten Schonhaltung am Hüftgelenk. Seltener trifft man ein ähnliches Phänomen an Kniegelenken. Man geht davon aus, daß die Erkältungsviren eine Mitreaktion der Gelenkhaut mit folgender Ergußbildung hervorrufen. Insbesondere die Drehfähigkeit wird dadurch beeinträchtigt.

Diagnose: Wichtig ist die Abgrenzung gegenüber der bakteriellen Arthritis. Bei flüchtigem Hüftreiz fehlt die Senkungserhöhung, meist auch das Fieber. Bei Kindern dieser Altersgruppe die über Knieschmerzen klagen, muß immer auch die Beweglichkeit des Hüftgelenkes geprüft werden.

Sonografie: Über die Ultraschalluntersuchung von vorne läßt sich jeder Hüftgelenkserguß nachweisen. Allerdings läßt sich eine Unterscheidung in septischer Erguß oder flüchtigem Hüftgelenkserguß bei dem heutigen Auflösungsvermögen der Ultraschallgeräte noch nicht machen (Abb. 12).

Therapie: Vorübergehende Schonung, bei schwererem Befall mit einem Heftpflasterzügelverband läßt die Reizung rasch abklingen. Spätkontrollen nach einer flüchtigen Hüftreizung sind zu empfehlen, da eine *beginnende Perthes*-Erkrankung (siehe diese) diese Symptome aufweist.

c) *Das chronische Reizknie*

Meist ausgehend von einem Trauma kommt es zu Gelenkergüssen. Wiederholte Punktionen fördern seröse Ergüsse. Differentialdiagnostisch muß vor allem an einen Gelenkrheumatismus oder einen posttraumatischen Kniebinnenschaden gedacht werden.

Therapie: Über eine Arthroskopie wird nach der Ursache des Gelenkergusses gefahndet. Manchmal findet sich eine alte Kreuzbandverletzung, auch degenerative Meniskusschäden können als Ausgang für den chronischen Gelenkerguß dienen. Eine Probeexzision aus der Synovialis kann für das weitere therapeutische Vorgehen hilfreich sein.

d) *Die Gelenktuberkulose*

(Wiederhole: Abschnitt über Knochentuberkulose.)

Die hämatogene Aussaat von Tuberkelbazillen in ein Gelenk mit der Folge einer Tbc-Arthritis stellt heute eine große Rarität, zumindest in Mitteleuropa, dar. Die Diagnose wird wie bei der unspezifischen Arthritis über eine frühzeitige Gelenkpunktion oder eine Arthrotomie gestellt.

Die Therapie folgt den Richtlinien wie sie bei der Knochen-Tbc dargelegt worden sind.

e) *Weitere Sonderformen der Arthritis*

- *Arthritis bei Gonorrhoe:* Meist monoartikulär. Durch die effiziente Penicillin-Therapie des Trippers ist die GO-Arthritis heute selten geworden. Die Behandlung ist die der Grundkrankheit.
- *Arthritis bei Typhus abdominalis:* In 1 Promille der Typhusfälle beobachtete Komplikation.
- *Arthritis bei Bakterienruhr,* sog. »Ruhrrheumatismus«, gehört durch das gleichzeitige Auftreten von Enteritis und Konjunktivitis zur Trias der *Reiter-Krankheit.*
- *Arthritis bei Scharlach:* Seltene Komplikation des Scharlach durch Streptococcen im Gelenk unterhalten. Therapeutisch empfiehlt sich die Arthrotomie und die Penicillingabe wie für die Grundkrankheit.

f) *Der akute Gelenkrheumatismus*

Der akute Gelenkrheumatismus ist ein Bestandteil des *akuten rheumatischen Fiebers.* In der Vorgeschichte findet sich praktisch immer eine mehrere Wochen vorausgegangene Angina oder ein anderer *Streptokokkeninfekt.* Unter Schüttelfrost steigen die Temperaturen bis 39 und 40 °C an. Starke Mattigkeit geht mit Schmerzen in den Gliedern einher. Bald lokalisiert sich diese Allgemeinerkrankung auf bestimmte *Gelenke,* führt dort zu Schwellung, Rötung und Erguß. Bevorzugt befallen sind Knie, Ellbogen, Hüfte und Fußgelenk, also eher die *großen Gelenke* (im Gegensatz dazu befällt die primär chronische Polyarthritis bevorzugt die kleinen Fuß- und Fingergelenke).
Das *rheumatische Fieber* ist eine Allgemeinerkrankung. Der pathologische Prozeß spielt sich im Bindegewebe ab (Kollagenose). Entscheidend ist der vorausgegangene Streptokokkeninfekt (z. B. Angina), in dessen Folge es zu einer überschießenden Antigen-Antikörperreaktion kommt. Die Reaktion spielt sich nicht nur an den Gelenken, sondern insbesondere an der Herzinnenhaut *(Endocarditis),* dem Herzmuskel *(Myocarditis),* den Glomerula der Nieren *(Glomerulonephritis)* und am Gehirn *Chorea minor)* ab.
Die lebensbedrohliche Manifestation des akuten rheumatischen Fiebers ist nicht der akute Gelenkrheumatismus, sondern die Herz- und Nierenbeteiligung. In der Regel hinterläßt der akute Gelenkrheumatismus bei qualifizierter Behandlung des Grundleidens keine behandlungsbedürftige Gelenkdeformität. Lasègue meinte, »das rehumatische Fieber beleckt die Gelenke und das Hirn, aber es beißt das Herz«. Irreparable Gelenksschäden

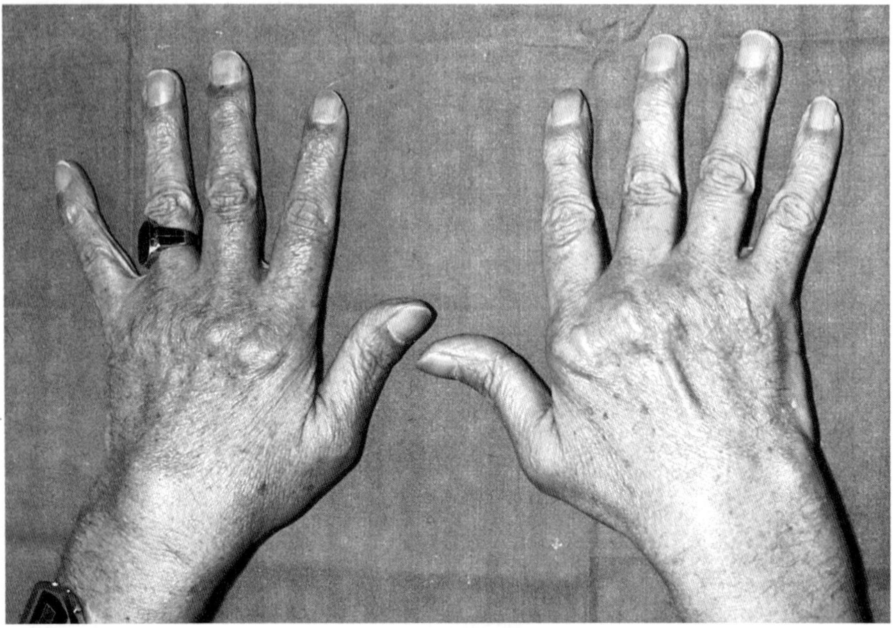

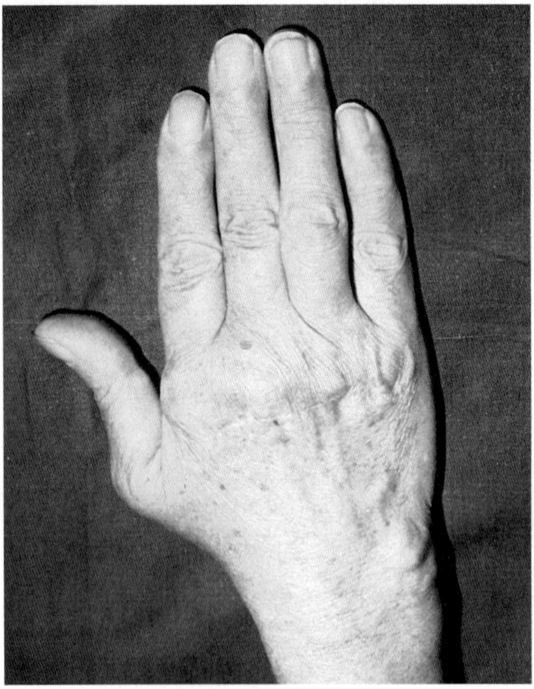

Abb. 13
a) Handdeformität bei primärchronischer Polyarthritis mit ulnarer Abweichung der Finger, Schwellung der Gelenkhaut an den Grundgelenken
b) Zustand nach Synovektomie der Langfingergrundgelenke

kommen praktisch nicht vor. Therapeutisch gehört der Patient mit akutem Gelenkrheumatismus ins Bett, vor allem zur Verhinderung schwerer Herz- und Nierenveränderungen. Auf die Penicillintherapie zur Bekämpfung des Streptokokkeninfektes, die Salicylat- und Corticoid-Medikation als Mesenchymbremse wird in den Lehrbüchern der Inneren Medizin ausführlich eingegangen.

g) *Der sekundär-chronische Gelenkrheumatismus*

Diese Erkrankung geht aus einem akuten Gelenkrheumatismus hervor. Sie ist eine seltene Komplikation des rheumatischen Fiebers. Bei diesem Verlauf kommt es von vornherein zu starken fibrösen Verklebungen und schließlich zu Teilankylosen der betroffenen Gelenke. Befallen sind auch hier besonders die *großen Gelenke* Knie, Hüfte, Ellbogen und Schulter.

Therapie: Sie besteht in der qualifizierten Behandlung des rheumatischen Fiebers. Aufgetretene Gelenksankylosen bedürfen nach Abklingen des Prozesses rekonstruktiver Maßnahmen.

h) *Die primär chronische Polyarthritis*

Im Englischen »rheumatoid arthritis« genannt ist verwandt mit dem akuten Gelenkrheumatismus. Sie befällt bevorzugt Frauen mittleren Alters, kann aber auch schon bei Kindern und Jugendlichen gefunden werden *(Morbus Still)*. Betroffen sind sowohl die kleinen Gelenke, Hand und Fuß, später auch Knie, Hüfte und Ellenbogengelenke. Als Ursache wird eine Autoagressionserkrankung auf dem Boden einer Streptococceninfektion diskutiert. Infektionsfokuserkrankungen, z. B. der Mandeln oder der Zähne können als auslösende Faktoren gefunden werden. Der einmal ausgelöste Prozeß nimmt als Autoagressionskrankheit seinen Weg und ist von außen medikamentös oder chirurgisch nur wenig beeinflußbar.

Pathologische Anatomie: Im frühen Stadium findet sich eine Entzündung der Synovia (Gelenkhaut) mit Proliferation und erhöhtem Gefäßreichtum. Mit Fortschreiten des Prozesses kommt es zu einer Verdickung von Synovia und Kapsel. Granulationsgewebe breitet sich unter dem Gelenkknorpel aus und dringt in den subchondralen (unter dem Knorpel liegenden) Knochen vor. Schließlich kommt es bei medikamentös nicht beeinflußbarem Fortschreiten des Prozesses zu einer *fibrösen Ankylose* (Versteifung) mit Destruktion des Knorpels. Das Fortschreiten dieser Erkrankung kann an verschiedenen Punkten unterbrochen werden, die Krankheit kann auch von alleine »ausbrennen«.

Klinik: Zunächst fallen Mißempfindungen, Spannungsgefühle im Bereich der Finger oder Zehen auf. Die Gefühlslosigkeit, Schwellneigung und Ungeschicklichkeit ist morgens schlimmer als im Laufe des Tages (Morgensteifigkeit). Langsam schreitet der Prozeß fort. Neben der Steifigkeit kommt es zur *Deformierung*. Diese bedingt vor allem eine *Ulnarabduktion* der Finger II bis V in den Grundgelenken, eine Beugung der Grund- und Endgelenke, eine Überstrekkung am Mittelgelenk (Schwanenhalsfehlstellung) (Abb. 13a). Ähnlich kommt es auch am Fuß zur Hammer- oder Krallenzehenbildung mit Luxation der Zehengrundgelenke. Mit den gelenkigen Veränderungen einher geht eine Atrophie (Schwund) der sie bewegenden Muskeln, insbesondere der Mm. interossei und der Extensoren. Auch die darüberliegende Haut atrophiert, sie kann schließlich ganz mit den verformten Knochen verwachsen und so einen *sklerodermieartigen* Befund bilden.

Röntgenuntersuchung: Die Röntgenaufnahmen lassen im Frühstadium die Zunahme der paraartikulär entzündlich veränderten Weichteile erkennen, ebenso schon früh eine Demineralisation (Entkalkung) des Knochens. Bei fortgeschrittenem Prozeß erkennt man die Zwangshaltung der Gelenke mit Zerstörung (Arthritis mutilans).

Therapie: Die medikamentöse Therapie mit Salicylaten (Aspirin R und Aminophenazon) sind seit Jahren Bestandteil der Basistherapie. Auch Phenylbutazon und Cortison in verschiedenen Aufbereitungsformen sind wirksam. Dabei müssen allerdings die Nebenwirkungen wie Osteoporose, Morbus Cushing und Diabetes beachtet werden. Die Verordnungen sind entsprechend zu kontrollieren. Bei Prednison und ähnlichen sind die Nebenwirkungen geringer. Dosierungen von 3–5 mg pro Tag müssen z.T. über Jahre hinweg gegeben werden. Bei einer evtl. Beendigung der Therapie mit Cortison ist ein ausschleichendes Vorgehen empfohlen, um die bis dahin gebremste Hypophyse wieder in Funktion kommen zu lassen. Hilfreich ist auch die intraartikuläre Injektion von Corticoidkristallsuspensionen, da sie den akuten entzündlichen Schub bremst. Daneben haben sich medikamentös vor allem Indomethacin (Amuno R), die Goldtherapie und die Gabe von D-Penicillin bewährt. Da die PCP-Patienten auf diese starken Medikamente sehr unterschiedlich reagieren, ist eine exakte ärztliche Überwachung in jedem Fall erforderlich.
Eine Vielzahl *balneologischer* (Balneologie = Badetherapie) und *medikomechanischer* Maßnahmen stehen zur Behandlung der chronischen PCP zur Verfügung: Schwefelbäder, Moorbäder, Schlammbäder, heiße Packungen, Kurzwellendurchflutungen haben einen gewissen bremsenden Einfluß auf die ablaufende Kollagenose. Bienengift, Ameisengift, Massagen, Streichungen, Knetungen haben ebenfalls ihren Platz erobert in der außerordentlichen Vielzahl therapeutischer Maßnahmen.

Chirurgische Interventionen werden bei Versagen der konservativen, medikamentösen und balneologischen sowie medikomechanischen Maßnahmen angeboten. Eine frühzeitig durchgeführte *Synovialektomie* kann bei monoartikulärem Befall den Krankheitsverlauf über Jahre hinweg bremsen (Abb. 13b). In fortgeschrittenem Zustand sind vor allem Fehlstellungskorrekturen, z.B. am Genu valgum oder im Bereich der Füße zur Sicherung der Gehfähigkeit notwendig. Die Radiusköpfchenresektion, die Fingerprothesen, schließlich die Totalendoprothese am Hüft- und Kniegelenk gehören in das Repertoire des chirurgisch tätigen Rheumatologen.

i) *Arthritis psoriatica*

Psoriasis mit gleichzeitig verstümmelnder Polyarthritis.

j) *Die Gicht*

Synonym: Arthritis urica.

Die Gicht muß differentialdiagnostisch gegenüber der primär chronischen Polyarthritis abgegrenzt werden.
Die Gicht beruht auf einer Störung des Harnsäurestoffwechsels und ist dadurch charakterisiert, daß sich Uratkristalle im Gelenk selbst oder dem Paraartikulären (neben dem Gelenk liegenden) Gewebe ablagern. Solche Uratablagerungen finden sich auch im Ohrknorpel und werden dort als *Tophi* bezeichnet. Bevorzugt werden Männer mittleren Alters betroffen.

Die Schmerzattacken treten akut auf und treffen in klassischer Form das Großzehengrundgelenk (*Podagra* = Fußschmerz). Das Gelenk ist im Anfall geschwollen, rot und heiß. Unbehandelt klingt der sehr schmerzhafte Anfall nach wenigen Stunden oder Tagen wieder ab. Im Anfall ist der Serumuratspiegel hoch.

Röntgenuntersuchung: Man kann rundliche mottenfleckenartige Löcher im subchondralen gelenknahen Knochen finden.

Therapie: Colchicin, das Gift der Herbstzeitlosen wird im Anfall verordnet und unterbricht in der Regel den Schmerz. Ebenso wirksam ist ein handelsübliches Antiphlogistikum wie Diclophenac – Natrium oder Indomethacin. Als Dauertherapie wird zur Senkung des Uratspiegels Probenecid verabreicht. Man kann hierdurch die Chance eines erneuten Gichtanfalls herabsetzen. Gleichzeitig empfiehlt es sich, eine purinfreie oder purinarme Kost zu sich zu nehmen, d. h. eine an Zellkernen arme Kost. (Kein Bries, kein Hirn, keine Nieren, keine Leber, kein Herz.)

k) Das Blutergelenk

Synonym: Arthritis haemophilica.

Die Hämophilie ist eine rezessiv geschlechtsgebundene, vererbliche Krankheit mit einem Mangel an Gerinnungsfaktor VIII und IX. Neben den pädiatrisch-internistischen Bedürfnissen des Faktorenersatzes spielt für den Patienten selbst das sog. *Blutergelenk* eine wesentliche Rolle.
Man findet einen Gelenkerguß ohne großes Trauma, der relativ wenig Schmerzen bereitet und die Gelenkfunktion wenig behindert. Die Blutungszeit ist verlängert, die Blutgerinnung verzögert, der Patient ist als erblich belasteter Bluter bekannt. Je nach dem Stadium der Krankheit und dem Alter des Patienten kommt es durch die Hämophilie zu fortschreitenden Gelenkveränderungen:

- Der einfache Bluterguß (Haemarthros) in einem oder mehreren Gelenken ohne Knorpel- und Gelenkveränderungen.
- Haemarthros-bedingte *Knorpelschäden* mit teilweiser Destruktion des unter dem Knorpel gelgenen Knochens.
- Spätstadium ohne wesentliche Gelenkeinblutung mit *deformierender Arthrose* = Gelenkverschleiß, die röntgenologisch von einer Gelenkdegeneration anderer Genese nicht mehr deutlich zu unterscheiden.

Therapie: Ob eine frische Gelenkeinblutung punktiert werden soll oder nicht, wird nicht einheitlich beurteilt. Auf jeden Fall sollen ein Kompressionsverband und eine Ruhigstellung ein weiteres Nachbluten verhindern. Gleichzeitig wird möglichst der notwendige Gerinnungsfaktor ersetzt, um wenigstens vorübergehend normale Blutungs- und Gerinnungsverhältnisse herzustellen.
Sobald wie möglich werden unter dem Schutz der Gerinnungsfaktoren wieder aktive Bewegungen der Gelenke aufgenommen, um einer Einsteifung vorzubeugen. Bei der großen Gefahr ständiger Wiedereinblutungen und der dadurch langsam fortschreitenden Zerstörung der Gelenke wird eine abnehmbare Gipshülse oder ein Schienenschellenapparat zum Schutz der Gelenke verordnet. Operative Eingriffe müssen beim Bluter mit großer Vorsicht erfolgen. Auf jeden Fall muß für die Zeit des Eingriffs der Gerinnungsstatus durch Ersatz der fehlenden Faktoren normalisiert sein, um lebensbedrohliche Komplikationen zu vermeiden.

5. Aseptische Knochennekrosen

a) *Allgemeines*

Unter diesem Oberbegriff werden unspezifische Zerstörungserscheinungen an umschriebenen Knochenpartien zusammengefaßt. Sie betreffen die Epi-, Meta- und Apophysen der langen und kurzen Röhrenknochen (Abb. 14a, b), aber ebenso enchondral verknöchernde Fuß- und Handwurzelknochen sowie die Wirbel. Eine gewisse *konstitutionelle* Neigung spielt eine Rolle. Die am stärksten belasteten Knochenabschnitte neigen am meisten zum Auftreten einer aseptischen Knochennekrose. So erkranken im Kindesalter die am stärksten wachsenden Epiphysen (z. B. Morbus Perthes), in der Adoleszenz die Apophysen (z. B. Morbus Osgood-Schlatter) und in der Pubertät die Epiphysenfugen (z. B. Epiphyseolysis capitis femoris). Aber auch im Erwachsenenalter kann es zur aseptischen Nekrose kommen (z. B. *Morbus Kienböck,* die idiopathische Hüftkopfnekrose). Ein *Mißverhältnis zwischen Tragfähigkeit* und *Belastung* des betroffenen wachsenden Knochenabschnittes muß als Grund angeschuldigt werden.

Pathologische Anatomie: Es kommt zu einer *Ischämie* (= mangelhafte Durchblutung) des betroffenen Epi- und Apophysenabschnittes mit nachfolgender Nekrose des Knochenkerns. Durch Belastung kann es zur völligen Zertrümmerung des nekrotischen Knochenkerns kommen. Der Wiederaufbau geht vom gesunden Mark und von der Knochenhaut aus. Der Gelenkknorpel selbst ist primär nicht zerstört, kann aber durch die Belastung ebenfalls leiden. Die unzureichend behandelte aseptische Nekrose führt in dem beteiligten Gelenk zu Deformierungen und zur frühzeitigen Arthrosis deformans.

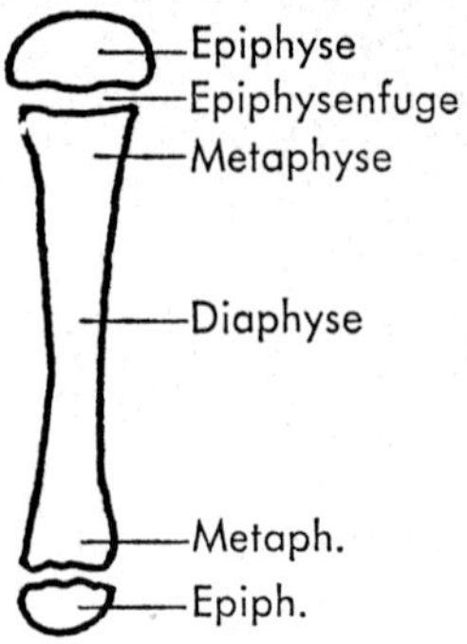

Abb. 14a

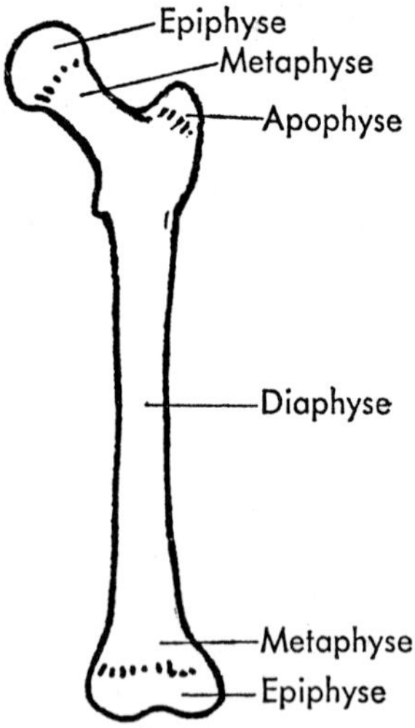

Abb. 14b

Röntgenuntersuchung: Man findet die Auflockerung der Spongiosastruktur des Knochenkerns, Verdichtungszonen sind eingestreut. Durch den Abbau des Knochenkerns entsteht der Eindruck eines verbreiterten Gelenkspaltes.

Therapie: Als allgemeine Behandlungsrichtlinie bei einer aseptischen Nekrose gilt auch heute noch die *Entlastung*. Andere Maßnahmen wie Hyperämisierung, Histamingabe, Bestrahlung usw. werden vielfach angewandt, ihre Wirkung ist nicht sicher.

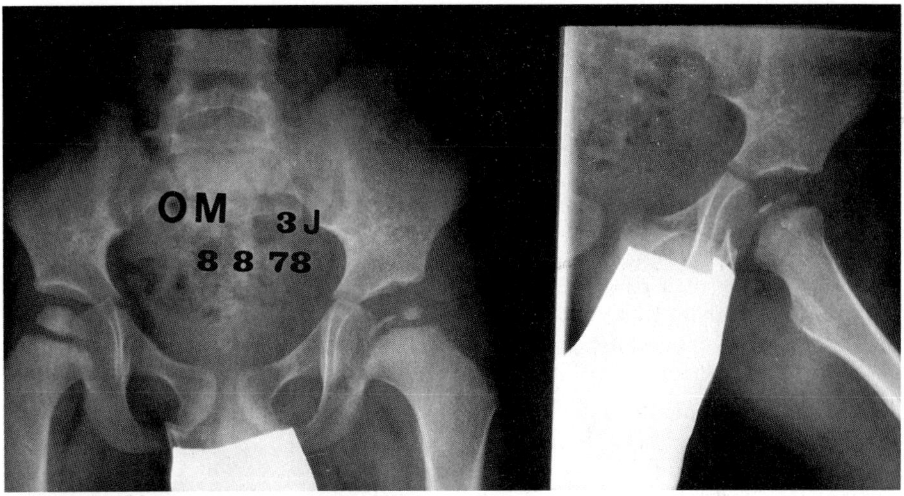

Abb. 15a,b
a) Morbus Perthes links mit Fragmentierung des Hüftkopfes und Gelenkspaltverbreiterung
b) axiale Aufnahme der linken Hüfte bestätigt Morbus Perthes

b) Perthes-Krankheit

Synonym: Osteochondrosis deformans coxae juvenilis, Legg-Calvé-Waldenström-Krankheit.

Es handelt sich um eine aseptische Nekrose der proximalen Femurepiphyse. Die Ursachen dieser Durchblutungsstörung und Nekrose der Ephiphyse sind nicht sicher bekannt. Die Veränderungen treten, bevorzugt bei Knaben, zwischen dem 3. und 10. Lebensjahr auf, gelegentlich kommt es zu beidseitigem Befall.

Klinik: Die kleinen Patienten hinken vorübergehend, klagen über unklare Schmerzen an Knie oder Hüfte. Der Allgemeinzustand ist gut. Die diskrete Symptomatik führt häufig zu einer verspäteten Diagnose. Bei der eingehenden klinischen Untersuchung fällt die Einschränkung der Innenrotation aufgrund muskulärer Verspannungen auf. Nicht selten kommt eine leichte Hüftbeugekontraktur hinzu. Das Trendelenburg-Zeichen kann positiv sein. Bei weit fortgeschrittenem nekrotischem Prozeß ist das Hinken ausgeprägt, auch eine Muskelatrophie und eine Beinverkürzung werden sichtbar.

Röntgenuntersuchung: Als erstes Zeichen findet man eine Verbreiterung des Gelenkspaltes und eine Verdichtung des Hüftkopfkerns (Kondensationsstadium). Mit Fortschreiten des Prozesses kommt es zur Cystenbildung und zum Zerfall des Hüftkopfes (Fragmentationsstadium). (Abb. 15a, b). Nach 1–3 Jahren erfolgt die Revaskularisierung und der Wiederaufbau der Epiphyse. Bei unzureichender Entlastung während des Nekroseprozesses wird der Hüftkopf pilzförmig deformiert. Er ragt aus der Epiphyse heraus und läßt damit eine Coxa magna (große Hüfte) oder Coxa plana (flache Hüfte) entstehen.

Die Ultraschalluntersuchung: Schon in der Frühphase der Kondensation und auch der Fragmentation läßt sich häufig im Ultraschallbild ein Gelenkerguß nachweisen. Er steht in einem direkten Zusammenhang mit der eingeschränkten Beweglichkeit.

Die Knochenszintigrafie: In der Phase der Kondensation findet sich meist eine Minderbelegung, die auch in der Phase der Fragmentation anhält. Erst mit der Regeneration zeigt die Szintigrafie eine Mehrbelegung in der betroffenen Hüfte.

Therapie: Das Wesentliche in der Perthesbehandlung ist die Entlastung des Hüftkopfes, um eine Deformierung mit der Gefahr einer späteren Arthrose zu vermeiden. Früher hat man Pertheskinder deshalb über Jahre hinweg in Krankenhäusern behalten und sie *vor der Belastung des Hüftgelenkes geschützt.* Die Ergebnisse bezüglich der Hüftentwicklung waren ausgezeichnet. Die psychischen Nachteile einer mehrjährigen Hospitalisierung wären heute nicht mehr zu vertreten. Daneben wurde eine Vielzahl von Gipsen und Schienen angegeben und verwendet, die eine gute Zentrierung des Hüftkopfes und gleichzeitig eine Entlastung sichern sollten. Hier waren und sind die Ergebnisse zweifelhaft. Auch ist die Konsequenz beim Tragen solcher Schienen *(Thomas-Schiene, Abduktions-Innenrotationsschiene)* (Abb. 16) oft nicht sehr groß. In den letzten Jahren hat man aus diesem Grund, bei entsprechenden *Risikozeichen* bezüglich der Hüftkopfentwicklung der operativen Behandlung Platz eingeräumt. Durch eine *Varisierungsosteotomie* oder eine *Beckenosteotomie* läßt sich ein Hyperämiereiz setzen und die Hüftkopfregeneration beschleunigen. Nach einer solchen Operation werden nicht alle septischen Hüftkopfnekrosen folgenlos ausgeheilt. Andererseits ist zu berücksichtigen, daß bei frühzeitiger Diagnose (unter 5 Jahren) und geringen klinischen Symptomen *auch ohne Therapie,* d. h., unter normaler Belastung eine Ausheilung der Pertheserkrankung innerhalb von 2–3 Jahren erwartet werden kann.

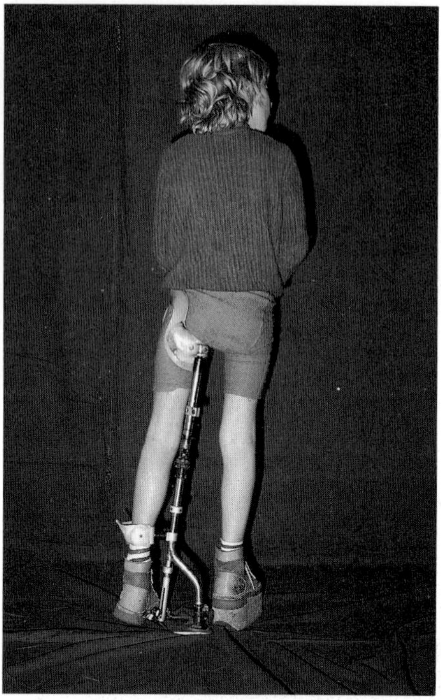

Abb. 16 Innenrotationsschiene bei Morbus Perthes zur Entlastung des linken Hüftgelenkes eines 9jährigen Knaben

c) Die Hüftkopfnekrose

Vergleichbar mit der Perthes-Erkrankung des Kindes kann es beim Erwachsenen zu einer spontanen (idiopathischen) Hüftkopnekrose kommen. Männer sind häufiger betroffen als Frauen (Verhältnis 5 : 1). Der Verteilungsgipfel liegt bei 50 Jahren. Gelegentlich ist ein Alkohol-Abusus in der Vorgeschichte anzutreffen. Ein wichtiger Faktor ist auch eine langwährende Cortison-Therapie wegen einer Allergie oder einer rheumatoiden Arthritis.

Klinik: Fortschreitende Gehbeschwerden mit Einschränkung der Beweglichkeit des Hüftgelenkes, auch im Knie projezierte Schmerzen sind charakteristisch. Mit dem Fortschreiten der Hüftkopfnekrose kommt es auch zu Ruheschmerzen.

Röntgen: Im Frühstadium läßt sich die Hüftkopfnekrose im Knochenszintigramm durch eine Minderbelegung (Speicherdefekt) nachweisen. In fortgeschrittenen Fällen kann die versuchte Regeneration zu einer Mehrbelegung führen. Auch im Computertomogramm läßt sich die Kopfnekrose abgrenzen.
Mit Fortschreiten der Krankheit bricht der Hüftkopf ein. Innerhalb von Monaten kann es zu einer völligen Zerstörung des Hüftgelenkes kommen.

Therapie: Die starken Schmerzen und die erhebliche Gelenkbehinderung bei relativ jungen Patienten zwingen zu einem aktiven Vorgehen. Bei frühzeitigem Erken-

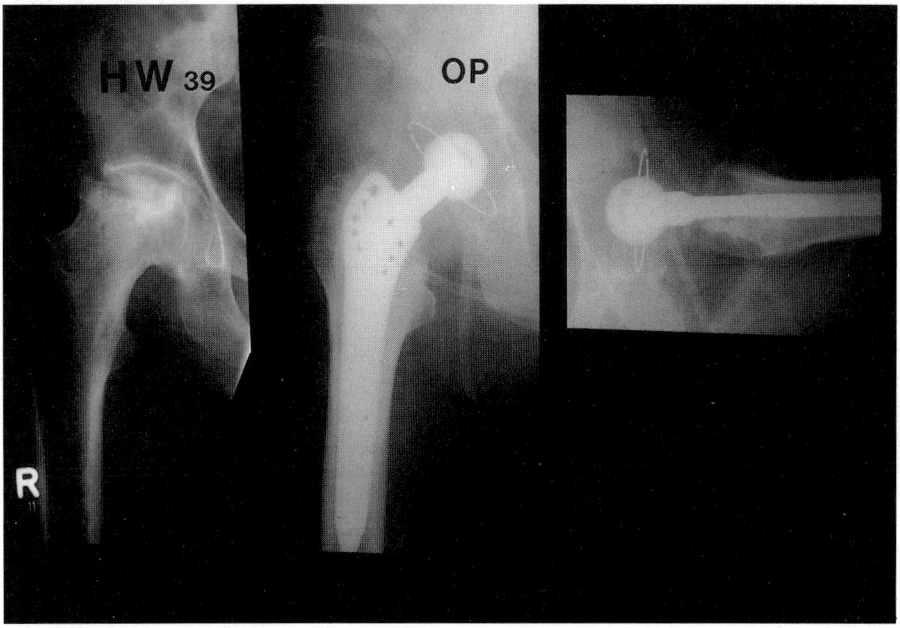

Abb. 17 Hüftkopfnekrose
a) 39jähriger Patient mit komplettem Zerfall des Hüftkopfes
b) Zustand nach Implantation einer zementfreien Prothese, Schaft: Typ Zweymüller, Pfanne: Typ Gersthof

nen hilft eine intertrochantäre Umstellungsosteotomie. Bei fortgeschrittenem Zerfall bleibt nur der Ersatz des nekrotischen Hüftkopfes durch ein künstliches Gelenk. Da es sich um eher junge Patienten handelt, wird in der Regel ein zementfreier Gelenkersatz durchgeführt werden (Abb. 17).

d) Die Epiphyseolysis capitis femoris

Synonym: Coxa vara adolescentium, jugendliche Hüftkopfkappenlösung.

Die aseptische Nekrose der Epiphysenfuge am proximalen Femur ist eine nicht seltene Erkrankung der späten Kindheit und Pubertät. Jungen sind häufiger befallen als Mädchen. Das Abrutschen des Schenkelhalses auf der im Gelenk stehenbleibenden Epiphyse kann akut auftreten *(Epiphyseolysis capitis femoris acuta)* (Abb. 18a, b). In der überwiegenden Mehrzahl handelt es sich um ein langsames Abgleiten, wobei jedoch der Abgleitprozeß nicht selten durch ein belangloses Trauma ausgelöst wird *(Epiphyseolysis capitis femoris lenta)*.
Als Ursache für den *Erweichungsprozeß der Epiphysenfuge* findet man nicht selten eine hormonale Dysfunktion, z. B. eine Dystrophia adiposo genitalis oder den eunuchoidalen Hochwuchs mit dadurch bedingter Herabsetzung der Tragfähigkeit.

Klinik: Die Kinder klagen über schnelles Ermüden, Hinken, häufig über Knie-, weniger oft über Hüftschmerzen, die nach kurzer Entlastung verschwinden. Nicht selten werden die Befunde erst nach einem Trauma erhoben. Das Hinken ist unterschiedlich, je nach Ausmaß des Abrutschens der Kopfkappe. Bei der klinischen Untersuchung sind insbesondere die *Innenrotation* und *Abspreizung*, gelegentlich auch die Beugung *behindert*. Charakteristisch ist eine Außenrotation des Beines in der Hüfte. Bei starkem Abrutschen der Kopfkappe kann das Bein verkürzt sein. Im Stehen ist das Trendelenburg-Zeichen positiv.

Röntgenuntersuchung: Im frühen Stadium des Gleitvorgangs zeigt die Beckenübersichtsaufnahme lediglich eine geringfügige Aufhellung der Epiphysenfuge. Auch bei ausgeprägtem Gleitvorgang wird die Röntgenaufnahme im anteroposterioren Strahlengang nur wenig zeigen. Die *Axialaufnahme nach Lauenstein,* die bei kindlichen Hüft- und Kniegelenksbeschwerden unklarer Genese immer angefertigt wird, gibt Auskunft über das Ausmaß des eingetretenen Gleitvorgangs (Abb. 18a, b).

Therapie: Bei geringem Gleitvorgang wird die Epiphyse mit Kirschnerdrähten oder einer Schraube vor einem weiteren Abrutschen geschützt. Handelt es sich um einen akuten großen Abrutsch *(Epiphyseolysis acuta)*, so ist dies mit einem kindlichen Schenkelhalsbruch vergleichbar. Die notfallmäßig durchgeführte *blutige Reposition* wird von einer Fixation mit Kirschnerdrähten gefolgt und bringt noch die besten Ergebnisse. Bei verzögerter Versorgung ist die Gefahr einer späteren Hüftkopfnekrose groß. Anschließend ist eine mehrwöchige Entlastung, d. h. ausschließliches Gehen an Krücken empfohlen. Die *Gegenseite* ist in jedem Fall *prophylaktisch* mitzubehandeln. Am einfachsten werden dort ebenfalls Kirschnerdrähte oder ein Dreilamellennagel, die Epiphysenfuge überkreuzend, eingebracht. Ohne diese Vorkehrung kommt es bei $^2/_3$ der Patienten später zu einem Abrutsch der zunächst gesunden Seite, mit allen damit zusammenhängenden Konsequenzen.
Bei der zahlenmäßig 80% repräsentierenden *Epiphyseolysis cap. fem. lenta* mit Abrutschen über 20° genügt nicht die einfache Fixierung wie bei dem kleinen Abrutsch (siehe oben). Das Abgleiten des Hüftkopfes über 20°, manchmal bis 80°,

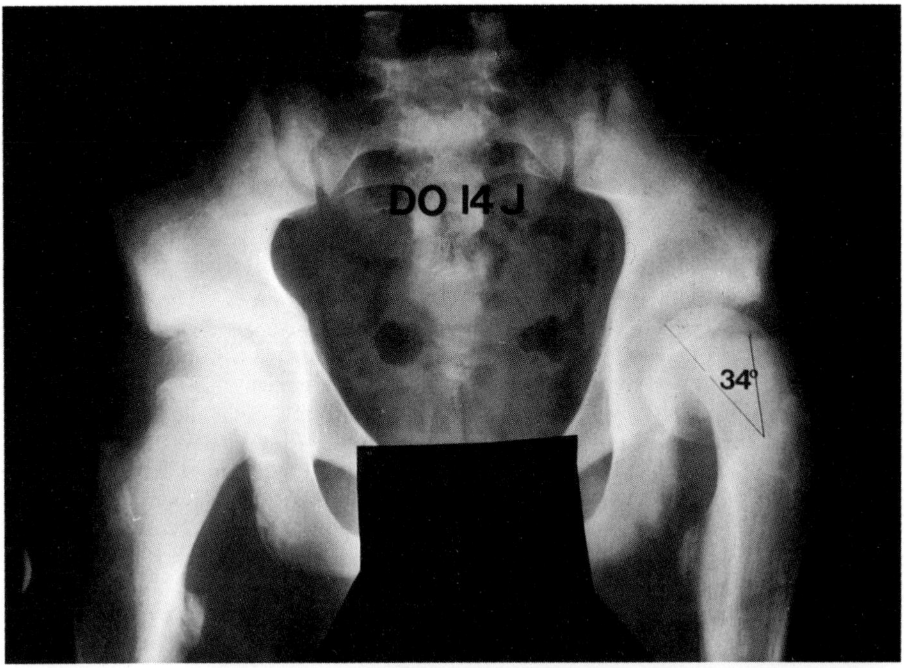

Abb. 18a Epiphysiolysis capitis femonis links, Abrutsch von 34° im Aufsichtsröntgenbild

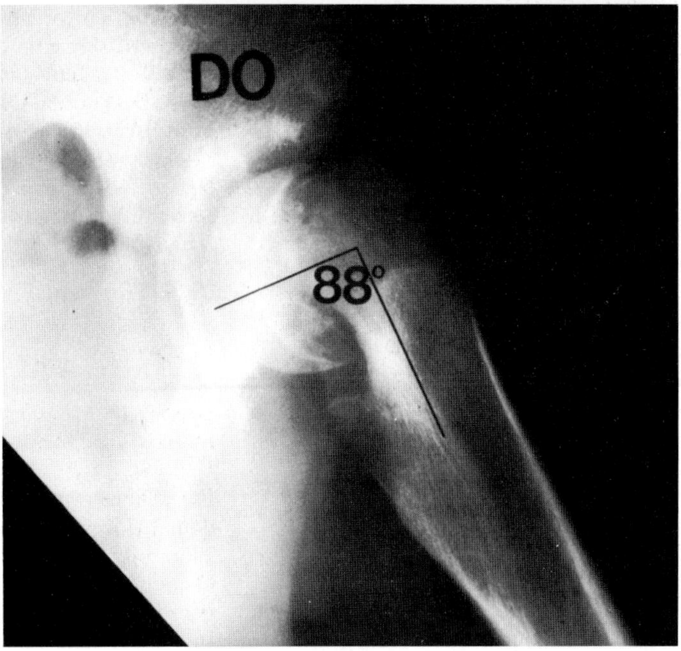

Abb. 18b
Epiphyseolysis capitis femoris links mit Abrutsch und 88° in der axialen Röntgenaufnahme. Es handelt sich um einen akuten Abrutsch

bedingt immer eine aufgehobene Innendrehfähigkeit mit Außenrotationsfehlhaltung, meist auch eine deutlich reduzierte Beugemöglichkeit. Seit über 30 Jahren hat sich hier die operative *Behandlung nach* IMHÄUSER bewährt. Bei einer intertrochantären Flexions-Valgisations- und Innenrotationsosteotomie wird die Fehlstellung der Epiphysenfuge außerhalb des erkrankten Gebietes ausgeglichen. Die Chance einer vollen Wiederherstellung der Leistungsfähigkeit ist groß. Dadurch wird die ohne Therapie allzeit drohende Frühharthrose vermieden.
Auch bei der Epiphyseolysis cap. fem. lenta gilt, daß die zunächst gesunde Gegenseite prophylaktisch vor einem späteren Abrutschen geschützt werden muß.

e) Die Osteochondrosis dissecans

(Morbus König)

Es handelt sich um eine aseptische Nekrose, bei der ein kleiner Bezirk des Knorpels und darunter liegenden Knochens von der Durchblutung ausgeschlossen wird. Wird das schalenförmige Knochenknorpelstück in das Gelenk abgestoßen, so nennt man dies eine Gelenkmaus. Ähnliche Veränderungen werden auch am *Talus,* vereinzelt auch am Ellenbogen, am Schulter- und am Hüftgelenk beobachtet.

Klinik: Die anfänglichen Beschwerden sind gering, ziehende Schmerzen im Gelenk, eine leichte Ermüdbarkeit und ein Druck auf das erkrankte Gelenk geben Hinweise. Bei der Ausstoßung einer Gelenkmaus kann es zu *Einklemmungserscheinungen* mit plötzlichen Schmerzen und Gelenksperre sowie zum Auftreten eines intraartikulären (= in das Gelenk) Ergusses kommen.

Röntgenuntersuchung: Frühzeitig findet man einen Aufhellungsbezirk mit einem darin enthaltenen dichteren Fragment im subchondralen Knochen des Femurs oder der Tibia. Bei der Lockerung und Abstoßung der Gelenkmaus sieht man eine Einbuchtung im Gelenk, genannt *Mausbett.*

Therapie: Wird die Osteochondrosis nur zufällig auf einem Röntgenbild entdeckt und macht keine Beschwerden, verbleibt man eher konservativ und zuwartend. Ein Teil kann spontan ausheilen. Allzu extreme sportliche Belastungen sollten allerdings vermieden werden. Bei wiederholten Schmerzen und Reizzuständen ist die Eröffnung des Gelenkes *(Arthrotomie)* und *Unterfütterung* des schlecht durchbluteten Bezirkes (Osteochondrosebezirk) sinnvoll. Hierdurch kann die Zirkulation und der Stoffwechsel des ehemals nekrotischen Bezirks angeregt werden. Mit wiederhergestellter Durchblutung hören die Schmerzen auf, die volle Belastbarkeit kann wieder erreicht werden.
Bei schon abgehobenen Osteochondrosebezirken kann man die *Anspickung* oder *Anschraubung* empfehlen. Die Chancen sind vor allem bei Jugendlichen sehr groß. Bei älteren, schon länger im Gelenk herumschwimmenden Gelenkkörpern *(Gelenkmäusen)* werden diese operativ entfernt, da sie sonst bei Einklemmungen zu Schliffspuren und Zerstörung des Gelenkes führen würden.

f) Die Osgood-Schlatter-Erkrankung

Synonym: Apophysenstörung der Tuberositas tibiae.

Die Tibiaapophysennekrose kann ein- oder beidseitig auftreten. Sie befällt vor allem männliche Heranwachsende. Diese klagen über lokalen Druckschmerz, gelegentlich über eine Schwellung an der Insertionsstelle der Patellarsehne.

Röntgenuntersuchung: Sie zeigt eine Aufhellung und Sklerosierung der Apophyse mit Fragmentation.

Therapie: In der Regel erfolgt eine spontane Ausheilung des krankhaften Prozesses. Zurück bleibt eine erhebliche Verdickung der Tuberositas tibiae. Bei Beschwerden hilft vorübergehende Ruhe und eine Einschränkung allzugroßer sportlicher Aktivität. Nur ausnahmsweise bei Ausbildung von sehr schmerzhaften Apophysenverknöcherungen kommt gelegentlich eine chirurgische Exstirpation in Frage.

g) Die Köhler-Krankheit

Köhler I: aseptische Nekrose am Os naviculare des Fußes.
Köhler II: aseptische Nekrose am Metatarsalköpfchen II, III und IV.

Die Köhler-Krankheit findet man besonders bei Kindern zwischen 3 und 6 Jahren. Rasche Ermüdbarkeit und Schmerzen in der Naviculargegend oder über den erkrankten Metatarsusköpfchen geben den klinischen Hinweis.

Röntgenuntersuchung: Bei Köhler I ist der Knochenkern des Naviculare verdichtet und zusammengesintert. Bei Köhler II finden wir eine Zusammensinterung und Sklerosierung der betroffenen Metatarsusköpfchen.

Therapie: Bei akuten Beschwerden wird man für einige Wochen eine Ruhigstellung im Gipsverband befürworten, später für eine genügende Fußunterstützung durch Maßeinlagen sorgen. Operative Behandlungen kommen weder für den Köhler I noch für den Köhler II in Frage.

h) Morbus Haglund

Synonym: Apophysitis calcanei.

Die Patienten klagen nach Überanstrengung über Schmerzen im Fersenbein. Dieses ist geschwollen und druckschmerzhaft, insbesondere bei der Dorsalflektion des Fußes.

Röntgenuntersuchung: Die Kalkaneusapophyse ist aufgehellt und zeigt Sklerosierungszonen.

Therapie: Wie bei den anderen aseptischen Nekrosen wird bei ausgeprägten Beschwerden eine Entlastung mit einer Fersenzurichtung und durch Schonung Abhilfe gesucht werden. Ausnahmsweise kommen auch chirurgische Abtragungen der Exostose in Frage.

i) Morbus Kienböck

Synonym: Lunatummalazie.

Diese aseptische Nekrose betrifft ältere Jugendliche und Erwachsene bevorzugt männlichen Geschlechts. Überlastungen der Handwurzel, insbesondere bei Preßluftarbeiten, werden verantwortlich gemacht.

Klinik: Die Patienten klagen über eine Einschränkung der Beweglichkeit am Handgelenk und langsam zunehmende Schmerzen, insbesondere am Handrükken und über dem Mondbein. Es besteht lokaler Druckschmerz, und die Handgelenksbewegungen sind eingeschränkt.

Röntgenuntersuchung: Im frühen Stadium findet sich eine vermehrte Verdichtung und Uregelmäßigkeit des Mondbeins. Im Spätzustand sieht man die Fragmentation, die Abflachung und Zusammensinterung des Knochens.

Therapie: Ob bei einer Lunatummalazie durch eine Ruhigstellung die Gesundung gefördert wird, ist fraglich. In jedem Fall bringt eine solche Ruhigstellung eine Schmerzlinderung. Bei fortgeschrittenen, schmerzhaften Lunatumnekrosen empfiehlt es sich, den nekrotischen Bezirk zu entfernen und einen Sehnenknödel (nach Buck Gramcko) einzusetzen. Bei anders nicht beherrschbaren Schmerzen kann auch einmal eine Handgelenksarthrodese (Versteifung) anzuraten sein.

j) Die Scheuermann-Krankheit

Synonym: Adoleszentenkyphose, jugendlicher Rundrücken.

Diese Erkrankung ist unter Heranwachsenden relativ häufig verbreitet. Als Ursache liegt ein gestörtes Epiphysenwachstum der Brustwirbelkörper vor. Dies führt zu einer unregelmäßigen Verknöcherung der Wirbelkörper, insbesondere im Vorderkantenbereich. DieÄtiologie ist unbekannt. Jedoch scheinen gewisse Überlastungen und endokrinologische Störungen eine Rolle zu spielen. Die Stützgewebeschwäche bedingt Wirbelgrund und -deckplatteneinbrüche und die Ausbildung von Schmorl-Knötchen. Die aseptische Nekrose der Wirbelkörperapophysen führt zu einer trapezoid keilförmigen Deformierung der Brustwirbelkörper und somit zur Ausbildung einer *Kyphose* (Rundrücken).

Klinik: Im Brustbereich findet sich eine Kyphose. Bei der Vorwärtsneigung erkennt man die sargdeckelförmige Deformierung der Thoraxhinterwand, durch ungewöhnlichen Rippenabgang erzeugt. Häufig besteht gleichzeitig eine kurzbogige Skoliose.

Differentialdiagnostisch muß eine Wirbeltuberkulose und Wirbelfrakturen abgegrenzt werden. Beschwerden treten oft erst spät bei starker Belastung auf.

Therapie: Eine aktive Übungsbehandlung zur Besserung der Haltung und zur Streckung der Brustwirbelsäule ist angezeigt. Ein hartes Brett, unter Umständen ein reklinierendes Gipsbett, sollen längere Zeit Anwendung finden. Nur selten wird man durch ein Reklinationskorsett oder operativ eine Besserung der juvenilen Kyphose anstreben.

k) Calvé-Krankheit

Synonym: Vertebra plana Flachwirbel.

Diese aseptische Knochennekrose betrifft einen einzigen Wirbelkörper und verursacht seine Abflachung. Am häufigsten ist der 9.–12. Brustwirbel betroffen. Bevorzugtes Alter ist die späte Kindheit bis etwa 12 Jahre.

Klinik: Die Kinder klagen über Rücken- oder Kreuzschmerzen, gelegentlich findet man eine kurzbogige Kyphose oder Gibbusbildung (Buckel), die auf Druck schmerzhaft ist.

Röntgenuntersuchung: Röntgenologisch erkennt man den völlig abgeflachten zusammengesinterten Wirbelkörper.

Therapie: Eine spezifische Behandlung für die Verteba plana Calvé existiert nicht. Schonung, evtl. ein reklinierendes Gipsbett, können angezeigt sein. Ein Teil dieser Wirbeldeformitäten richtet sich von selbst wieder auf.

6. Neuroorthopädische Erkrankungen

a) Die Kinderlähmung

Synonym: Poliomyelitis anterior.

Die Poliomyelitis ist eine *Virusinfektion,* die zu einem Ausfall der Vorderhornzellen des Rückenmarks, gelegentlich auch des Hirnstammes, führt. Dies bedingt Muskellähmungen, also *motorische Ausfälle,* jedoch keine Störungen der Gefühlsempfindung oder der vegetativen Funktionen.

Bis zur Einführung der Schluckimpfung nach Sabin (1960) kam es hierzulande alljährlich zu Polioepidemien erheblichen Ausmaßes. Heute sind akute Erkrankungen in unserem Lande außerordentlich selten. In den Entwicklungsländern Asiens, Afrikas und Lateinamerikas spielt auch heute noch die Kinderlähmung eine überaus bedeutende Rolle und stellt neben der Knochentuberkulose und der Lepra einen wesentlichen Teil der orthopädischen Patienten.

30 Jahre nach Einführung der Schutzimpfung beschäftigen wir uns in Zentraleuropa fast ausschließlich mit Spätzuständen und Restlähmungen.

Das *Poliomyelitis-Virus* (drei verschiedene Stämme sind bekannt) dringt durch den Nasen-Rachen-Raum oder den Magen-Darm-Trakt in den Körper ein, ist dann für eine gewisse Zeit im gesamten Gastrointestinaltrakt und im Blutkreislauf nachweisbar. Über die Ausscheidungen ist es wieder übertragbar. Entscheidend ist die Affinität (= Vorliebe) des Poliomyelitis-Virus zu den Vorderhornzellen des Rükkenmarks. Die dort auftretende Entzündung verursacht die motorische Lähmung.

Klinik: Als Frühsymptome einer Poliomyelitiserkrankung finden sich Kopfschmerzen, Fieber, Schläfrigkeit und eine

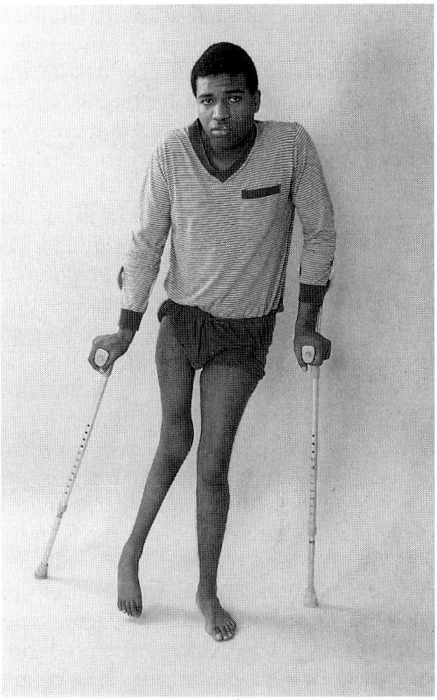

Abb. 19 Poliomyelitis
19jähriger Junge mit bevorzugt das rechte Bein betreffender Poliomyelitis. Adduktionskontraktur rechtes Hüftgelenk. Beugekontraktur rechtes Kniegelenk. Spitz-Klumpfußdeformität rechter Fuß

gewisse Empfindlichkeit an Rumpf und Gliedmaßen als typische Zeichen einer frischen Virämie (Viren im Blut). In vielen Fällen bleibt es bei diesen wenig spezifischen Symptomen der Krankheit, sie läuft ohne Lähmungen ab *(Poliomyelitis ohne Lähmungen)* (Abb. 19).

Bei den anderen Fällen kommt es innerhalb der ersten Wochen zu *motorischen Ausfällen* mit gleichzeitigen Schmerzen in den Gelenken und Muskeln. Der Patient wehrt sich gegen jedes passive Durchbewegen der gelähmten schmerzhaften Gliedmaße. Die akute Erkrankung klingt innerhalb von 2 bis 3 Wochen ab. Zurück bleibt eine mehr oder weniger ausgeprägte Lähmung, die schlaff ist, bestimmte Muskelgruppen umfaßt und meist asymmetrisch auf den Körper verteilt ist *(Poliomyelitis mit Lähmungen)* (Abb. 19).

Therapie: In der akuten Phase muß der Patient, Erwachsener oder Kind, absolute *Bettruhe* einhalten. Die gelähmten Gliedmaßen müssen entspannt ohne Fehlstellungen gelagert werden, nur so lassen sich Kontrakturen, die später die Funktion beeinträchtigen, verhindern. Erst nach Abklingen der Schmerzen mit der Rückkehr einzelner Muskelfunktionen darf die Krankengymnastik einsetzen. Zunächst passive, dann sich steigernde aktive Übungen werden dazu führen, daß die Lähmungen fortschreitend zurückgehen. Während dieser Phase der Erholung ist weiterhin durch Lagerung und Schienen das Auftreten von Kontrakturen zu verhindern. Das muskuläre Ungleichgewicht aufgrund der Lähmungen kann bei einseitigem Ausfall von Antagonisten leicht zu Fehlstellungen, wie z. B. einem Hackenfuß, einer Hüftbeugekontraktur oder einer Skoliose führen.

Je nach Ausmaß der Lähmungen und der Rückbildungsquote kann eine volle Normalisierung der muskulären Kräfte eintreten. Bei anderen Patienten bleiben Ausfälle unterschiedlichen Grades zurück. Die *ersten drei Monate* nach Beginn der Erkrankung sind *für die Erholung* der erkrankten Vorderhornzellen somit *entscheidend.* Jenseits von zwei Jahren sind Besserungen kaum noch zu erwarten. Dann sollten die verbliebenen Kräfte durch Schienen, stabilisierende Schuhe, Gehapparate und Korsette unterstützt werden, um die Gehfähigkeit und den Gebrauch der Hände zu sichern.

Operative Korrekturen kommen frühestens ein Jahr nach Beginn der Erkrankung in Frage. Durch Sehnenverpflanzungen kann man versuchen, paretische Muskelgruppen zu stärken oder deformierende Kräfte auszuschalten. Beispielsweise wird die Peronaeus brevis-Sehne und die Tibialis posterior-Sehne auf die Achillessehne zurückverpflanzt, um einen progredienten Hackenfuß bei Ausfall des M. triceps surae zu bekämpfen. Der verpflanzte Muskel wird nie einen vollen Ersatz für die ausgefallene Kraft darstellen können. Erreichbar ist allerdings eine Besserung der Deformität, ein Flüssigerwerden des Gangbilds und ein Verhindern des Fortschreitens der Fehlform. *Versteifende Operationen* kommen bei Jugendlichen in Frage, deren Längenwachstum weitgehend beendet ist. So kann die Versteifung der Wirbelsäule, die *Spondylodese,* notwendig werden, um eine fortschreitende Wirbelsäulenseitverkrümmung *(Skoliose)* zu stoppen. Ebenso können versteifende Operationen am Fuß einen fortschreitenden Lähmungsknick- oder Klumpfuß bessern und den Fuß in auftrittsfähiger Position fixieren.

Eine wichtige Folge bei einseitigem Poliomyelitisbefall der Beine sind *Beinlängendifferenzen.* Die durch die Lähmung ausgefallenen Muskelfunktionen bedingen ein gemindertes Knochenwachstum dieses Beines. Bis zum Abschluß des Skelettwachstums können Differenzen bis zu 15 cm entstehen. Ein Ausgleich der Beinlänge kann dadurch erreicht werden, daß zum gegebenen Zeitpunkt die Epiphyse des längeren Beines in ihrem Wachstum gestört wird. Nach Einsetzen einer Epiphyenklammer (z. B. nach Blount) kann man abwarten, bis der Längenausgleich eingetreten ist, um sie dann wieder zu entfernen. Des weiteren besteht die Möglichkeit mit einer Verlängerungsoperation (z. B. nach Wagner oder mit dem Orthofix-Gerät) die verkürzte Gliedmaße der anderen anzugleichen (Abb. 10 a, b).

b) Die infantile Zerebralparese

Synonym: ICP, Morbus Little, frühkindliche Hirnschädigung.

Die Krankheit beruht auf einer Schädigung des Zentralnervensystems vor der Geburt, während der Geburt oder in der Zeit danach.
Die Zahlenangaben über die Häufigkeit der infantilen Zerebralparese sind recht schwankend. Die Schätzung von 1‰ der Lebendgeburten ist eher zu niedrig als zu hoch.

1. *Schädigung intrauterin* durch O_2-Mangel des kindlichen Gehirns in der Foetalzeit.
   - Erkrankungen der Mutter in der Frühgravidität, die mit Gefäßspasmen einhergehen.
   - Präeklampsie und Eklampsie gegen Ende der Schwangerschaft.
   - Chemische Schädigungen z. B. durch Medikamente, Nikotin und Alkohol.
   - Mechanische Störungen anläßlich einer mißglückten Schwangerschaftsunterbrechung.
   - Viruserkrankungen der Mutter, z. B. Röteln im 3. Monat, Gürtelrose oder Hepatitis.
   - Protozoenerkrankungen während der Schwangerschaft, wie Toxoplasmose im 5. Monat, Listeriose.

2. *Schädigungen perinatal:* Während der Geburt auftretende Schädigung des kindlichen Gehirns. Ein Geburtstrauma entsteht z. B. bei zu rascher Geburt, bei schwerer langer Geburt, bei Eklampsie der Mutter mit Krämpfen, Zangenentbindung u. ä.

3. *Postnatale Schäden:*
   - Bei Frühgeborenen mit sehr kleinem Ausgangsgewicht ist das Risiko einer späteren Zerebralparese erhöht. Einerseits hat die beispiellose Entwicklung der Frühgeborenenfürsorge (Neonatologie) viele früher gefährdete Kinder zu gesunden Kindern heranwachsen lassen. Andererseits überleben dank der Neonatologie heute auch extrem Frühgeborene und leichte Foeten und stellen jetzt das Potential einer evtl. Zerebralparese dar.
   - Eine *Enzephalitis,* eine *Meningitis* bei einem Kleinkind kann heute durch die sehr wirksamen Antibiotika unter Umständen beherrscht werden und dennoch einen Hirnschaden zurücklassen.
   - *Impfenzephalitis.* Vor allem nach der früher obligatorischen Pockenschutzimpfung.
   - Die *Rhesusfaktorinkompatibilität* kann bei einem Ikterus gravis neonatorum zu einem *Kernikterus,* d. h. zu einer Bilirubinanlagerung in den basalen Hirnkernen führen und somit eine Zerebralparese hervorrufen.

Gruppeneinteilung der Zerebralparese: Durch die verschiedenartige Lokalisation der Schädigung können unterschiedliche Bilder auftreten, die alle zu den Zerebralparesen zu rechnen sind:
- spastische Form,
- athetotische Form,
- hypotone Form,
- Mischformen.

Pathogenese: Die mangelnde Kenntnis des zerebralparetischen Kindes über den eigenen Körper und seine Umgebung führt zu einem *Zurückbleiben der Gesamtentwicklung.* Die Ausfälle sind meist gemischt motorisch und sensibel. Die Erkennung des Krankheitsbildes ist oft erschwert, da die Spastizität am Anfang nicht erkannt wird. Das gesunde Neugeborene hat noch keine Pyramidenbahnfunktionen, sondern nur eine Reihe Haltungs-, Bewegungs- und Stellungsreflexe, die zur Le-

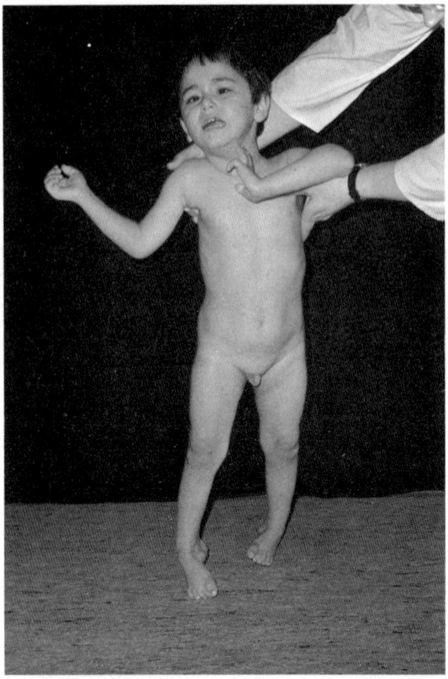

Abb. 20 a, b

a) Infantile Zerebralparese, Spastische Tetraplegie mit Spitzfuß, Kniebeugekontraktur, Hüftanspreizkontraktur, Koordinationsstörung der oberen Gliedmaßen

b) Aktive Bewegungstherapie eines spastischen Jungen auf dem Kindertraktor

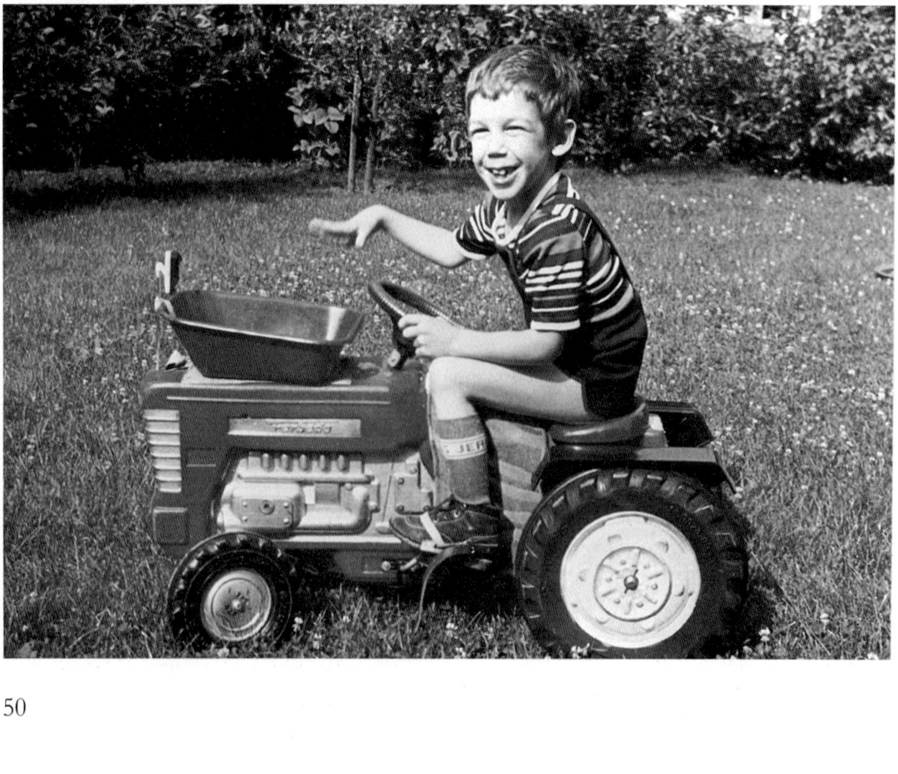

benserhaltung dienen. Im Laufe der Entwicklung werden diese Reflexe von neu hinzukommenden ergänzt, gehemmt und abgelöst. Aus diesem Grunde ist das zerebral geschädigte Kind noch nicht von Geburt an spastisch. Eine Änderung tritt erst dann ein, wenn die Hirnrinde ihre Funktion übernimmt. Aus einer *Verschiebung des zeitlichen Auftretens und Verschwindens der Reflexe* kann somit auf eine zentrale Schädigung geschlossen werden. Bei leichten Fällen liegen gegen Ende der ersten 18 Monate immer noch einige primitive und totale Bewegungssynergien vor. Primitive Reflexe bleiben über den eigentlichen Zeitraum hinaus bestehen. Bei der Überprüfung dieser Reflexe ist es wichtig zu wissen, daß Hunger und Ruhebedürftigkeit das Untersuchungsergebnis ganz entscheidend ändern können.

Wichtige frühkindliche Reflexe:

1. *Der Mororeflex:* Beruht auf einer Vestibularisreaktion, ist vom Zeitpunkt der Geburt ab bis zum 5. Monat vorhanden, wird dann immer schwächer und verschwindet. – Das Kind liegt auf dem Rücken, durch einen Schlag der flachen Hand neben das Kopfkissen kommt es zu einer raschen Bewegung des Kopfes mit Abspreizung und Strecken von Armen, Händen und Fingern.
2. *Der asymmetrische tonische Halsreflex* (ATNR = asymmetric tonic neck reflex): Beruht auf Spannungsrezeptoren in der Halsmuskulatur und an den oberen Gliedmaßen; er sollte nach einem halben Jahr verschwunden sein. – Die Drehung des Kopfes um 90° in der Längsachse führt auf der Gesichtsseite zur Streckung des Armes, auf der Hinterhauptseite zur Beugung des Armes (Fechterstellung).
3. *Der tonische Greifreflex an Hand und Fuß:* Durch Tastrezeptoren an Hand und Fuß ausgelöst, verschwindet dieser Reflex am Ende des 1. Lebensjahres. – Durch Druck auf die Hand oder den Fuß wird eine tonische Verschließung ausgelöst.
4. *Halsstellreflex auf den Körper:* Gehört zu den Reflexen, die den Körper aus den verschiedenen Stellungen in die Normalposition bringen; er ist normalerweise bis zum Ende des 1. Lebensjahres nachweisbar. – Das Kind liegt auf dem Rücken, der Kopf wird nach einer Seite gedreht, der Körper folgt sofort oder bald nach.
5. *Der Labyrinthstellreflex auf den Kopf:* Dieser Reflex ist erst am Ende der 4. Lebenswoche möglich, sobald die Rumpf- und Nackenmuskulatur in der Lage ist, den Kopf zu halten. Später ist dieser Reflex ohne Bedeutung, da das Kind den Kopf entsprechend seiner Aufmerksamkeit dreht. Beim zerebralparetischen Kind ist die Auslösung verzögert, der Reflex bleibt länger bestehen. – Das Kind wird an den Beinen gehalten; bereits der 10 Wochen alte Säugling hebt den Kopf nach hinten und später auch nach vorn, während der Kopf des Neugeborenen schlaff herabhängt.
6. *Der Landau-Reflex:* Wird ab 5. Lebensmonat positiv und verschwindet, wenn das Kind gehen lernt. – Das Kind wird durch Unterstützung an Bauch und Thorax in waagerechter Haltung zum Schweben gebracht. Ein gesundes Kind hebt dabei den Kopf, Rumpf und Beine in nach oben offenem Bogen. Schaltet man durch Niederdrücken des Kopfes den Labyrinthstellreflex aus, beugt das Kind Rumpf und Hüften, so daß es wie ein nasses Handtuch herunterhängt. Beim zerebralparetischen Kind tritt der Landau-Reflex verspätet auf.

7. *Tonische Streckreaktion:* Diese Reaktion ist am Ende des ersten Vierteljahres ausgebildet. Bei der Zerebralparese, bei florider Rachitis oder anderen Systemerkrankungen kommt es zu einer Fluchtreaktion statt zu einer tonischen Streckreaktion. – Beim Senkrechthalten des Säuglings wird dieser langsam der Stehfläche genähert. Dies ruft eine Streckung der Beine im Kniegelenk hervor.

8. *Optische Stehbereitschaft der Arme:* Etwa ab 6. Monat; beim ICP-Kind später oder gar nicht vorhandene Reaktion. – Streckung der Arme zur Stützfläche, wenn das Kind in waagerechter Haltung einer Unterlage genähert wird.

9. *Aufziehreaktion:* Wird im 2.–3. Lebensmon. positiv. – Reicht man dem Säugling den Zeigefinger, so faßt er diesen und hebt sich mit gestreckten Beinen und gebeugten Armen von der Unterfläche ab.

Die Untersuchung der angegebenen frühkindlichen Reflexe, deren verzögertes Auftreten oder deren verspätetes Verschwinden, gibt Auskunft über das Ausmaß der Zerebralschädigung. Erst mit 1–2 Jahren ist ein endgültiges Bild über den abnormen Muskeltonus und sein Verteilungsschema zu geben. Die Koordination der Haltung und der Bewegung unterliegt bei zerebral geschädigten Kindern den Gesetzen der Haltungsreflexe, die motorische Enthemmung wird deutlich.

Die Formen der Zerebralparese:

- *Die spastische Zerebralparese:* Es kann sich um eine pyramidale oder extrapyramidale Parese handeln. Je nach Ausdehnung der Erkrankung kann eine *Tetraplegie* (Befall sämtlicher vier Gliedmaßen), eine *Diplegie* (Befall der oberen oder unteren Gliedmaßen), eine *Hemiplegie* (Rechts- oder Linksseitbefall) oder auch eine *Monoplegie* (Befall einer Extremität) vorliegen.
- *Die typische Haltung* des spastisch gelähmten Kindes zeigt eine Adduktion des Armes in der Schulter, eine rechtwinkelige Beugung im Ellenbogengelenk, eine Pronation des Unterarmes und eine Flexionshaltung an Hand und Finger. Das Bein ist nach innen gedreht, in Hüfte und Knie leicht gebeugt, der Fuß steht in Spitz-Klumpfußstellung. Bei der *spastischen Diplegie* imponiert vor allem noch ein Adduktionsspasmus, der unbehandelt zu einer spastischen Hüftgelenksluxation führen kann (Abb. 20a).
- *Die Athetose:* Bei Störungen im Corpus striatum und der Nuclei caudati kommt es zu einer extrapyramidalen überschießenden Motorik und ebenso überschießende Reaktionen an Kopf, Rumpf und Gliedmaßen. Die athetotische Bewegungsstörung ist außerordentlich therapieresistent (Abb. 20b).
- *Das hypotone bis atone Kind:* Die oberen wie die unteren Gliedmaßen sind schlaff. Im Bereich der Beine kommt es nicht selten zu einer Abduktions-Außenrotationshaltung, im Bereich der Wirbelsäule zu einem Rundrücken aufgrund der Schlaffheit.
- *Die Hemiplegie:* Hier liegen Halbseitenausfälle vor, da die Hirnschädigung nur eine Hemisphäre betrifft. Es kommt zu einseitigen spastischen oder athetotischen Arm- und Beinfehlstellungen mit Wachstumsstörungen.

Die Therapie der Zerebralparese:

Je nach Ausbildung der Spastik, der Athetose oder der Hypotonie werden das Gehenlernen und die ganze übrige motorische Entwicklung verzögert sein.
Das Ergebnis der *orthopädisch rehabilitativen Behandlung* eines zerebralparetischen Kindes hängt ab

- von der Tatsache, wieweit trotz Spastik zentrale Willkürimpulse eintreffen,
- ob die Intelligenz für das Übungsprogramm ausreicht,
- vom Ausmaß der athetotischen Zwangsbewegungen.

Nicht selten kommt es gleichzeitig zu epileptischen Anfällen, die zu einer Minderung der Intelligenz des Patienten führen können. Das Krampfleiden muß mit Antiepileptika behandelt werden.

Krankengymnastische Behandlung:

Ziel der Krankengymnastik ist es, verbleibende Restfunktionen der gelähmten Muskulatur zu stärken, athetotische Bewegungen zu bremsen und durch Halteübungen und Zielübungen die Ataxie und Gleichgewichtsstörung zu bessern. Besondere Schwierigkeiten treten dadurch auf, daß dem Kind die Erfahrungen fehlen, z. B. mangelnde Funktionen durch andere Bewegungen zu ersetzen. Am Anfang stehen Entspannungsübungen mit Ablenken des Kindes, Spannung und Entspannung einer einzelnen Funktion eines ganzen Armes oder des ganzen Körpers. Die Gymnastik kann von rhythmischer Musik begleitet sein, um zielstrebig den Aufbau primitiver Bewegungen und schließlich größerer Abläufe zu erzielen.
Die Behandlung muß so früh wie möglich einsetzen. Zuerst kommen Kriechübungen, danach werden Gehübungen am Gehstuhl, an Stockstützen oder an Stöcken aufgebaut. Die Apparateversorgung wird möglichst gering gehalten. In Deutschland am bekanntesten sind die Behandlungsmethoden nach *Bobath* und *Vojta*.
Im Rahmen der krankengymnastischen Behandlung hat sich die gezielte *Reittherapie* mit zahmen Voltigierpferden bewährt. Auch *Schwimmtherapie* und *Radfahren* am Dreiradfahrrad fördern das Selbstbewußtsein und die selbständigkeit des spastisch gelähmten Kindes (Abb. 20b).

Beschäftigungstherapie:

Wie die Krankengymnastik versucht die Beschäftigungstherapie durch zielgerichtete Übungen den Bewegungsablauf der Hände und des Rumpfes zu koordinieren. Pädagogische Spiele sind hier von Bedeutung. Die Mitarbeit der Familie ist hier wesentlich zum Erreichen der Selbständigkeit.

Sprachtherapie:

Die bei den meisten Kindern mit infantiler Zerebralparese vorhandene sprachliche Behinderung wird vom Sprachtherapeuten in Zusammenarbeit mit der Familie angegangen. Die Koordination der verschiedenen Rehabilitationshelfer wie Krankengymnast, Beschäftigungstherapeut, Sprachtherapeut und schließlich betreuender Arzt sind wertvoll für die Erlangung eines optimalen Ergebnisses.

Operative Maßnahmen:

- *Verlängerung der Handgelenksbeuger* und Verlagerung der Handgelenksbeuger auf den Handrücken zur Besserung einer Handgelenksbeugepronationskontraktur.

- *Adduktorentenotomie:* Bei starkem Adduktorentonus droht zwischen 3. und 6. Lebensjahr, eine Hüftgelenksluxation aufzutreten. Durch eine Schwächung der Adduktoren (Adduktorentenotomie oder Adduktorenrückverlagerung auf das Sitzbein) gelingt es, dieser Entwicklung zur Hüftluxation vorzubeugen.
- *Umstellungsosteotomie oder Beckenosteotomie* sind nur selten indiziert, sie kommen dann in Frage, wenn durch einen Weichteileingriff, z. B. an den Adduktoren die angestrebte Zentrierung des Hüftkopfes nicht mehr erreicht werden kann. Von einer routinemäßigen Umstellungsosteotomie wegen der bei Spastikern immer vorhandenen Coxa valga antetorta ist dringend abzuraten.
- *Ablösung der Spinamuskulatur,* wie M. sartorius, M. rectus, Einkerbung des Tensor fasciae latae zur Bekämpfung einer Hüftbeugekontraktur.
- *Verlängerung der Kniebeugesehnen* bei Kniebeugekontraktur.
- Die *Achillotenotomie* ist indiziert bei hemiplegischem Spitzfuß. Bei Spitz-Klumpfuß-Deformität im Rahmen einer Hemiplegie wird gelegentlich in Ergänzung zur Achillotenotomie eine Lateralverlagerung der Tibialis posterior Sehne die Balancierung des Fußes erreichen.

Der verlagerte Tibialis posterior vermag durch Training eine neue Funktion zu lernen, nämlich zu pronieren. Bei Diplegie und beidseitiger Spitzfußstellung die sich bei gebeugten Knien fast korrigieren läßt, empfiehlt es sich, keine Achillotenotomie durchzuführen. – Hier ist die *Operation nach Vulpius* (Einkerbung des Sehnenspiegels des Triceps surae) schonender und vermeidet eine Überkorrektur mit nachfolgender Hackenfußstellung.

Medikamentös wird eine Minderung der Spastizität und athetotischen Bewegungen durch Gaben von Valium® und Lioresal® und Vitaminen versucht.

c) Die Muskeldystrophie

Die Muskeldystrophie ist eine familiär vererbte Erkrankung des quergestreiften Muskels. Sie wird durch fortschreitende schlaffe Lähmungen spezifischer Muskelgruppen charakterisiert. Die Krankheit beginnt im Kindesalter und kann mehrere Mitglieder einer Familie treffen.

Pathologische Anatomie: Es kommt zu einer Atrophie des Muskelgewebes und einer anschließenden Einlagerung von Fett in die degenerierten Muskelzellen.

Klinik: Wir finden eine Schwäche der unteren Gliedmaßen mit einer *Pseudohypertrophie der Wadenmuskulatur* (Gnomenwaden). Die symmetrische Schwäche schreitet fort, so daß zunächst das Gehen, später auch das Stehen schwierig wird. Durch die Schwäche der Bauchmuskulatur entwickelt sich zunehmend eine *Lordose.* Das Gangbild wird durch die sich fixierende Spitzfußstellung und die Hüft- wie Kniebeugekontraktur erschwert. Das Treppauf- und Treppabwärtssteigen ist außerordentlich schwierig und ermüdend. Typisch sind die Schwierigkeiten des Patienten beim Aufstehen. Er »klettert mit den Händen an den Beinen hoch« (Abb. 21).

Therapie: Krankengymnastik, evtl. eine Apparatversorgung und in Ausnahmefällen operative Maßnahmen zur Beseitigung grober Kontrakturen sind das geringe therapeutische Repertoire bei dieser langsam fortschreitenden Erkrankung. Durch eine adäquate Schulausbildung und eine gute sozialmedizinische Betreuung muß möglichst lang eine Unabhängigkeit von fremder Hilfe angestrebt bleiben.

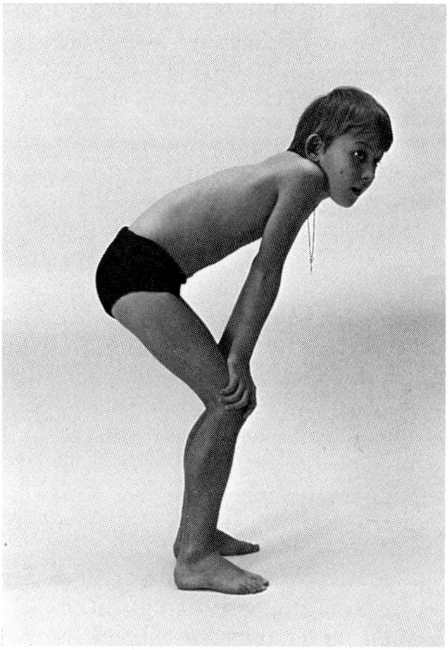

Abb. 21 Progressive Muskeldystrophie: Der Junge klettert mit den Händen an den Beinen hoch. Starke Waden

d) Die Multiple Sklerose

Die Multiple Sklerose ist eine Erkrankung des Zentralnervensystems, die durch verstreute Degenerationsherde an Rückenmark und Hirn gekennzeichnet ist. Die Ursache der Erkrankung ist bis heute unbekannt. Nicht selten stellt der Orthopäde als erster die Diagnose, wenn sich eine Fußheberschwäche, Gehschwierigkeiten oder Spastizität als erste Krankheitszeichen einstellen. Die Multiple Sklerose nimmt ihren Lauf mit schubweise fortschreitender Lähmung. Bei langsam zunehmender Hilflosigkeit tritt schließlich nach Jahren der Tod über einen interkurrenten Infekt ein.

Therapie: Physiotherapeutische Maßnahmen und Selbsthilfetraining versuchen so lange wie möglich, die Selbständigkeit des Patienten zu sichern. Apparative Hilfsmittel und eventuell eine Rollstuhlversorgung können die ansonsten durch den Neurologen gesteuerte Therapie ergänzen.

e) Die Querschnittslähmung

Synonym: Paraplegie, Tetraplegie.

Pro Jahr muß in der Bundesrepublik Deutschland mit etwa 800–1 200 neu hinzukommenden Querschnittslähmungen gerechnet werden. Als Ursachen kommen in Frage:

- Die *traumatische Verletzung der Wirbelsäule* mit Markschädigung.
- Die Entzündung *(Myelitis)*.
- Rückenmarks*tumoren*.
- *Gefäßerkrankungen* der das Rückenmark versorgenden Gefäße.
- Die *angeborene Paraplegie,* siehe Spina bifida cystica.

Man unterscheidet *komplette* von *inkompletten* Querschnittslähmungen. Bei einer kompletten Querschnittslähmung bleiben unterhalb des betroffenen Rückenmarksegmentes keinerlei Willkürfunktionen erhalten, bei inkompletten Lähmungen sind dagegen gewisse Restfunktionen und auch zum Teil eine Rückbildung der Lähmung zu erwarten.

Klinik: Anläßlich einer traumatischen kompletten oder inkompletten Querschnittslähmung, z. B. nach einer Luxationsfraktur mit Unterbrechung des Rükkenmarkes, kommt es zur Ausbildung des *spinalen Schocks* im unterhalb des betroffenen Rückenmarksabschnitts gelegenen Körper mit
- schlaffer Lähmung,
- Arreflexie,
- Atonie von Blase und Mastdarm,
- Verlust sämtlicher sensibler Eigenschaften.

Der spinale Schock dauert 2–6 Wochen. Danach übernehmen spinale Reflexbögen ihre Funktion:
- Die motorische Lähmung wird spastisch.
- Blase und Mastdarm können einen eigenen Entleerungsmechanismus entwickeln.
- Die Reflexe werden lebhaft.

In der Frühphase der Querschnittslähmung, der Zeit des spinalen Schocks, drohen dem Patienten Gefahren:

- *Druckschädigung* durch den Sensibilitätsverlust und die Störung des Gefäßmuskeltonus. Tiefe Druckgeschwüre führen zu Eiweißverlust, Osteomyelitis und Sepsis.

- Die *Lähmung der Blase* zwingt zur Benutzung eines Katheters. Ein Dauerkatheter sollte möglichst vermieden werden, da es hierdurch bald zu einer aufsteigenden Infektion kommt. Unter sterilen Kautelen wird 2- bis 3mal täglich katheterisiert, bis sich nach Abklingen des spinalen Schocks ein *Blasenautomatismus* einstellt. Sonst drohen die Folgen einer Blaseninfektion: Nierenbeckenentzündung, Steinbildung, Hydronephrose und schließlich die Urämie.

- *Thrombophlebitis:* Durch die fehlende Vasokonstriktion und Immobilisierung des Patienten kommt es zu Thrombosen und Venenentzündungen. Diese kann dann über eine *Lungenembolie* zu einer plötzlichen Todesursache beim Querschnittsgelähmten werden.

- *Lebensbedrohliche Ateminsuffizienzen* entstehen bei Tetraplegie, bei der die Intercostalmuskulatur gelähmt ist und die Atemfunktion allein über das von Segment C4 innervierte Zwerchfell aufrechterhalten wird. Lungenentzündungen, Atelektasen (Ausschaltung gewisser Lungenbezirke von der Beatmung) und Bronchitiden sind die häufigen Folgen.

- *Kontrakturen* können sich bei ungünstiger Lagerung und aufgrund der eintretenden Spastizität ausbilden. Neben der Überwachung der Hautverhältnisse ist die Aufrechterhaltung der Gelenkfunktionen durch eine qualifizierte physiotherapeutische Behandlung notwendig.

- *Paraossale Ossifikationen* können sich wie bei anderen neurologischen Störungen ausbilden. Diese Muskel- und Bindegewebsverknöcherungen in Gelenknähe bedingen schwere Kontrakturen.

Ein aktives chirurgisches Vorgehen bei der frischen traumatischen Querschnittslähmung wird nur im Ausnahmefall angezeigt sein. Die früher geübte Wirbelbogenabtragung zur Druckentlastung für den Wirbelkanal (Laminektomie) ist heute verlassen. Eher kommen, insbesondere an der Halswirbelsäule, primär versteifende Operationen in Frage (ventrale und dorsale Fusionsoperation).

Pflege: Der frisch verletzte Paraplegiker wird auf Pack-Betten (Schaumgummiquader mit zusätzlichen Kissen und Sandsäcken zur Abstützung) oder in einem Sandwich-Drehbett gelagert. Von geschultem Pflegepersonal oder im Drehbett wird der Patient alle 3–4 Stunden umgelagert. Im Bereich der Fraktur wird ständig auf eine Hyperlordose und Unterstützung geachtet. Bei Verletzungen der Halswirbelsäule bedient man sich zur Extension einer Crutchfield-Klammer mit einem Zuggewicht von mehreren Kilogramm. Die Glisson-Schlinge gilt heute als veraltet und hinterläßt bei mehrwöchiger Behandlung schwere Schäden an Gebiß und Kinn.
Nach 8–10 Wochen ist eine Frakturstabi-

lisation bei traumatischen Paraplegien eingetreten. Nach Überwindung der zunächst immer vorhandenen orthostatischen Beschwerden erlernt der Patient unter *krankengymnastischer Anleitung* die Sitzbalance. Die *Beschäftigungstherapeutin* leitet zum Selbsthilfetraining an. So lernt der Patient sich selbständig anziehen, das Umsetzen vom Rollstuhl auf eine andere Sitzgelegenheit, das Essen, Trinken, Telefonieren usw. Später wird der Paraplegiker im Stehbett und schließlich in Schienen aufgestellt und kann bei nicht zu sehr ausgedehnten Lähmungen im Vierpunktegang oder Zuschwunggang begrenzte Strecken zurücklegen lernen. Notwendige Voraussetzung für dieses Gehen eines Querschnittsgelähmten ist ein bestmöglicher Trainingszustand der Arm-, Schulter- und Rückenmuskulatur.
Der *Sport* ist integrierter Bestandteil der aktiven Rehabilitation. Schwimmen, Bogenschießen, Tischtennis, Basketball, Kugelstoßen werden betrieben. Alljährlich finden internationale Sportwettbewerbe für Querschnittsgelähmte statt.

Sexualfunktion: Beim querschnittsgelähmten Mann liegen häufig eine Impotentia generandi, nicht selten auch eine Impotentia coeundi vor. Bei der Frau ist die Fortpflanzungsfunktion erhalten, da Eierstock und Gebärmutter nicht von Rückenmarksfunktionen abhängig sind. So können normale Schwangerschaften ablaufen. Die Paraplegie bedingt beim Mann wie bei der Frau eine Störung der Libido.

Vor der Entlassung aus der stationären Behandlung und der Rückkehr in die häusliche Umgebung sind zahlreiche Fragen zu klären. Anzustreben ist eine ebenerdige Wohnung, ein Wohnungsumbau mit rollstuhlbedienbarer Küche, Toilette, Bad, ein geeignetes Kraftfahrzeug mit Handautomatik, schließlich die Wiedereingliederung in den Beruf.

f) Die Spina bifida cystica

Spina bifida occulta: Der nicht vollständige Bogenschluß im Bereich der Lendenwirbelsäule wird als Spina bifida occulta bezeichnet. Die darüberliegende Haut zeigt nicht selten eine Eindellung oder eine vermehrte Behaarung. Neurologische Ausfälle bestehen in der Regel nicht. Diese angeborene Fehlbildung findet sich bei Kindern unter 6 Jahren noch in über 50% der Fälle und auch bei Erwachsenen noch bei 15–20%. Sie ist klinisch praktisch ohne Bedeutung.

Spina bifida cystica: Es handelt sich um eine Spaltbildung der unteren Wirbelsäulenabschnitte mit gleichzeitiger Aussackung des Rückenmarks und der weichen Häute *(Myelomeningozele)* oder nur der weichen Häute *(Meningozele)*. Dieses Krankheitsbild hat in den letzten Jahren zunehmend an Bedeutung gewonnen. Wir wissen heute, daß Kinder mit angeborener Spina bifida cystica und den daraus resultierenden Lähmungen fast ebenso häufig anzutreffen sind wie Kinder mit einer infantilen Zerebralparese (1‰ der Lebendgeburten). Der frühzeitige Verschluß der Myelomeningocele und die heute allgemein übliche Einsetzung eines Ventils zur Ableitung des überschüssigen Liquor (Hirnwasser) ins rechte Herz oder in den Peritonealraum, lassen die kleinen Patienten, die meist an den Frühfolgen des Hydrocephalus verstorben sind, am Leben.

Die *Meningozele* hinterläßt nach ihrer Abtragung in der Regel keine neurologischen Ausfälle und geht auch nur ausnahmsweise mit einem Hydrozephalus einher.

Die *Myelomeningozele* hinterläßt auch nach sorgfältiger Abtragung immer neurologische Ausfälle im Bereich der unteren Gliedmaßen, fast immer Störungen an den ableitenden Harnwegen und geht

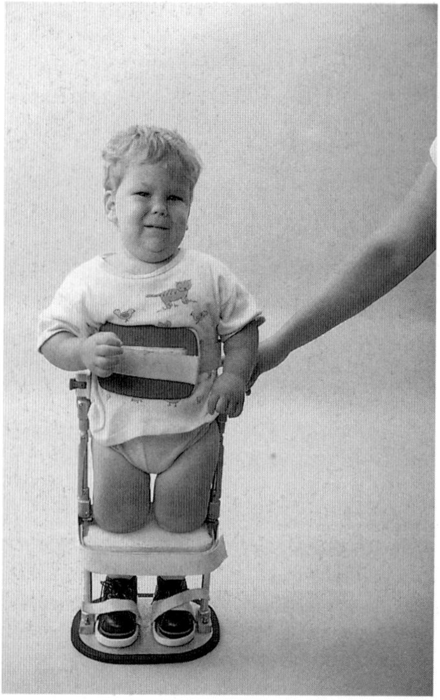

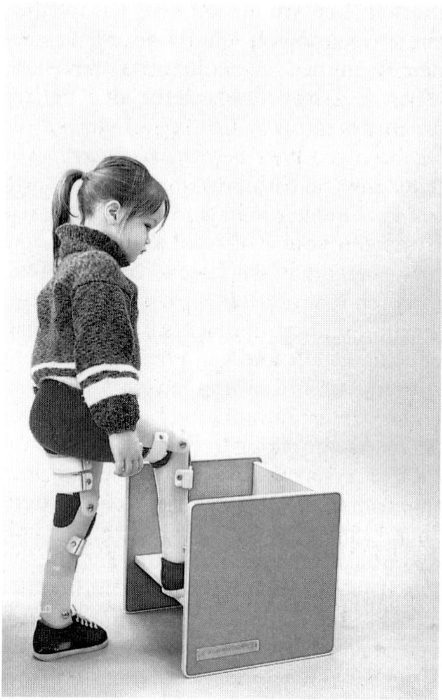

Abb. 22 Spina bifida
a) Parapodium für Spina bifida-Kind mit Lähmung unterhalb Th 10. Erste Stehübungen beginnen im Parapodium
b) 4jähriges Kind mit Lähmung unterhalb L 5/S 1 gehfähig in einer Ferrari-Schiene

nicht selten mit einem *Hydrozephalus* einher.

Klinik: Je nach Lokalisation der Myelomeningozele bleiben unterschiedliche Lähmungen im Bereich der unteren Gliedmaßen zurück, die verschiedenartige Deformitäten zwangsläufig nach sich ziehen. Wir unterscheiden drei Gruppen: Die thorakale, die lumbale und die sakrale Lähmung.

1. *Die thorakale Lähmung:* Bei einer Myelomeningozele mit einer Spina bifida, die bis in den Thorakalbereich hinaufreicht, kann eine komplette Beinlähmung zurückbleiben. Die Lähmung ist schlaff, sofern unterhalb der Myelomeningozele kein funktionsfähiges Rückenmark erhalten geblieben ist. Falls jedoch funktionsfähiges Rückenmark distal der Myelozele übrigbleibt, kann über einen Reflexbogen eine spastische Aktivität im Bereich der Beine oder einzelner Muskelgruppen auftreten.
Bei einer kompletten schlaffen Lähmung resultiert eine Abduktions-Außenrotations-Fehlhaltung in den Hüften und eine Kniebeugekontraktur (Froschhaltung).

Therapie: Durch passive gymnastische Übungen ist in einem solchen Fall der volle Bewegungsradius der Hüften, der Knie und der Füße zu erhalten, um das

Kind frühestens mit 2 Jahren mit Hilfe eines Stützapparates aufzustellen und dann später an Stockstützen auch gehen lernen zu lassen (Abb. 22a).
Bei Reflexaktivität im Bereich der Beine kann eine Adduktionskontraktur oder eine Kniebeugekontraktur oder auch eine Spitzfußstellung resultieren. Diese wird durch operative Maßnahmen beseitigt, um dann das Kind, ebenso wie bei der schlaffen Lähmung, im entsprechenden Alter von 2–4 Jahren im Stützapparat aufstellen zu können. Das Hauptfortbewegungsmittel für alle Spina-bifida-Patienten mit thorakaler Lähmung ist der Rollstuhl.
Kinder mit thoracaler Lähmung sind besonders anfällig im Laufe des Älterwerdens eine *Skoliose* zu entwickeln. Aktive Stützübungen im Rollstuhl aber auch Gehübungen im Apparat können helfen, verhindern aber nicht vollständig die Entwicklung der Skoliose. Bei schweren Seitverbiegungen, die die Atemfunktion und die Sitzmöglichkeiten beschränken, sind ausnahmsweise Skoliosekorrekturen kombiniert von vorne (Dwyer) und von hinten (Harrington, Cotrel-Dubousset) indiziert.

2. *Die lumbale Lähmung:* Liegt die Myelomeningozele im unteren Lumbalbereich oder oberen Sakralbereich der Wirbelsäule, so kann eine Teillähmung des Beines resultieren. Am häufigsten findet man die Lähmung unterhalb der Lumbalsegmente L 3/4. Bei diesen Kindern sind zwar die Hüftbeuger, Adduktoren und Kniestrekker funktionsfähig, die Hüftstrecker, Abduktoren und Kniebeuger sowie sämtliche Muskeln unterhalb der Knie haben keine Funktion. Daraus resultiert eine Hüftbeugeadduktionskontraktur und gesetzmäßig, durch das Muskelübergewicht, eine Lähmungsluxation (Abb. 23).

Therapie: Diese paralytische Luxation unterliegt nicht den üblichen Regeln der

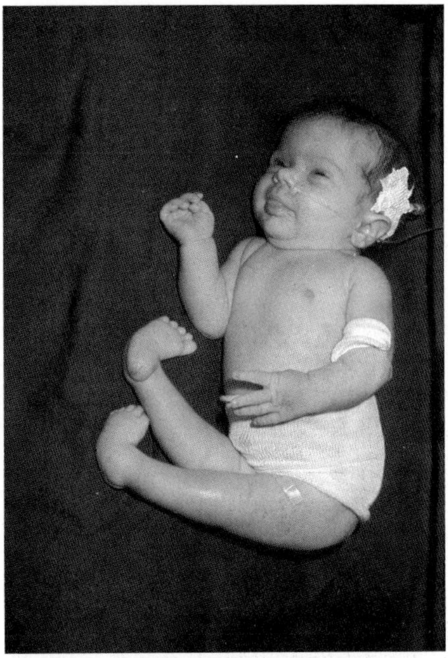

Abb. 23 Kind mit Myelomeningozele und Lähmung unterhalb L $3/4$, Lähmungsklumpfuß sowie Hüftbeugeanspreizkontraktur

Luxationsbehandlung mit Spreizhose, Spreizschiene oder Gips. Vielmehr sollte man zum frühest möglichen Zeitpunkt, d.h. mit $1\frac{1}{2}$–2 Jahren durch eine Verpflanzung des M. iliopsoas durch das Becken auf den Trochanter major (Sharrard) und eine gleichzeitige Derotationsvarisierungsosteotomie das Muskelgleichgewicht und die knöcherne Deformität beseitigen. Hernach kann das Kind zunächst mit Apparaten aufgestellt und später nach entsprechender Übung an Schienen (Abb. 22b) und schließlich in orthopädischen Schuhen selbständig gehen.

3. *Die sakrale Lähmung:* Bei den sakralen Lähmungen durch Spina bifida cystica handelt es sich um solche, die lediglich Ausfälle im Bereich der Fußmuskulatur

zurücklassen. Zahlenmäßig am häufigsten finden wir den Lähmungsklumpfuß, den Lähmungshackenfuß und den Lähmungsknickfuß.

aa) Der *Lähmungsklumpfuß:* Bei Ausfall der Peronaeussehnen liegt ein Übergewicht der Fußsupinatoren vor. Das äußere Bild unterscheidet sich nicht grundsätzlich von einem angeborenen Klumpfuß, jedoch ist die Lähmung der Peronaeusmuskulatur für die Deformität verantwortlich. Therapeutisch empfiehlt es sich, frühzeitig durch eine konsequente Redression und Gipsfixation eine plantigrade Fußstellung zu erzielen. Zur dauerhaften Sicherung des Ergebnisses wird zu Beginn des Gehalters durch eine Achillotenotomie und gleichzeitige Tibialis anterior-Verpflanzung auf die Fußaußenseite das Muskelgleichgewicht hergestellt. Hierdurch sind die Kinder anschließend in der Lage, mit Schuhen und Einlagen sicher gehfähig zu werden.

bb) Der *Lähmungshackenfuß:* Diese Deformität findet sich vor allem bei Lähmungen unterhalb des Lumbalsegmentes L 5 und im Sakralsegment S 1. Im Vordergrund steht der Ausfall des M. triceps surae. Die erhaltenen Fußextensionen sowie der vorhandene Tibialis und Peronaeus ziehen beim Gehen den Fuß ständig hoch. Die Belastung auf der Hacke bedingt ein Gangbild mit gebeugten Knien und gebeugter Hüfte (Gangbild mit weichen Knien). Die Kinder lernen erst mit 3–4 Jahren verspätet gehen. Bei schnellem Marsch tritt die Behinderung besonders zutage.

Therapie: Therapeutisch wird eine Verstärkung der Achillessehne angestrebt. Dies gelingt z. T. durch eine Rückverlagerung der Extensoren auf die Achillessehne. Dagegen hat die einfache Verlagerung der Peronaeus longus-Sehne über das Fersenbein einen gewünschten Dauererfolg nicht bringen können. Ein vollkommener Ausgleich des Hackenfußes ist durch keine der angeführten Maßnahmen möglich.

cc) Der *Lähmungsknickfuß:* Wir finden eine solche Fehlstellung insbesondere bei Fällen mit einem Ausfall der Tibialis anterior- und posterior-Muskulatur. Das Fußgewölbe knickt an der Innenseite ab, es kommt zu einer völligen Luxation des Sprungbeins auf dem Kahnbein.

Therapie: Neben einer Versorgung mit Einlagen und evtl. mit orthopädischen Schuhen bleibt als operative Maßnahme die extraartikuläre Arthrodese nach Grice, wobei ein Knochenspan an der Fußaußenseite zimmermannsmäßig eingesetzt wird und somit ein Umknicken des Fußes verhindert wird.

Die Gesamtrehabilitation: Die orthopädische Behandlung des Spina bifida-Kindes geht Hand in Hand mit einer qualifizierten pädiatrisch-urologischen Betreuung. Die Blasenlähmung ist oft von einer Blaseninfektion und auch einer aufsteigenden Nierenbeckeninfektion gefährdet. Eine regelmäßige Katheterisierung ist günstiger als der früher geübte Crédé'sche Handgriff zur Blasenentleerung. In einzelnen Fällen hoher thoracaler Lähmung kann über einen vorhandenen Reflexbogen ein Blasenautomatismus durch Klopfreiz erzielt werden. Eine Prophylaxe der Harnwegsinfektion erfolgt durch die Antibiotikum-Gabe.

Von wesentlicher Bedeutung für die Entwicklung aller Spina bifida-Patienten ist die Beherrschung der Hydrocephalus-Probleme. Auch noch nach Jahren kann eine s. g. Ventil-Krise auftreten, die die Rehabilitationsanstrengungen gefährdet. Eine gute Dauerüberwachung durch den Neurochirurgen in Absprache mit Kinderarzt und Orthopäden werden am ehesten Begleitschutz ins Erwachsenenalter hinein bringen. Nur so kann der Weg des schwerbehinderten Jugendlichen in

Schule, Beruf und Familie geebnet werden.

g) Die Arthrogrypose

Unter der Arthrogryposis multiplex congenita versteht man eine mangelnde Ausbildung oder ein völliges Fehlen von Skelettmuskeln mit damit verbundenen schweren Gelenkkontrakturen in Streck- oder Beugestellung (Abb. 24).

Klinik: Die angeborene Gelenksteife kann nur die oberen oder unteren Gliedmaßen, in anderen Fällen auch den ganzen Körper betreffen. Typisch sind Klumpfußstellungen, Hüftbeugekontrakturen und durch die embryonale Entwicklung bedingte teratologische Hüftgelenkluxationen. Die Kontrakturen sind kapselbedingt, die Weichteile darüber fühlen sich hart an. An der Haut sieht man typische grübchenförmige Vertiefungen. Die Ätiologie ist noch weitgehend unbekannt. Ein Fruchtwassermangel während der Schwangerschaft spielt bei einem Teil der Arthrogrypose-Patienten eine Rolle.

Therapie: Durch die schon im Säuglingsalter einsetzende Krankengymnastik und Instruktion der Eltern in die Möglichkeiten der Therapie, wird man versuchen, den Kontrakturen entgegen zu arbeiten. Der arthrogrypotische Klumpfuß, der das selbständige Gehen unmöglich macht, wird durch einen ausgedehnten operativen Eingriff, oft auch in Verbindung mit einer Astragalektomie (Entfernung des Talus) korrigiert. Rezidive der arthrogrypotischen Klumpfußdeformität treten relativ oft auf, so daß Nachkorrekturen erforderlich werden. Bei Kniestreckkontrakturen sollten chirurgische Maßnahmen nur dann angeboten werden, wenn eine genügende Kraft zur aktiven Kniestreckung vorhanden ist, da

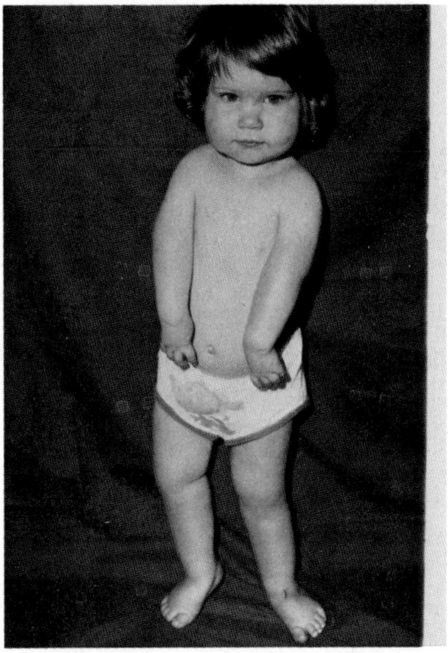

Abb. 24 Arthrogryposis multiplex congenita mit gestreckten Armen und Fingern, Spitzfüßen

ansonsten das gehfähige Kind mit gestreckten Knien besser dran ist, als eines mit beugefähigen Knien, die ohne Hilfsmittel nicht aktiv stabilisiert werden können. Bei der Behandlung der teratologischen Hüftgelenksluxation des Arthrogrypose-Kindes ist darauf zu achten, daß eine vorhandene Beweglichkeit durch die chirurgischen Maßnahmen der Reposition des Hüftgelenkes nicht verschlechtert wird. Die üblichen konservativen Maßnahmen mit Extension und kontinuierlicher Reposition funktionieren nicht, nur die offene blutige Einstellung des Hüftgelenkes hat Aussicht auf Erfolg. Die Rehabilitationsanstrengungen bei den Arthrogrypose-Kindern sind besonders lohnend, da in der Regel eine völlig normale Intelligenz vorliegt.

h) Armplexuslähmungen

Lähmungen des Armplexus können durch Schuß- oder Stichverletzungen, aber auch durch stumpfes Trauma erzeugt werden. Druck von einem wachsenden Tumor, Kallus nach einer Fraktur können ebenfalls für eine Armplexuslähmung verantwortlich werden. Typisch sind die *Plexusausrisse* bei verunglückten Motorradfahrern. Zahlenmäßig am bedeutendsten ist die *Armplexuslähmung* als Folge eines *Geburtstraumas*.

Je nach Ausfall der peripheren Nerven des Plexus brachialis unterscheiden wir eine totale Plexuslähmung, eine obere und eine untere Plexuslähmung.

aa) Die totale Plexuslähmung:

Der vollständige Plexusriß ist typisch bei Motorrad- oder Fahrradverletzungen beim Sturz über die Lenkstange, gelegentlich bei Schußverletzungen.

Klinik: Alle Schulter- und Armmuskeln sind ausgefallen. Lediglich der weiter kranial innervierte Muskel des Trapezius funktioniert. Der Arm hängt schlaff herab, es liegen Sensibilitätsstörungen, Änderungen der Trophik und der Schweißsekretion vor. Im Laufe der Zeit kann es zu einer Teilregeneration sensibler, aber auch motorischer Fasern kommen.

Therapie: Nach der frischen Verletzung, z.B. nach einem Unfall, ist das Ausmaß der Lähmung genau festzustellen. Durch mikrochirurgische Nerveneingriffe können gelegentlich Teilbesserungen erzielt werden. Bei veralteten Fällen kann unter Umständen durch eine Schultergelenksversteifung ein besserer Aktionsradius erzielt werden.

bb) Die Erb-Lähmung:

Dies ist die typische Geburtslähmung mit Ausfall des oberen Plexus.

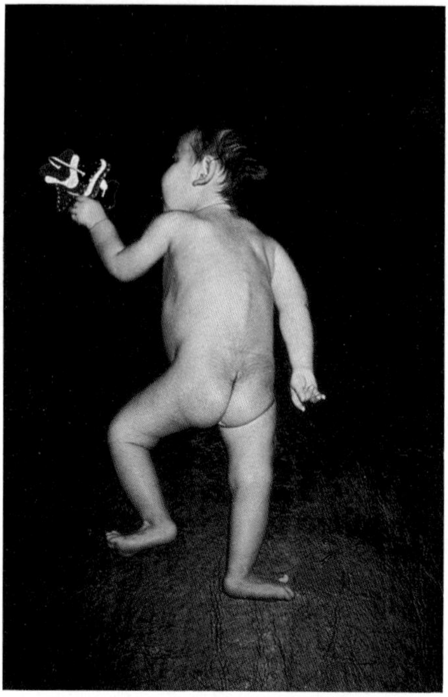

Abb. 25 Erb-Lähmung rechts

Klinik: Da der obere Anteil des Armplexus mit der 5. und 6. Spinalwurzel gedehnt ist, ist der Oberarm zum Teil gelähmt. Betroffen sind insbesondere der Delta, der Supraspinatus, der Bizeps und der Brachialis sowie der Brachioradialis und die Handgelenksextensoren. Die sensiblen Ausfälle sind bei der Erb-Lähmung nicht sehr ausgeprägt. Der Arm hängt in Innenrotations-Adduktionsstellung schlaff herab. Der Unterarm ist leicht gebeugt und proniert (auswärtsgedreht). Im Laufe des Wachstums bleibt der Arm zurück und ist somit verkürzt. Finger und Hand sind beweglich (Abb. 25). Dies sofern die Therapie unzureichend war.

Therapie: Bei der Erb'schen Lähmung beginnt man frühstmöglich mit einem täglichen krankengymnastischen Programm z. B. nach der Methode von Vojta.

Innerhalb von 6–10 Monaten ist eine fortschreitende Rückkehr der Nervenfunktion zu erwarten. Unterstützt wird die Krankengymnastik durch eine Lagerung in Beugung und Abspreizung, oder einfach im Desaultverband, bei der der Arm über die Brust geführt wird. Zusätzlich kann man durch eine Elektrostimulation versuchen, die Muskelfunktionen bis zum Wiedereintritt der Nervenfunktion zu erhalten. Von einer operativen Revision des Plexus wird bei der Erb'schen Lähmung eher abzuraten sein. Bei Kontrakturen im Schultergelenk als Rest nach Erb'scher Lähmung kann operativ vorgegangen werden, um insbesondere bei fixierter Innenrotation und Adduktionsfehlstellung durch muskelplastische Maßnahmen an der Schulter eine Besserung zu erreichen. Nach Abschluß des Wachstums bleibt lediglich die Arthrodese, um eine bessere Funktion zu erhalten.

cc) Die Klumpke-Lähmung:

Ebenfalls durch ein Geburtstrauma entsteht die *untere Plexuslähmung* mit schlaffer Paralyse der kleinen Haut- und Fingermuskeln und gleichzeitiger Sensibilitätsstörung an der Ellenseite von Hand und Unterarm. Auch hier ist krankengymnastische Übungsbehandlung empfehlenswert. Die Prognose ist gut. Bei verspätet einsetzender Therapie kann es zu bleibenden Lähmungen und Kontrakturen kommen. Eine Klauenhanddeformität kann sich im Laufe der Zeit entwickeln.

Therapie: Man versucht eine Schienenlagerung in Entspannungsstellung der Muskeln; durch eine Übungsbehandlung wird eine bestmögliche Funktion angestrebt.

7. Skelettanomalien

a) Die Ostitis deformans

Synonym: Morbus Paget.

Klinik: Diese Krankheit wurde erstmals 1877 von Paget beschrieben. Es handelt sich um einen auf mehrere Knochen übergreifenden Knochenabbau, der mit Anbauvorgängen gekoppelt ist. Insgesamt erscheint so der Knochen verdickt, die Tragfähigkeit der Struktur ist jedoch vermindert. Der Verlust an Stabilität führt leicht zu Verbiegungen. Das Schienbein biegt sich unter der Körperlast nach vorne durch und bildet eine sog. *Säbelscheidentibia.* auch der Femur biegt sich unter der Belastung durch und bildet eine Coxa vara bzw. eine *Hirtenstabform* (Abb. 26). Der *Schädelumfang nimmt zu* (der Paget-Kranke braucht einen größeren Hut). Die Wirbelsäule ist nicht selten befallen, insbesondere deren untere Abschnitte. Typisch ist die Rarefizierung der Spongiosa unter gleichzeitiger Verdikkung der Corticalis, so daß ein *Fischwirbel* zustande kommt. Durch Raumbeengung kann es auch zu Lähmungen kommen. Am Becken ist das tiefe Eintreten von Hüftkopf mit Pfanne in das Becken, die *Protrusio acetabuli,* typisch. Es kann auch zu einer malignen Entartung der Paget-Krankheit kommen. Überschießende Kallusbildung nach einer pathologischen Fraktur muß auf eine bösartige Degeneration verdächtig sein.

Labortest: Laborchemisch findet man eine erhöhte *alkalische Phosphatase* als Zeichen für den erhöhten Knochenumbau. Dagegen sind die Werte von Serumcalcium und Serumphosphor im Bereich der Norm. Die Kalkausscheidung im Urin kann besonders bei bettlägerigen Patienten erhöht sein, so daß es zu Nieren- und Uretersteinbildung kommen kann.

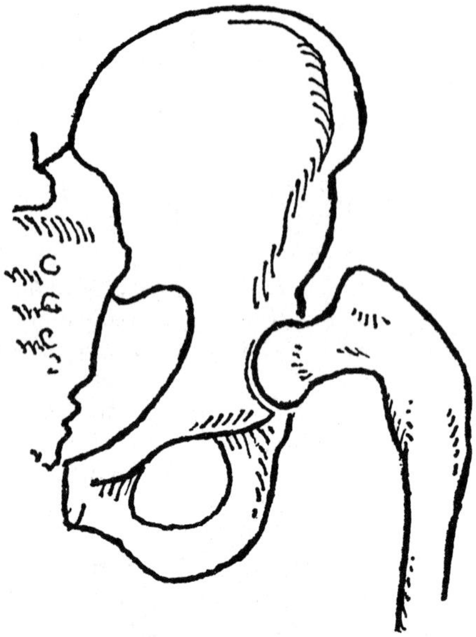

Abb. 26 Hirtenstabform des coxalen Femurendes bei Morbus Paget

Therapie: Eine ursächliche Therapie für die Paget-Krankheit gibt es nicht. Die Gabe von Steroiden und Geschlechtshormonen sowie eine Röntgentherapie wurden versucht. Eine wesentliche Beeinflussung des Krankheitsverlaufes konnte hierdurch bisher nicht erzielt werden. Ein aktives Vorgehen ist dann notwendig, wenn es zu Spontanfrakturen kommt. Je nach Lokalisation kann man die Ausheilung im Gipsverband abwarten. Frakturen in Schaftmitte wird man bevorzugt durch einen Nagel oder eine lange Platte fixieren. Im Falle einer malignen Entartung kommen die hierfür geltenden Maßstäbe zur Anwendung (siehe Kapitel Knochentumoren).

b) Die fibröse Knochendysplasie

Charakteristisch für die fibrose Knochendysplasie ist der Ersatz lokalisierter Knochenbezirke durch ein dichtes fibröses Gewebe. Die Ursache der Erkrankung ist nicht bekannt. Der Beginn liegt meist im Kindesalter oder im frühen Erwachsenenalter. Die fibröse Dysplasie kann einen oder mehrere Knochen betreffen.

Klinik: Man findet eine Verbiegung der betroffenen Knochen wie des Femur oder der Tibia. Pathologische Frakturen können auftreten und als Folge davon nicht selten eine Beinlängendifferenz.
In Kombination einer mehrere Knochen betreffenden fibrösen Dysplasie mit Hautpigmentierung und sexueller Frühreife ist der Begriff *Albright-Syndrom* eingebürgert. Die frühe sexuelle Reifung führt zu einem vorzeitigen Epiphysenschluß und somit zu einem kurzen Körperbau.

Röntgenuntersuchung: Radiologisch finden sich zystische Aufhellungen des Knochens mit Verlust der normalen Struktur sowie die schweren Verbiegungen und Ermüdungsbrüche. An der Hüfte kann es zur Ausbildung eines Hirtenstabfemur kommen.

Differentialdiagnostisch muß die fibröse Dysplasie gegenüber Knochentumoren abgegrenzt werden. Bei nicht ganz typischen Bildern kann nur die Probeexzision Auskunft geben.

Therapie: Eine ursächliche Behandlung für die fibröse Knochendysplasie gibt es nicht. Bei den Spontanfrakturen gelten die allgemeinen Prinzipien der Frakturenbehandlung. Eine maligne Entartung ist nicht zu erwarten.

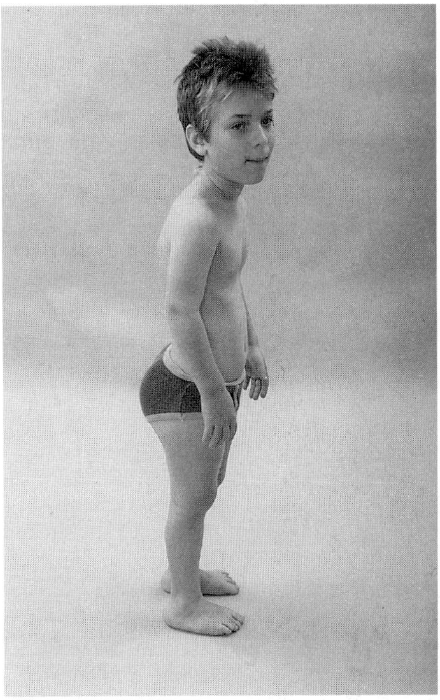

Abb. 27 Achondroplasie
12jähriger Junge, 1,26 cm groß vor der Beinverlängerung bds. mit dem Orthofixgerät

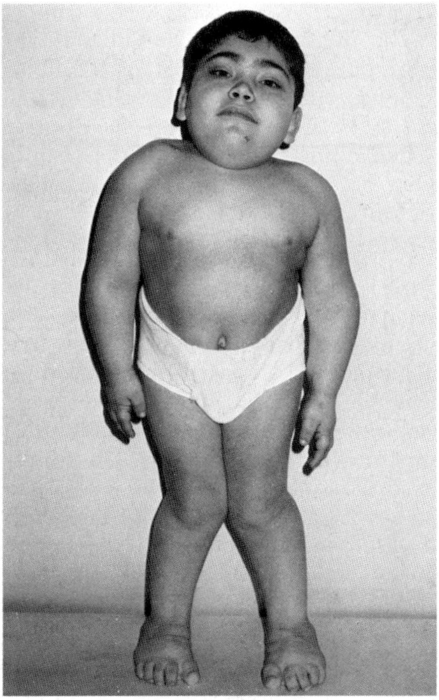

Abb. 28 Enchondrale Dysostose, Typ Morquio-Brailsford

c) Die Chondrodystrophie (Abb. 27)

Synonym: Achondroplasie.

Es handelt sich um eine angeborene Aufbaustörung des knorpelig vorgebildeten Skelettes. Die Schädigung betrifft sämtliche Wachstumsfugen. Hieraus resultieren Störungen des Längenwachstums.

Klinik: Schon beim Neugeborenen fällt der unproportionierte Zwergwuchs auf. Die Gliedmaßen sind im Verhältnis zum Rumpf zu kurz, der Kopf erscheint übermäßig groß, die Nase ist sattelförmig eingedrückt. An den unteren Gliedmaßen findet man eine starke O-Bildung und Coxa vara-Stellung mit Trochanterhochstand. Eine Verformung am Becken kann beim weiblichen Geschlecht zu einer Einengung des Beckenrings und zu einem Geburtshindernis führen. Der Radius ist kürzer und stärker gekrümmt als die Ulna, der 4. und 5. Finger steht etwas ab und bildet so die typische Dreizackform der Hand.
Der Erbgang ist dominant. Ein Teil der Achondroplasiker überlebt nicht das 1. Lebensjahr. Ist diese Zeit jedoch überwunden, so folgt die weitere Entwick-

lung ungestört, abgesehen von dem o. beschr. Minderwuchs. Die Pubertät tritt früher auf als üblich. In der Regel sind die Achondroplasiker normal intelligent und zeigen nicht selten eine sehr positive Grundhaltung. Dies führte früher häufig dazu, daß sie als Hofnarren ihre Späße trieben. Auch heute findet man sie nicht selten in Zirkus- und Artistenkreisen.

Therapie: Falls durch die Verformung der Beine statische Störungen auftreten, kann durch eine Korrekturoperation eine bessere Belastbarkeit geschaffen werden. In neuester Zeit werden durch Verlängerungsoperation die Körperendgrößen um 15 bis 20 cm verlängert. Die soziale Integration und auch die Berufsaussichten werden durch diese aufwendigen Verlängerungsverfahren verbessert.

d) *Die enchondralen Dysostosen* (Abb. 28)

Es handelt sich um *genbedingte Knorpelschäden,* die ein Längenwachstum gestatten, aber mit Störungen in der Verknöcherung der Epiphysen einhergehen. Die Abflachung der Epiphysen bedingt einen Minderwuchs. Das Leiden macht sich noch nicht bei der Geburt bemerkbar, sondern erst dann, wenn das gestörte Wachstum der Knochenkerne im Alter von 2–3 Jahren in Erscheinung tritt. Es handelt sich zum Teil um dominant, zum Teil um rezessiv vererbbare Leiden.

- *Morbus Ribbing:* Die Epiphysenwachstumsstörung ähnelt aseptischen Knochennekrosen, so daß die Diagnose oft nur bei doppelseitigem Auftreten und histologischem Befund gestellt werden kann.
- *Morbus Morquio-Brailsford:* Klinisch findet sich ein unharmonischer Zwergwuchs mit Skoliose und Kyphose der Wirbelsäule und überlangen Armen. Der Erbgang ist rezessiv. Die Therapie ist symptomatisch (Abb. 28).
- *Morbus Pfaundler-Hurler:* Es liegt ein disproportioniertes Skelettwachstum vor. Gleichzeitig kommt es aufgrund einer Stoffwechselstörung zu Einlagerungen in das Gewebe, insbesondere in die Hornhaut. Meist liegen Intelligenzstörungen vor. Typisch ist das sog. Wasserspeiergesicht.

e) *Osteogenesis imperfecta*

Synonym: Glasknochenkrankheit.

Charakteristisch für die Osteogenesis imperfecta sind unterwertige Osteoblasten mit ungenügender Bildung von Interzellularsubstanz. Dies bedingt eine ausgesprochene Knochenbrüchigkeit. Zu dem Krankheitsbild gehören in der Regel bläulich verfärbte Skleren und eine Innenohrschwerhörigkeit. Das Leiden tritt familiär gehäuft auf. Die Ausprägung kann unterschiedlich sein.

Klinik: Je früher die Knochenbrüchigkeit in Erscheinung tritt, desto schwerer ist in der Regel der Krankheitsverlauf. Ein Teil der Kinder mit schon intrauterin vorhandener Osteogenesis imperfecta ist nicht lebensfähig. Auf der anderen Seite gibt es sehr leichte Formen, die erst in der späten Kindheit oder Jugend in Erscheinung treten und oft nur als Zufallsbefund entdeckt werden. Die leicht auftretenden Spontanfrakturen können zu schweren Verbiegungen, insbesondere im Bereich der langen Röhrenknochen führen. Entsprechend dem Muskelzug kommt es zu bogenförmiger Umkrümmung der Arme, der Ober- und Unterschenkel. Die Frakturen heilen bei geringer Kallusbildung aus.

Therapie: Bei den schweren Formen der Osteogenesis imperfecta mit gehäuften

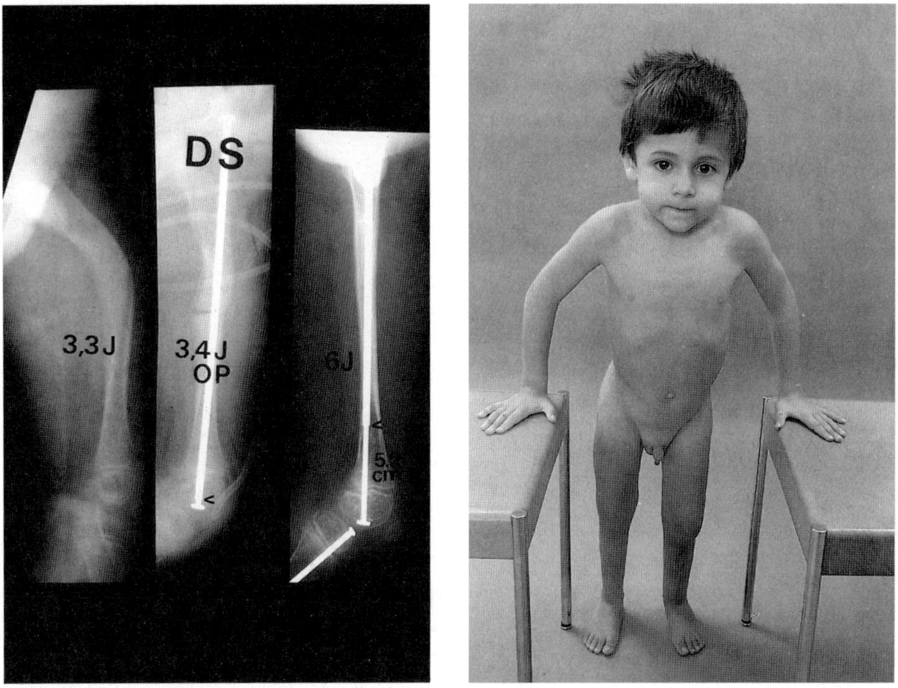

Abb. 29 Osteogenesis imperfecta

a) Röntgenbild eines Femur eines Buben im Alter von 3,3–3,4 und 6 Jahren zeigt die Funktion des implantierten Teleskopnagels am Femur mit Extension während des Wachstums. Mit 6 Jahren ist noch zusätzlich ein Tibia-Teleskopnagel implantiert

b) 6jähriger Junge mit Osteogenesis imperfecta stehfähig nach vorausgegangener Versorgung mit Teleskopnagel an Ober- und Unterschenkel bds.

Knochenbrüchen werden heute durch die Einsetzung von *Teleskop-Nägeln* innere Schienungen des Femur und der Tibia vorgenommen (Abb. 29a, b). Dadurch sind die Kinder in der Lage, zunächst zusätzlich geschützt durch äußere Hilfsmittel, später allein, zu gehen. Die schwersten Formen der Osteogenesis imperfecta beinhalten immer auch ein erhebliches Defizit im Längenwachstum, so daß trotz der erreichten Gehfähigkeit kleinwüchsige Menschen heranwachsen. Die intellektuelle Leistungsfähigkeit ist von der Osteogenesis imperfecta in der Regel nicht nicht beeinträchtigt.

f) Die Marmorknochenkrankheit

Synonym: Albers-Schoenberg-Krankheit.

Die außerordentlich seltene Marmorknochenkrankheit ist durch dicke, im Röntgenbild dichte Knochen charakterisiert. Diese Knochen enthalten kein Mark, so daß die Blutbildung erheblich gestört ist. Zum Ausgleich sind Milz und Leber monströs vergrößert. Die Knochenverdickung verengt schon früh den Sehkanal, so daß meist eine erworbene Blindheit hinzukommt. Der dicke und dichte

Knochen bricht relativ leicht und bedarf der orthopädischen Hilfe.

Therapie: Bei frühzeitiger Erkennung gelingt es heute durch eine Knochenmarkstransplantation den Krankheitsverlauf zu stoppen. In anderen Fällen ist der Schutz vor Frakturen und die Ausheilung derselben Aufgabe des Orthopäden. Die schulische Betreuung erfolgt entsprechend der Sehschwäche oder Blindheit.

g) Die Rachitis

Synonym: Englische Krankheit.

Die Rachitis ist auf einen Vitamin-D-Mangel zurückzuführen. In den Entwicklungsländern ist hierfür vor allem eine vitaminarme Ernährung verantwortlich. In den Ländern Zentraleuropas ist dagegen die an Sonnenlicht arme Aufzucht der Kinder für die Rachitis verantwortlich zu machen.

Durch den *Vitamin-D-Mangel* kommt es zu einer *starken Beeinflussung* der enchondralen, der periostalen und der endostalen *Verknöcherungen*. Die Osteoblastentätigkeit und somit der Knochenaufbau sind nur wenig gestört, der neugebildete Knochen wird aber nicht verkalkt und bleibt als unreifes Osteoid liegen. Der Knochenabbau ist nicht gestört. Während somit reifes Knochengewebe normal abgebaut wird, kommt es zum Ersatz durch unreifes, unverkalktes, weiches Knochengewebe. Die Knochenwachstumsstörungen an den Epiphysenfugen führen zu einer Hemmung des Längenwachstums. Dies kann in schweren Fällen zum *rachitischen Zwergwuchs* führen.

Auch der Muskelaufbau wird durch den Vitamin-D-Mangel ungünstig beeinflußt. Die *quergestreifte Muskulatur ist tonusarm,* die Gelenke lassen sich überstrecken, die Haut und das Unterhautgewebe sind welk. Die *glatte Muskulatur* ist *träge*. Dies

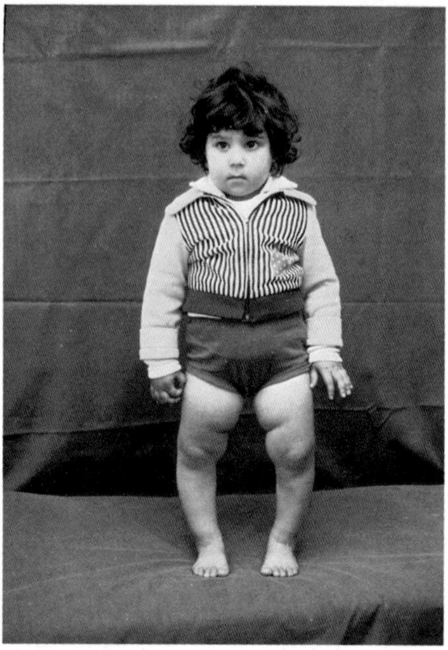

Abb. 30 Floride Rachitis mit O-Beinen bei 14 Monate altem Mädchen

führt zur Verstopfung, Meteorismus und einem rachitischen Froschbauch.

Klinische Zeiten der Rachitis:

- *Kraniotabes:* Die seitlichen und oberen Hinterhauptpartien sind eindrückbar und federn wie ein Zelluloidball zurück. Die Fontanellen bleiben lange offen.
- *Rosenkranz:* Auftreibung der Knorpel-Knochen-Grenze an den Rippen.
- *Harrison-Furche:* Hühnerbrustartige Thoraxdeformierung.
- *Sitzbuckel:* durch Muskelhypotonie der Rückenstreckmuskulatur und Eindellung der weichen Wirbelkörperdeckplatten erzeugt.
- *O-Beine:* Varusdeformität meist mit gleichzeitiger Innendrehung und Verkürzung der Beine (Abb. 30).

– *Knick-Senk-Spreizfuß:* Durch Fußgewölbeschwäche hervorgerufen.

Röntgenuntersuchung: Die enchondrale Ossifikationsstörung führt zu einer Erweiterung der Epiphysenfugen, die *Metaphysen* sind *becherförmig* verbreitert. Die Bildung der *Knochenkerne* und Epiphysen an Hand- und Fußwurzel ist *verzögert.*

Labortest: Der Kalksalzgehalt des Blutes ist vermindert, der Phosphatgehalt, stark reduziert, die *alkalische Phosphatase,* das von den Osteoblasten gebildete Enzym zur Umwandlung des Osteoids in reifen Knochen, ist im Serum stark *erhöht.* Die Calciumausscheidung im Harn ist bei der Rachitis deutlich verringert.

Therapie: Durch eine regelmäßige Vitamin-D-Zufuhr in der Nahrung und ausreichende Sonnenbestrahlung wird das Vitamindefizit ausgeglichen. Gleichzeitig muß bei der Behandlung einer floriden Rachitis auch Calcium zugeführt werden.

Beachte: Die Überdosierung von Vitamin D kann zu schweren Vergiftungserscheinungen führen. Die Zufuhr von Vitamin D ohne gleichzeitige Gabe von Calcium kann zur Hypocalzämie und somit zur *Spasmophilie* = *Tetanie* führen. Als *Rachitisprophylaxe* gibt man entweder 400 internationale Einheiten pro Tag in Tropfenform (Vigantol) oder eine Vitamin-D-Stoßtherapie von 300000 Einheiten in der 6. Woche und im 6. Monat. Die orthopädische Behandlung rachitischer Deformitäten: Der rachitische Sitzbuckel und die Skoliose werden parallel zur medikamentösen Therapie gymnastisch behandelt.

Operative Korrekturen sind nur ausnahmsweise indiziert. In der Regel graden sich die rachitischen O-Beine parallel zur medikamentösen Therapie von allein aus. In seltenen Fällen wird zusätzlich eine Pendel-Osteotomie oder eine supramalleoläre Korrekturosteotomie notwendig sein.

Differentialdiagnostisch sind O-Beine anderer Genese abzugrenzen; da es sich bei der Rachitis immer um eine Allgemeinerkrankung handelt, tritt die Seitverbiegung gleichseitig auf, einseitige Beinverbiegungen sind niemals rachitischer Natur. Es ist auch zu merken, daß Kleinkinder physiologisch O-Beine aufweisen, die sich erst mit 2–3 Jahren zu dem dann physiologischen X-Bein wandeln.

h) Skorbut

Der Skorbut ist eine heute selten vorkommende hämorrhagische Erkrankung, die durch einen Vitamin-C-Mangel in der Ernährung erzeugt wird. Vitamin C, chemisch L-Ascorbinsäure, findet sich vor allem in den grünen Pflanzenteilen in Gemüsen, Obst, Kartoffeln und frischem Fleisch sowie in keimendem Samen. Da der Körper nicht selbst in der Lage ist, Vitamin C zu bilden, muß es aus der Nahrung aufgenommen werden. Die mangelnde Speicherfähigkeit für Ascorbinsäure bedingt die ständige Notwendigkeit des Nachschubs aus der Nahrung.

Klinik: Beim Erwachsenen kommt es nach mehreren Wochen anhaltender Vitamin-C-armer Ernährung zu Einblutungen in die Muskulatur, die Haut und das Zahnfleisch. Die von den Einblutungen betroffenen Gliedmaßenabschnitte sind derb, verdickt und druckschmerzhaft. Bei jugendlichen Patienten kommt es zu Verdickungen der Knorpel-Knochen-Grenze an den Rippen.

aa) Moeller-Barlow-Krankheit

Der Skorbut beim Kleinkind wird als Moeller-Barlow-Krankheit bezeichnet. Das Allgemeinbefinden ist gestört, es kommt zu Schwellungen an Knie- und Sprunggelenken und zu bläulichen Hautverfärbungen in diesem Bereich. Da jede Bewegung extrem schmerzhaft ist, bleiben die kleinen Patienten ganz ruhig liegen *(Scheinlähmung)*. Die Hüftgelenke werden außenrotiert und leicht abduziert gehalten, die Kniegelenke in leichter Beugung fixiert, wobei Bewegungsversuche recht lebhafte Schmerzensschreie auslösen.

Pathologische Anatomie: Bei der Moeller-Barlow-Krankheit hört die Knochenneubildung auf, der Knochenabbau andererseits geht weiter. Es kommt zur Osteoporose und Verbreiterung der Epiphysenfuge, Röntgenologisch findet man subperiostale verkalkte Hämatome und nicht selten eine Lösung der Epiphysenfuge.

Therapie: Eine genügende Zufuhr von frischem Orangensaft und Vitamin C in anderer Form beseitigen rasch den klinischen und röntgenologischen Befund.

i) Die Osteomalazie

Bei der Osteomalazie handelt es sich um eine *minderwertige Kalzifizierung der Knochenmatrix*. Die Osteoblastentätigkeit und der Knochenaufbau gehen regelrecht vonstatten, dagegen bleibt die Mineraleinlagerung in die neugebildete Knochengrundsubstanz aus oder ist ungenügend. Die Knochenbildung bleibt auf der Stufe des Osteoids stehen. Die Ursachen der Osteomalazie im Erwachsenenalter ähneln denen der Rachitis im Kindesalter, da ein *Vitamin-D-Mangel* mindestens in einem Teil der Fälle dafür verantwortlich zu machen ist. Chronische Durchfallerkrankungen mit Fett- und Eiweißmangelernährung und *Fettresorptionsstörungen* sind ursprünglich hierfür verantwortlich zu machen (Vitamin D ist fettlöslich). Bevorzugt befallen sind Frauen besonders während der Schwangerschaft und während des Wochenbetts.

Klinik: Die Patienten klagen über diffuse Schmerzen in den langen Röhrenknochen. Die Knochen sind empfindlich und können sich unter der Belastung durchbiegen. Osteomalazische Veränderungen finden sich:

- An der Wirbelsäule, wodurch es zu Wirbelzusammenbrüchen und zu einer fixierten Kyphose kommen kann.
- Am Beckeneingang bildet sich die für die Osteomalazie typische Kartenherzform aus. Sie entsteht durch das Tiefersinken des Promontorium ossis sacralis (Vorwölbung des Kreuzbeins) aufgrund der Weichheit der Beckenknochen und Verbiegung der Seitenwände des Beckens nach innen durch den Druck der Oberschenkel.
- Aufhellungszonen mit Pseudofrakturen, die sog. *Looser-Umbauzonen* an den langen Röhrenknochen, am Schenkelhals und dem Schulterblatt.

Labortest: Die alkalische Phosphatase ist bei der vermehrten Osteoblastentätigkeit im Serum deutlich erhöht.

Therapie: Durch Vitamin-D-Gabe und eine adäquate Diät muß unter internistischer Überwachung eine Regulierung des Stoffwechsels angestrebt werden. Beim Auftreten von *Looser-Umbauzonen* und Pseudofrakturen muß durch Schonung und evtl. Entlastung eine Deformität verhindert werden. Bei fortschreitender Wirbelsäulenveränderung kann durch ein reklinierendes Gipsbett und ein Stützmieder eingeschritten werden. Operative Maßnahmen sind nur nach Ausgleich der Stoffwechselstörung möglich, da sonst bei der gestörten Knochenneubildung auch die Kallusformation gestört ist und somit eine Osteotomieabheilung nicht regelrecht erfolgen kann.

j) Die Osteoporose

Bei der Osteoporose liegt eine *Störung des Gleichgewichts* zwischen *Knochenaufbau* und

Knochenabbau zugunsten des Knochenabbaues vor. Die Qualität des Knochengewebes ist bei der Osteoporose im Gegensatz zur Osteomalazie normal, die Quantität aber ist vermindert. Man findet die Osteoporose bevorzugt bei älteren Patienten; sie ist dort für das gehäufte Auftreten von Wirbelkompressionsfrakturen und Schenkelhalsfrakturen verantwortlich. Ähnliche Veränderungen findet man auch bei jüngeren Patientinnen nach der Menopause. Eine lokalisierte Osteoporose kann zu jedem Zeitpunkt auftreten, wenn z. B. eine Gliedmaße im Gipsverband ruhiggestellt war *(Inaktivitätsatrophie des Knochens)*. Bei einer Störung des vasomotorischen Gleichgewichts kann es zu einer sog. Reflexatrophie des Knochens kommen, der sog. Sudeck-Dystrophie (siehe Kapitel Erkrankungen des Handgelenkes und der Hand).
Die genaue Ursache für eine allgemeine Osteoporose ist nicht bekannt. Endokrine Faktoren können vorliegen. So wird die Störung des Gleichgewichts zwischen anabolen und katabolen Hormonen in der Zeit nach der Menopause für die Osteoporose verantwortlich gemacht. Die lang andauernde Gabe von Nebennierenrindenhormonen erzeugt eine *Steroidosteoporose*. Auch eine ungenügende Diät kann für eine Osteoporose verantwortlich gemacht werden. Die verminderte Aktivität älterer Patienten, die lange andauernde Immobilisation nach einer Fraktur oder durch eine chronische Krankheit führt zur Demineralisation des Knochens.

Klinik: Der Beginn einer Osteoporose ist in der Regel symptomarm. Bei älteren Menschen ist das Fortschreiten der Krankheit nicht selten die Ursache für Kreuzschmerzen. Die Lendenlordose flacht zusehends ab. Es bildet sich eine fixierte Brustkyphose aus. Der Thorax sitzt dem Becken dicht auf. Die Atemkapazität des Brustkorbes wird herabgesetzt.

Röntgenuntersuchung: Erst mit fortschreitender Osteoporose zeigt die Röntgenuntersuchung die Rarefikation des Knochens. Die Deck- und Grundplatten bleiben deutlich gezeichnet, dagegen weisen die Wirbelkörper selbst eine vermehrte Transparenz auf. Die Wirbelkörper verformen sich konkav an der oberen und unteren Deckplatte. Als Folge entstehen osteoporosebedingte Kompressionsfrakturen und keilförmige Deformierungen der Wirbelkörper (Abb. 31).

Labortest: Sowohl Calcium- wie Phosphorwerte im Serum sind im Bereich der Norm. Die alkalische Phosphatase ist ebenfalls normal oder erniedrigt. Die Calciumausscheidung im Urin ist in der

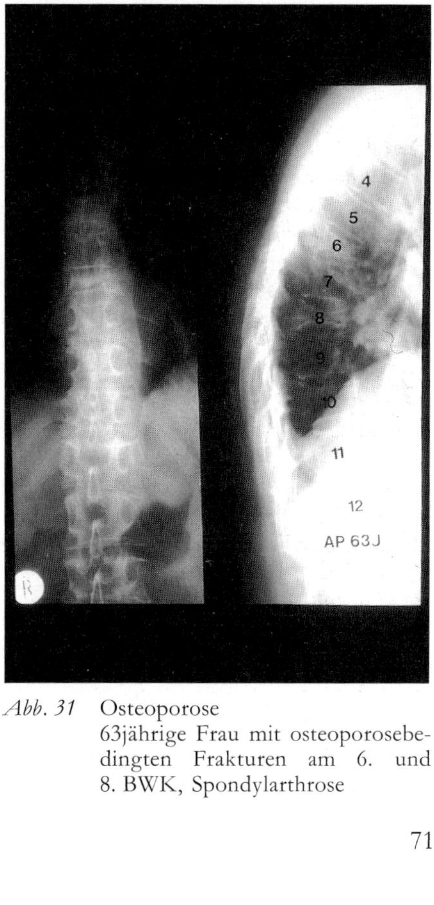

Abb. 31 Osteoporose
63jährige Frau mit osteoporosebedingten Frakturen am 6. und 8. BWK, Spondylarthrose

Regel etwas erhöht als Folge der Ausschwemmung von Calcium aus dem Skelettsystem.

Therapie: Am günstigsten ist die Therapie mit *anabolen Hormonen* in der gereinigten Form ohne die unerwünschten Nebenwirkungen der einfachen Sexualhormone. Gleichzeitig soll eine gut abgewogene krankengymnastische Behandlung mit schonender Massage sowie Schwimmen zur Linderung der Schmerzen und zum allgemeinen Wohlbefinden beitragen. Die Gabe von Kalkpräparaten oder Vitamin D ist wenig sinnvoll, da bei der echten Osteoporose keine Störung der Kalkeinlagerung vorliegt. Eiweißreiche Ernährung ist zu befürworten. Nur in Ausnahmefällen bei stärkerem Haltungsverfall wird man gleichzeitig ein leichtes Stützmieder geben. Beim Auftreten keilförmiger Kompressionsfrakturen der Wirbelkörper und von Schenkelhalsbrüchen in fortgeschrittenem Alter sind lange Liegezeiten mit Gipsverbänden wegen der Gefahr der hinzukommenden Inaktivitätsatrophie möglichst zu vermeiden. Bei der Schenkelhalsfraktur bevorzugt man deshalb ein operatives Vorgehen mit Nagelung, Plattenosteosynthese oder totalem Gelenkersatz.

8. Erkrankungen des Halses

a) *Die Untersuchung der Halswirbelsäule*

Der Hals wird häufig als Quelle orthopädischer Leiden gefunden. Angeborene Fehlbildungen, Verletzungen und insbesondere degenerative Veränderungen bilden Ursachen für Beschwerden.
Die genaue Inspektion gibt Auskunft darüber, ob bestimmte abnorme Bewegungen im Halsbereich ausgeübt werden, ob eine Neigung oder ein Drehfehler besteht. Die Konturen der Muskulatur werden palpiert. Der gleitende Finger tastet die Dornfortsätze ab, befühlt den Sternocleidomastoideus und tastet die supraclaviculare Grube zum Ausschluß vergrößerter Lymphknoten. Brachialis- und Radialispuls werden gefühlt.
Die *Beweglichkeit* des Halses wird geprüft bei der Neigung nach vorne, bei der vollen Überstreckung, bei der Seitwärtsneigung und bei der Drehbewegung. Hierbei ist darauf zu achten, inwieweit bei bestimmten Bewegungen Schmerzen angegeben werden, wo sie genau lokalisiert sind, wohin sie ausstrahlen.
Die *neurologische Untersuchung* der oberen Gliedmaßen ist wichtig, besonders die Überprüfung der Sehnenreflexe. Die Muskulatur des Schultergürtels und die der Arme wird daraufhin angesehen, ob Atrophien oder Muskelschwächen vorliegen. Die Hirnnerven werden ebenso überprüft wie das vegetative Nervensystem. Auf das Vorhandensein eines *Horner-Symptomenkomplexes* wird geachtet (Ausfall des Halssympathikus mit Ptosis, Miosis und Enophthalmus). Hängendes Lid, Engstellung der Pupille, tiefliegendes Auge.

Röntgenuntersuchung: Sie umfaßt eine Aufnahme der Halswirbelsäule im anteroposterioren Strahlengang sowie eine im seitlichen Strahlengang, zusätzlich zur Beurteilung der Interspinalforamina schräge Aufnahmen. In besonderen Fällen wird noch eine Funktionsaufnahme bei maximaler Vorwärtsneigung des Halses sowie bei maximaler Streckung des Halses notwendig sein, um Luxationen oder Subluxationen erkenntlich zu machen.

b) *Der kindliche Schiefhals*

Klinik: Der muskuläre kindliche Schiefhals entsteht durch eine Kontraktur des

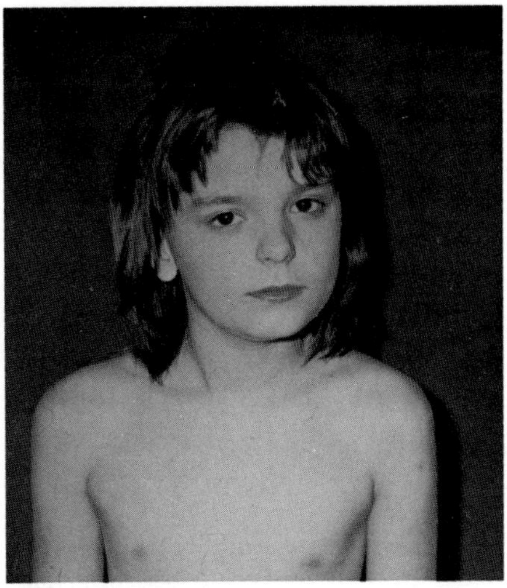

Abb. 32 Schiefhals rechts

M. sternocleidomastoideus an einer Seite. Dadurch ist der Kopf auf die Seite des verkürzten Muskels geneigt und das Gesicht zur Gegenseite rotiert (Abb. 32).

Inwieweit intrauterine Fehllagerungen mit Zerrungen und Einblutungen verantwortlich zu machen sind, ist bis heute nicht bekannt. Ein Vererbungsfaktor ist wahrscheinlich, es gibt »Schiefhalsfamilien«.
In jedem Fall muß differentialdiagnostisch ein durch die Augen *(okulärer Schiefhals)* oder durch eine Hörstörung bedingter Schiefhals ausgeschlossen werden. Weiterhin kann eine knöcherne Keilwirbelbildung als Ursache für einen Schiefhals in Frage kommen *(ossärer Schiefhals)*.

Therapie: Die Behandlung des muskulären Schiefhalses soll frühzeitig einsetzen. Durch eine regelmäßige gymnastische Übungsbehandlung mit Strecken und Dehnen des verkürzten Muskels schon im Säuglingsalter kann bei einem Großteil der Fälle eine folgenlose Ausheilung erzielt werden. Unterstützt wird diese gymnastische Übungsbehandlung in geeigneten Fällen durch ein umkrümmendes Gipsbett mit Kopfteil, um so auch passiv die Korrektur zu erleichtern.
Bei therapieresistenten Fällen kann nur durch eine chirurgische Abtrennung des Ursprungs des Sternocleidomastoideus vom Mastoid, in der Regel kombiniert mit einer gleichzeitigen Abtrennung des Ansatzes am Brustbein und am Schlüsselbein, eine Korrektur erzielt werden. Postoperativ empfiehlt sich, das Kind für 5 Wochen im Diademgips in entgegengesetzter Richtung gekrümmt zu halten. Im Anschluß daran soll die gymnastische Übungsbehandlung weiter fortgeführt werden, um ein Rezidiv zu vermeiden.
Die Korrektur eines Schiefhalses ist neben der kosmetischen Indikation auch deswegen nötig, um Sehstörungen durch die ständige Schiefhaltung des Kopfes zu vermeiden. Die Dauerresultate sind gut. Es kommt zur Besserung der Gesichtsschiefhaltung (Gesichtsskoliose), wenn die operativen Maßnahmen nicht zu spät angewandt werden.

c) Die Halsrippe

Es handelt sich um einen zusätzlich ausgebildeten Rippenansatz im Bereich des 7. Halswirbelkörpers. In der Regel ist die Halsrippenbildung einseitig, sie kann nur rudimentär angelegt sein oder aber voll ausgebildet Kontakt mit der ersten Thorakalrippe aufnehmen.
Die Halrippe kann zu Drucksymptomen im Bereich des Gefäßnervenbündels des Halses führen und so die Ursache für in Schulter und Arm ausstrahlende Schmerzen sein. Hierbei findet man gleichzeitig Schwächen und eine Atrophie der Interossei. Beim Abduzieren und Anheben des Armes kann die Hand kalt und zyanotisch werden, der Radialpuls wird durch den Druck auf das Gefäßbündel verschwinden.

Therapie: Eine konservative Behandlung mit Massage, Dampf und Analgetika ist angezeigt. Falls sich der Kompressionsschmerz eindeutig herausstellt, bleibt die *Resektion der Halsrippe* als Methode der Wahl. Es ist jedoch zu berücksichtigen, daß etwa 90% aller Halsrippen ohne klinische Symptome verlaufen und meist nur zufällig bei einer Röntgenuntersuchung entdeckt werden.

d) Die Uncovertebralspondylose

Degenerative Veränderungen im Bereich der Processus uncinati der Halswirbelkörper führen zu Zackenbildungen. Diese ragen in die Foramina interspinalia hinein und können so die A. vertebralis verdrängen und dort verlaufende sympathische Geflechte irritieren. Es kann zur Ausbildung anfallsartiger Nacken-Kopfschmerzen kommen *(Migraine cervicale)*. Andererseits können die Uncovertebralspondylosen und die dabei entstehenden Exostosen auch die im Zwischenwirbelkanal verlaufenden spinalen Wurzeln irritieren. Dies führt zur Ausbildung eines *Schulter-Arm-Syndroms.*

e) Das Schulter-Arm-Syndrom

Voraussetzung für die Ausbildung eines Schulter-Arm-Syndroms ist die osteochondrotische Einengung der Zwischenwirbellöcher. Auch mechanische Insulte, Ödem und eine reaktive Entzündung in der Umgebung der Spinalwurzeln kann zu einer Irritation führen. Endogene Faktoren bedingen eine gesteigerte Ansprechbarkeit des Vegetativums. Schon bei geringer Reizung durch im Röntgenbild harmlose Zacken kann über dem Halssympathikus eine vegetative Störung ausgelöst werden. Im Bereich der Halswirbelsäule führt die Irritation der Spinalnerven anfangs zu einer Steifheit und Schmerzen im Nacken, später zu ausstrahlenden Schmerzen in das Schulter-Arm-Gebiet. Wenn der Schwellenwert der mechanischen Reizung überschritten ist, kommt es zu einer typischen *Neuralgie. Periphere sensible Ausfälle* entsprechen dem Dermatom des irritierten Spinalnerven. *Motorische Störungen* im entsprechenden Segment gehen mit einer Tonusminderung der Muskulatur, mit einer Reflexanomalie und später auch mit einer Parese und Atrophie einher. Bei durch Knochenzacken bedingten Verengungen bessern sich die Schmerzen bei der Neigung des Kopfes nach der gesunden Seite und verschlechtern sich bei der Neigung nach der veränderten Seite.

Die Röntgenaufnahmen sind bei der Diagnosestellung nur zum Teil hilfreich. Die *Computertomografie* hilft hier weiter. Andererseits gehen manchmal massive Einengungen der Foramina interspinalia ohne jeglichen klinischen Befund einher, wohingegen geringe Einengungen bei entsprechender Disposition größere Auswirkungen haben können. Differentialdiagnostisch müssen intradurale Tumoren, eine verklebende Arachnitis mit Irritation des Spinalnerven, eine Neuritis und vor allem ein cervikaler Bandscheibenvorfall ausgeschlossen werden.

Therapie: Durch Bettruhe und Wärme im akuten Stadium kann die mechanische Irritation vermindert werden. Erleichterung bringt oft die Lordosierung der Halswirbelsäule durch einen Schanz-Watteverband und eine Extension. Bei heftigen Schmerzen (Nackenschuß) empfiehlt es sich, durch Novocaininjektionen im Wurzelbereich reflektorisch eine Besserung herbeizuführen. Antirheumatika wie Butazolidin und Cortison, aber auch Ultraschall und Röntgenreizbestrahlung versprechen Erleichterung. Ein operatives Angehen der verengten Foramina interspinalia ist selten angezeigt. Es ist immer zu befürchten, daß nach einer operativen Weiterung des Knochenkanals später durch reaktive Narbenbildung erneut eine Verengerung eintritt.

f) Der cervikale Bandscheibenvorfall

Diagnose: Die cervikale Diskushernie tritt zu 90% nach lateral aus. In 10% der Fälle handelt es sich um mediale Hernien. Gelegentlich findet man ein Trauma als auslösende Ursache. Segmentale Schmerzen und objektive Ausfälle mit motorischer Lähmung sind in der akuten Attacke anzutreffen. Über die Computertomografie wird die Diagnose gestellt.

Therapie: Bei geringen Ausfällen kann zunächst eine konservative Therapie mit Gymnastik, Wärmeanwendung, Tragen einer Halskrawatte und antiphlogistischer Medikation versucht werden. Bei massiven Ausfällen, die immer auch mit segmentalen Schmerzen einhergehen, ist eine operative Entlastung indiziert. Bevorzugt von einem ventralen Zugang wird der Prolaps ausgeräumt, meist gleichzeitig eine Stabilisierung dieses Segmentes durch eine zusätzliche Spondylodese angeboten.

(Weiteres siehe die Periarthritis humero scapularis im 10. Kapitel: Erkrankungen der Schulter.)

9. Erkrankungen der Wirbelsäule

a) Untersuchung

Zur Untersuchung der Wirbelsäule muß der Patient voll entkleidet sein. Schon der

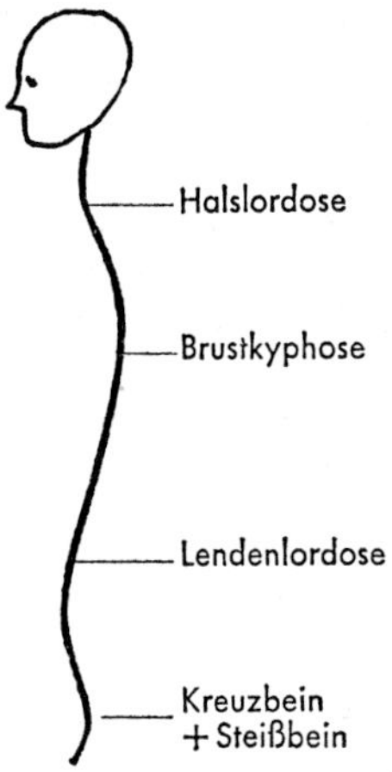

Abb. 33

Akt des Ausziehens und Anziehens, die Art und Weise, wie die Schuhe gebunden werden, wie sich der Patient hierfür auf den Stuhl setzt, geben Hinweise auf die Art der vorliegenden Behinderung.
Zunächst wird der Patient stehend inspiziert. Man achtet auf die Anordnung der Dornfortsätze, die Stellung des Schultergürtels zum Rumpf, Auffälligkeiten in der Rippenwölbung und sieht nach dem Vorhandensein der physiologischen Schwingungen der Halslordose, der Brustkyphose und der Lendenlordose (Abb. 33). Man fällt das Lot vom Occiput zur Rima ani, um evtl. Seitüberhänge und Seitausschwingungen der Wirbelsäule zu testen. Weiterhin wird das Trendelenburg-Zeichen überprüft (siehe unten).

Es folgt die *Bewegungsprüfung* bei der Vorwärtsneigung, der Streckung, der seitlichen Biegung und der Drehung nach rechts und links. Es wird registriert, wieweit das Bewegungsausmaß gegenüber einem Gesunden reduziert ist und wieweit solche Bewegungen Schmerzen verursachen. Bei der Vorwärtsneigung des Rumpfes mit gestreckten Knien wird

der Fingerspitzen-Bodenabstand gemessen. Weiterhin wird die Beweglichkeit der gelenkigen Verbindung zwischen Rippen und Wirbeln geprüft, indem man den Brustkorbumfang bei voller Inspiration und voller Exspiration mißt.
Die Abtastung von Hals, Brust und Abdomen gibt Hinweise auf Weichteileinlagerungen, Tonusveränderungen und Atrophien. Ein neurologischer Status der Gliedmaßen wird erhoben, das Lasègue-Zeichen geprüft und auf Beinlängendifferenzen geachtet. Es wird beobachtet, wie der Patient sich von der Rücken- in die Bauchlage wendet. Die Dornfortsätze und die Rückenstreckmuskulatur werden abgetastet, um eine bestimmte Empfindlichkeit festzustellen und den Muskeltonus zu prüfen. Bei der Anhebung von Kopf und Schultern unter Fixation der Beine prüft man die Kontraktionsfähigkeit des M. rectus spinae.

Röntgenuntersuchung: Röntgenaufnahmen in zwei Ebenen genügen im Routinefall, Spezialaufnahmen der Kreuz-Darmbein-Gelenke werden bei Verdacht auf eine Bechterew-Krankheit erforderlich sein. Wenn angenommen wird, daß ein Wirbelgleiten möglich ist, empfiehlt es sich, Schrägaufnahmen der lumbo-sakralen Region anzufertigen. Die Myelographie (röntgenologische Darstellung des Wirbelkanals nach Injektion von Kontrastmittel in den Subarachnoidalraum) wird erforderlich bei Verdacht auf einen raumbeengenden Prozeß im Bereich des Rükkenmarks.

Die *Computertomografie* und in neuerer Zeit die *Kernspinuntersuchung* hat sich bewährt zur Darstellung des Rückenmarks und der Wurzeln in Relation zum knöchernen Skelett sowie zum Nachweis raumfordernder Prozesse am Rückenmark und an der Wirbelsäule.

b) Die Skoliose

Definition: Die Skoliose ist eine Seitverbiegung der Wirbelsäule, die meist mit einer Teilversteifung und einer Torsion wechselnden Ausmaßes einhergeht. Die Versteifung charakterisiert den Dauerzustand, somit den *Formfehler.* Im Gegensatz dazu liegt bei einer Wirbelsäulenseitverkrümmung, die sich aktiv vollkommen ausgleichen läßt und bei der noch keine Veränderungen der Wirbelkörper vorliegen, ein *Haltungsfehler* vor.
Die Wirbelsäulenseitverkrümmung kann *C-förmig* sein und die ganze Wirbelsäule betreffen (Totalskoliose), sie kann sich aus den Krümmungen und Gegenkrümmungen zusammensetzen, die sogenannte *S-förmige Skoliose.*
Die Wirbelsäulenseitverkrümmung zieht Deformierungen des Schädels, des Thorax und des Beckens nach sich *(Schiefwuchs).* Insbesondere bedingt die Torsion der Wirbelkörper eine Verdrehung des Thorax und der Rippen. Der dadurch entstehende *Rippenbuckel* entsteht von hinten gesehen auf der konvexen Seite der Skoliose, von vorn gesehen auf der Konkavseite. Diese Verdrehung der Wirbelsäule mit Ausbildung des Rippenbuckels täuscht eine Kyphosierung der Wirbelsäule vor. *Merke:* Die Skoliose geht in der Regel mit einer Lordosierung der Wirbelsäule und nicht mit einer Kyphosierung einher. Der Begriff Kyphoskoliose ist deswegen, mit wenigen Ausnahmen, falsch.
Durch die Wirbelsäulenseitverkrümmung werden die Zwischenwirbelscheiben auf der Innenseite des Bogens verschmälert, auf der Außenseite verbreitert. Der Nucleus pulposus der Bandscheibe wandert zur konvexen Seite des Bogens. Auf der Konkavseite entstehen schon bei Jugendlichen Randleistenwucherungen. Die kleinen Wirbelgelenke an der Innenseite des Bogens werden vermehrt aufeinandergepreßt und verengt. Dies führt zu

frühzeitigen Knorpeldefekten und somit zur *Frühartbrose*.

Ätiologie

1. Die congenitale Skoliose

Bei Anlage eines Keilwirbels findet man schon im Säuglingsalter eine Wirbelsäulenseitverkrümmung. Die sich darauf aufbauende kurzbogige Skoliose neigt erfahrungsgemäß nur selten zur Progredienz, und zwar dann, wenn es sich um Keilwirbel im cerviko-dorsalen oder thoraco-lumbalen Übergang handelt. Andere Ursachen der congenitalen Skoliose sind lumbo-sakrale Übergangsstörungen oder Entwicklungsstörungen in einer Beckenhälfte mit daraus resultierender Verdrehung des Beckens, des Kreuzbeins und der darauf sich aufbauenden Wirbelkörper. Bei diesen angeborenen Skoliosen wird häufig das sog. *Siebener-Syndrom* angetroffen: Skoliose, lumbo-dorsale Kyphose, Schädelasymmetrie, Schiefhaltung des Kopfes, Hüftdysplasie, Beckenasymmetrie, Klump- oder Hackenfuß.

2. Die idopathische Skoliose

aa) Die Säuglingsskoliose

Die Säuglingsskoliose kann C-förmig oder S-förmig sein. Die Primärkrümmung ist meist thorakal, fast immer ist die Säuglingsskoliose *linkskonvex*. Jungen sind häufiger betroffen als Mädchen.

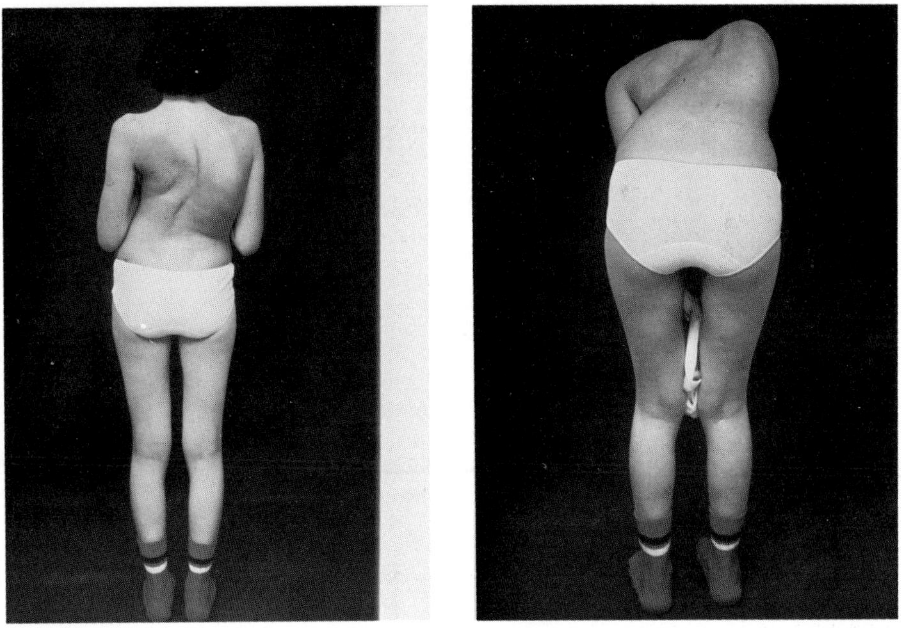

Abb. 34
a) Idiopathische Skoliose bei 14jährigem Mädchen mit Rippenbuckel, Schulterblatthochstand, asymmetrischen Taillendreieck
b) bei der Vorwärtsneigung wird der Buckel noch deutlicher sichtbar

Therapie: Die frühkindliche Skoliose wird gymnastisch behandelt, gelegentlich empfehlen sich Umkrümmungsliegeschalen aus Gips und Bauchliegebretter. Auch nicht behandelt heilen 90% der frühkindlichen Skoliosen aus. Es ist von vornherein nicht erkennbar, welche den 10% angehören, die dann später mit fortschreitendem Wachstum eine idiopathische progrediente Skoliose entwickeln.

bb) Die idiopathische Skoliose der Adoleszenz (Abb. 34)

90% der behandlungsbedürftigen Wirbelsäulenseitverkrümmungen gehören zu dieser Gruppe der idiopathischen Skoliosen. Die Verkrümmung beginnt einige Jahre, manchmal erst knapp vor der Pubertät. Die Entwicklung ist dann durch die ganze Pubertät hindurch progredient. Als übergeordneter Faktor muß eine Dysharmonie des innersekretorischen Systems angenommen werden. Ein bestimmter Konstitutionstyp ist nicht bevorzugt. Die erbliche Veranlagung spielt eine Rolle. Der Name »idiopathische Skoliose« zeigt an, daß das Wissen über Ursache und Entstehung noch unzureichend ist (Therapie siehe S. 81).

3. Postrachitische Skoliose

Früher, vor Beginn einer wirksamen Vitamin-D-Prophylaxe, wurde dieser Vitaminmangel als Hauptursache für die Skoliosen angesehen. Diese Form der Wirbelsäulenseitverkrümmungen spielt heute zahlenmäßig keine Rolle mehr.

4. Lähmungsskoliose

Die Lähmungsskoliose entwickelt sich bei einer Lähmung der Rückenstreckmuskulatur. Je nach Sitz der Parese kann sich eine C-förmige oder S-förmige Skoliose ausbilden.

Ätiologie: Es kommen die Kinderlämung, die angeborene Querschnittslähmung durch Myelomeningozele, die erworbene kindliche Paraplegie, sowie die infantile Zerebralparese in Frage.
Man kann die Lähmungsskoliosen bei schlaffen Lähmungen von solchen bei spastischen Lähmungen unterscheiden. Zu den spastisch bedingten Skoliosen zählen die, welche im Rahmen einer infantilen Zerebralparese oder einer Querschnittslähmung auftreten.

5. Skoliose bei Systemerkrankungen

Bei der *Neurofibromatosis Recklinghausen* findet man meist eine minderwertige Wirbelsäulenanlage. Die Skoliose gehört zu diesem Krankheitsbild ebenso wie die milchkaffeebraunen Flecken, die naevi und Fibrome. Die Skoliose bei Neurofibromatose ist fast immer mit einer Kyphose vergesellschaftet. Die Progredienzneigung während der Pubertät ist erheblich. Die Behandlungsmaßnahmen entsprechen denen bei idiopathischer Skoliose.

6. Die Narbenskoliose

Bei Schrumpfungsprozessen im Bereich einer Thoraxhälfte kommt es zur Ausbildung einer Narbenskoliose *(cicatricielle Skoliose)*. Ausgedehnte Narben entstehen vor allem nach Thorakoplastiken und Pneumothoraxbehandlung bei einer Lungentuberkulose. Auch Narbenschrumpfungen nach einer tuberkulösen Rippenfellentzündung können eine cicatricielle Skoliose erzeugen.

7. Die posttraumatische und Destruktionsskoliose

Nach einer Luxationsfraktur der Wirbelsäule kann es zu einer einseitigen Einstauchung eines Wirbelabschnittes kommen und sich darauf aufbauend eine kurzbogi-

ge Skoliose entwickeln. Häufiger ist jedoch nach einer Luxationsfraktur die Ausbildung eines Gibbus anzutreffen (Gibbus = Wirbelsäulenverkrümmung in der Sagittalebene).
Zu den *Destruktionsskoliosen* zählen vor allem die Wirbelsäulenseitverkrümmungen nach Zusammenbruch eines tuberkulösen oder von einem Tumor durchsetzten Wirbelkörpers. Auch hier kommt es eher zur Ausbildung eines Gibbus als einer Skoliose *(Pott-Buckel)*. Siehe S. **00**.

8. Die statische Skoliose

Bei Verkürzung oder Verlängerung eines Beines entsteht eine Schiefhaltung des Beckens, dies führt zu einer statischen Skoliose. Auch bei einer einseitigen Oberarmamputation kommt es zu einer ungleichen Belastung der Wirbelsäule vom Schultergürtel her und somit zu einer statischen Skoliose im oberen Thoralkalbereich.
Eine noch so geringe *Beinverkürzung* muß beim wachsenden Kind ausgeglichen werden, um einen Beckenschiefstand und eine sich darauf aufbauende Skoliose zu verhindern. Beim Erwachsenen führt die Zwangshaltung nach Beinverkürzung meist zu erheblichen Kreuzschmerzen und zu spondylotischen und spondylarthrotischen Veränderungen an der Lendenwirbelsäule. Für die Entstehung der statischen Skoliose ist es belanglos, ob die Schiefstellung des Beckens auf einer reellen oder auch nur funktionellen Beinverkürzung beruht.
Eine *funktionelle Beinverkürzung* kommt durch Abduktions- und Adduktions- und insbesondere auch durch eine Beugekontraktur an der Hüfte zustande.
Reelle Beinverkürzungen können entstehen durch angeborene oder erworbene Wachstumshemmungen eines Beines, durch eine traumatische Verkürzung nach in Fehlstellung verheiltem Bruch, durch eine einseitige Coxa valga oder Coxa vara, durch eine Hüftgelenksluxation, gelegentlich durch ein überschießendes Epiphysenwachstum nach einer Entzündung in der Nähe der Epiphysenfuge.

9. Die Schmerzskoliose

Bei einseitigen Schmerzzuständen an Hals, Rumpf oder Becken, bei Muskelverspannungen und insbesondere bei Wurzelirritationen der Spinalnerven kommt es zur Ausbildung einer skoliotischen Fehlhaltung. Am bekanntesten ist die *Ischiasskoliose,* die durch den einseitigen Zug der reflektorisch verkrampften Muskulatur bei einer Reizung der lumbosakralen Nervenwurzel entsteht. Die Scoliosis ischiadica ist ein wichtiges Symptom des lumbalen *Bandscheibenprolapses.* Da es sich bei der Ischiasskoliose um eine Fehlhaltung und nicht um eine Fehlform handelt, darf sie im strengen Sinn nicht zu den Skoliosen gezählt werden. Bleibt sie jedoch längere Zeit bei Jugendlichen bestehen, so kann sich aus der Schonhaltung ein echter Formfehler, eine echte Skoliose, entwickeln.

10. Die hysterische Skoliose

Auch die hysterische Skoliose ist primär lediglich eine Fehlhaltung aufgrund eines psychischen Verwirrungszustandes. Nur bei langdauerndem Fortbestehen dieser Fehlhaltung kann sich hieraus auch eine Fehlform entwickeln.

Klinik

Untersuchung: Regelmäßige und gewissenhafte Schuluntersuchungen, vor allem in der Altersgruppe 10–12 Jahre sollten dazu führen, daß alle idiopathischen Skoliosen rechtzeitig entdeckt werden. Vor allem die Inspektion des harmonisch nach vorne gebeugten Rückens des entkleideten Schulkindes wäre wichtig als Scree-

ning-Methode für diese gar nicht so seltene Erkrankung.
Die Untersuchung erfolgt zunächst im Stehen, die Dornfortsätze werden markiert, ebenso die Schulterblätter und die Kreuzbeinhöcker. Bei der Beugung nach vorn kommt die Torsion zum Ausdruck (Abb. 34). Bei der Seitwärtsbeugung zeigt es sich, ob ein Haltungsfehler oder ein wirklicher Bewegungsausfall mit Teilversteifung der Wirbelsäule vorliegt. Es ist wichtig, einen Beckenschiefstand auszuschließen, damit nicht eine harmlose statische in eine progrediente Skoliose übergeht. Es wird festgestellt, ob ein *Schulterblatthochstand* vorliegt, der *Hüftvorsprung* wird geprüft, ein ungleichmäßiges *Taillendreieck* und ein mit dem Lot geprüfter *Körperüberhang* geben weitere Hinweise. Der *Rippenbuckel* wird bei der Neigung nach vorne in Zentimetern gemessen (Abb. 34b).

Durch eine Untersuchung mit *Extension* vom Kopf her erhält man Aussagen über die Ausgleichbarkeit der Skoliose.

Röntgenuntersuchung: Die Wirbelsäulenganzaufnahme im Stehen einschließlich der unteren Kopfpartie und des gesamten Beckens geben Auskunft über das Ausmaß der Wirbelsäulenseitverkrümmung.

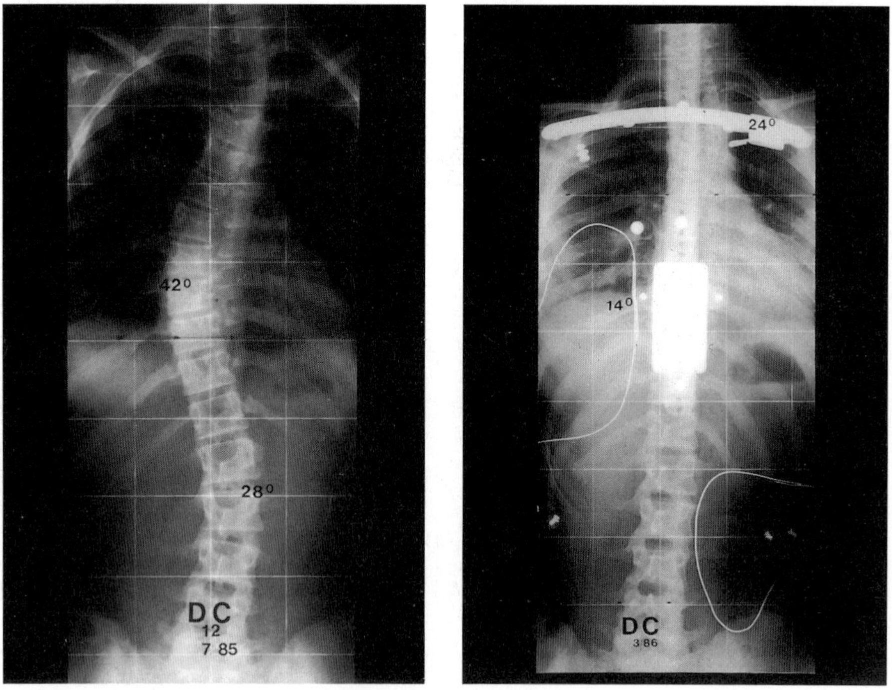

Abb. 35 Idiopathische rechtskonvexe Skoliose mit Hauptkrümmung im Thoracalbereich
a) Vor Korsettversorgung. Hauptkrümmung 42 Grad
b) Nach Korsettversorgung mit Halsteil. Hauptkrümmung 14 Grad

Zusätzlich zur Stehaufnahme empfiehlt es sich, eine Hängeaufnahme anzufertigen. Dies gibt eine Orientierung über die Ausgleichbarkeit der Verkrümmung. Bei Kleinkindern und Säuglingen werden zusätzlich Funktionsaufnahmen der Wirbelsäule angefertigt, um die Fixierung bestimmter Segmente festzustellen und damit therapeutische Hinweise zu erhalten (Abb. 35a).

Therapie

aa) Bei *Säuglings- und Kleinkinderskoliosen:* Säulinge mit einer fixierten Skoliose sollten möglichst wenig sitzen und nicht auf den Armen herumgetragen werden. Die passive Korrektur erzielt man durch eine Umkrümmungsgipsliegeschale. Eine aktive Korrektur kann durch eine Bandagenbehandlung und insbesondere durch eine Säuglingsgymnastik erzielt werden. Die *Säuglingsgymnastik* mit Aufrichteübungen aus der Bauchlage und Kriechübungen ist hoch zu bewerten. Ein Bauchliegebrett dient zur Kräftigung der Rückenstreckmuskulatur. Bei etwas älteren Kindern dient ein Schede-Rollbrett dazu, trotz des Bauchliegens genügend Bewegungsfreiheit zu geben. Da das Sitzen für diese Kinder über Monate hinaus verboten bleibt, geht man bevorzugt von der Liegebehandlung sofort zum Gehen über.

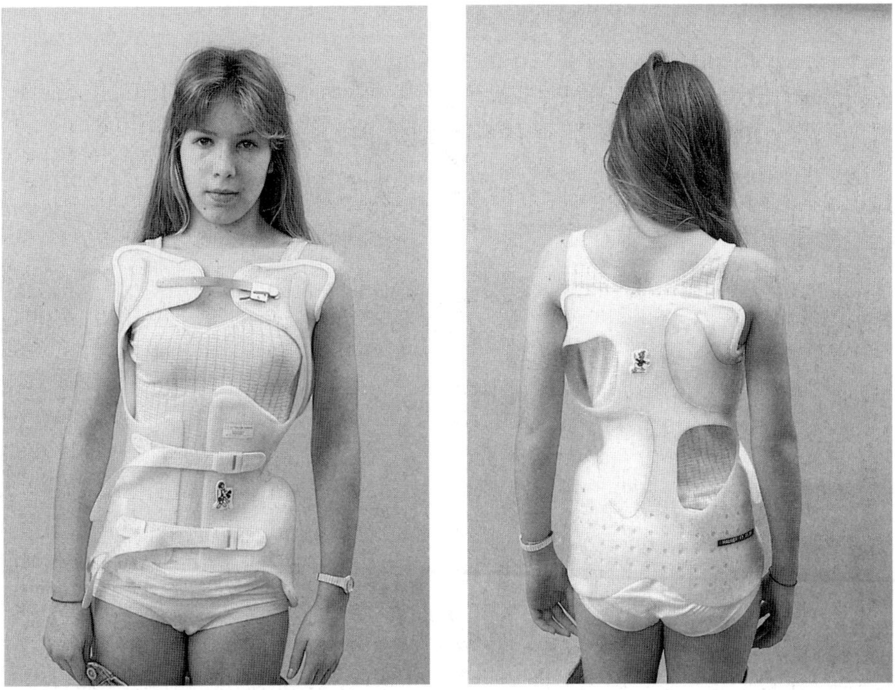

Abb. 36 13jähriges Mädchen mit idiopathischer Skoliose
a) Cheneau-Korsett von vorne. Die Pelotten korrigieren aktiv die Fehlhaltung
b) Cheneau-Korsett von hinten. Die Wirbelsäule wird in die gewünschte Korrekturstellung gebracht. Die Öffnungen lassen Raum für Entwicklung in die gewünschte Korrekturrichtung

Die Skoliosebehandlung beim Schulkind

Das Wichtigste ist eine regelmäßige und konsequente Wirbelsäulengymnastik. Z.B. nach der Methode von Lenert-Schroth oder Klapp. Bei starker Progredienz ist zuweilen schon mit 8 eher aber mit 10–12 Jahren die Versorgung mit einem Korsett erforderlich. Als Anhaltspunkt für eine notwendige Korsett-Versorgung gilt ein Skoliosewinkel von 20 Grad. Durch die kombinierte Korsett- und Gymnastik-Therapie lassen sich heute 90% der Skoliosepatienten ins Erwachsenenalter bringen, ohne daß ein chirurgischer Eingriff notwendig wird. Als bevorzugte Korsetts gelten heute die aktiv redressierenden Anordnungen von Cheneau (Abb. 35, Abb. 36) und Hall (Boston-Korsett). Auf diese Weise bleiben nach Abschluß des Wachstums kosmetisch kaum ins Gewicht fallende Verkrümmungen der Wirbelsäule von 10 bis 25 Grad zurück, die auch im Erwachsenenalter nicht mehr wesentlich zunehmen. Nur bei 10% der idiopathischen Skoliosen ist heutzutage, sofern ein Krümmungswinkel von über 50 Grad vorliegt, ein operatives Verfahren angezeigt. In Spezialkliniken (z.B. Bad Wildungen, Cuxhaven, Münster) wird nach entsprechender Vorbereitung die korrigierende Operation mit entsprechender Versteifung vorgenommen. Über Jahre hinweg bekannt geworden sind die Versteifung der Wirbelsäule in korrigierter Stellung nach Harrington sowie die ventralen Spondylodesen nach Dwyer und Zielke. Das in neuester Zeit angebotene CD-Verfahren (Cotrel-Dubousset) erlaubt eine frühzeitige Mobilisierung und erspart den Patienten die mehrmonatigen Krankenhausaufenthalte.

c) Die Spondylolisthesis

Synonym: Das Wirbelgleiten.

Ätiologie: Das Wort Spondylolisthesis wird gebildet aus Spondylos (Wirbel) und Olisthesis (das Gleiten). Es gleitet allerdings nicht der gesamte Wirbel, sondern nur der Wirbelkörper, die Bogenwurzel und die oberen Gelenkfortsätze sowie die hiermit verbundene gesamte darüberliegende Wirbelsäule. Die unteren Gelenkfortsätze und der Dornfortsatz verbleiben in der dorsalen Fluchtlinie des Achsenskelettes (Abb. 37).
Als Ursache für die Spondylolisthesis gilt eine Lyse in der Interartikularportion *(Spondylolyse)*. Die Tatsache, daß sich das Wirbelgleiten in der überwiegenden Mehrzahl am lumbo-sakralen Übergang abspielt, und die häufige Kombination mit einer Spina bifida occulta an eben demselben Segment wird als Beweis für eine angeborene Schwäche dieser Region angesehen. Es gibt Verfechter einer traumatischen Entstehung der Spondylolisthesis. Zum Beispiel wird das gehäufte Vorkommen dieser Erkrankung bei Eskimos, die angeblich häufig auf dem Eis ausrutschen und hinfallen, als Stützung angeführt. Das Wirbelgleiten ist auch bei Leistungssportlern mit extremer Wirbelsäulenbelastung wie Wasserspringern und Turnern gehäuft anzutreffen.

Klinik: Das klinische Leitsymptom ist der in das Gesäß und in die Beine ausstrahlende Kreuzschmerz. Nur selten finden sich schwerwiegende neurologische Ausfälle, wie Reflexanomalien, Motilitäts- und Sensibilitätsstörungen. Man palpiert eine reflektorische Muskelverspannung paravertebral, meist auch im Bereich der Glutäen und Ischiocruralmuskeln. Der gleitende Finger tastet das »Sprungschanzenphänomen« an der Stelle der Ventralverschiebung der Dornfortsätze.

Differentialdiagnostisch ist das Bild einer echten Spondylolisthesis aufgrund einer Spondylolyse von einer *Pseudospondylolisthesis* abzugrenzen. Die Pseudospondylolisthesis beruht auf einer Bandscheibendegeneration und dem Verschleiß der kleinen Wirbelgelenke. Hiernach kann ebenfalls ein Gleiten nach vorne zustande kommen, ohne daß eine Unterbrechung der Interartikularportion vorhanden ist. Auf jeden Fall muß auch eine Bandscheibendegeneration mit Bandscheibenprolaps differentialdiagnostisch abgegrenzt werden.

Röntgenuntersuchung: Die Röntgenaufnahme im anteroposterioren Strahlengang zeigt bei ausgeprägten Fällen den sogenannten umgekehrten Napoleonshut als Projektion des abgeglittenen Wirbelkörpers. Bei der Aufnahme im seitlichen Strahlengang zeigt sich die Spondylolisthesis bevorzugt bei L 5 über S 1, weniger häufig bei L 4 über L 5 oder L 3 über L 4 (Abb. 37). Die Unterbrechung der Interartikularportion erkennt man am »Halsband des Hundes«. Man unterscheidet je nach Abkippungsgrad eine Spondylolisthesis Grad I–IV. Die völlige Abkippung wird als *Spondyloptose* bezeichnet. In therapeutisch-prognostischer Hinsicht kann man den Schweregrad nach zwei Kriterien beurteilen:

- nach dem Ausmaß der Kreuzschmerzen bzw. der radikulären Symptome
- nach dem röntgenologisch dokumentierten Ausmaß des Gleitvorgangs.

Aufgrund größerer Untersuchungsserien nimmt man an, daß die Schwäche in der Interartikularportion von vornherein besteht und daß dann im Kindes- und Jugendalter der Gleitvorgang abläuft. Dieser Gleitvorgang ist in der Regel mit 20 Jahren abgeschlossen. 80% der Fälle werden erst jenseits des 20. Lebensjahres diagnostiziert.

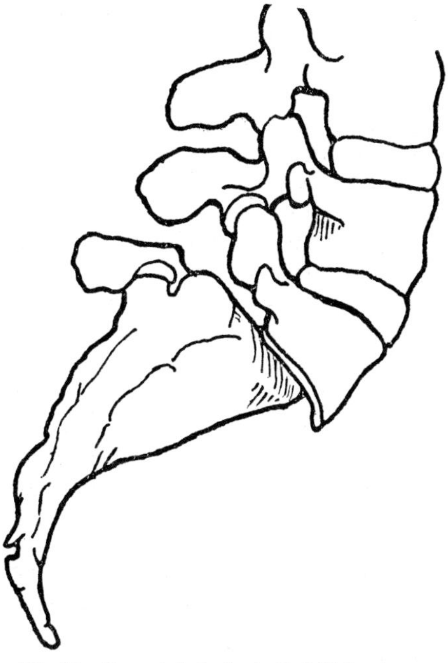

Abb. 37 Spondylolisthesis L 5 / S 1 mit Spondylolyse in der Interartikularportion

Therapie: Die Therapie richtet sich im wesentlichen nach den Beschwerden; das röntgenologisch festgestellte Ausmaß des Wirbelgleitens ist von untergeordneter Bedeutung. Grundsätzlich soll jede festgestellte Spondylolisthesis zunächst konservativ behandelt werden, bei jüngeren Patienten mit gymnastischen Übungen zur Kräftigung des Rumpf- und Rückenstreckapparates. Durch Dampfapplikation und Massage wird eine Lockerung der häufig verspannt gefundenen Muskeln des überlasteten Rückenstreckapparates erreicht. Bei stärkeren Insuffizienzerscheinungen älterer Patienten, die sich gegenüber einer konsequenten und intensiven Physiotherapie resistent erweisen, empfehlen wir das Tragen eines halbelastischen *Mieders*. Nur bei einem geringen Kontingent der an Wirbelgleiten leiden-

den Patienten wird man sich zu einem operativen Vorgehen entschließen. Kriterien hierfür sind sowohl durch Funktionsaufnahmen zu beweisende Instabilitäten, die mit starken Kreuzschmerzen einhergehen, als auch progrediente periphere Nervenirritationen.
Die theoretisch denkbare Reposition des abgeglittenen Wirbels ist bei in Gang gekommener Spondylolisthesis nur in Ausnahmefällen möglich. Statt dessen zielen die operativen Maßnahmen auf eine Stabilisierung im Bereich der Spondylolisthesis sowie der angrenzenden Segmente ab. Operationstechnisch steht hierfür der ventrale Zugang über den Retroperitonealraum mit Verblockung der Wirbelkörper von vorne zur Verfügung. Andererseits hat sich der dorsale Zugang, bei dem eine Revision der betroffenen Nervenwurzel möglich ist, bewährt. Nach Entknorpelung der kleinen Wirbelgelenke wird ein Eigenspan aus der Tibia oder dem Beckenkamm paraspinös angelagert. Nach 8–12 Wochen Ruhigstellung in einer Gipsliegeschale wird eine genügende Fusion (Vereinigung) des lumbo-sakralen Überganges erreicht. Durch die Spinalnervenrevision und die anschließende Versteifung kann in der Mehrzahl der Fälle Beschwerdefreiheit oder mindestens eine deutliche Besserung der klinischen Symptome erlangt werden. Ältere Patienten jenseits des 50. Lebensjahres sind von den Fusionsoperationen auszuschließen, da die meist gleichzeitig vorhandenen Aufbrauchs- und Verschleißerscheinungen nicht nur an der Wirbelsäule, sondern auch an den benachbarten großen Gelenken relativ lange Ruhigstellungen verbieten.

d) Die Spina bifida cystica

(Siehe Kapitel 6: Neuroorthop. Erkrankungen, S. 47 ff.)

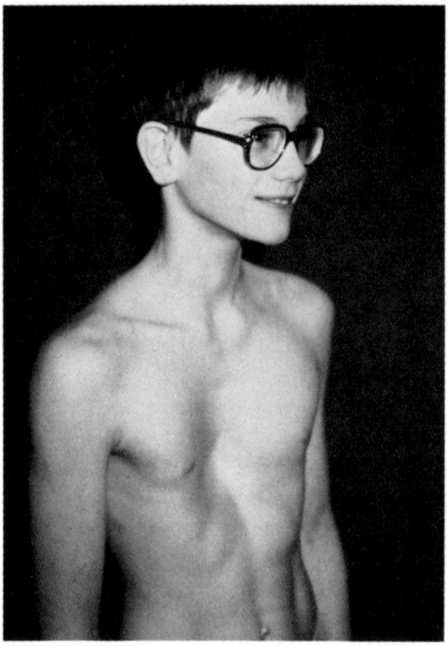

Abb. 38 Trichterbrust bei 14jährigem Knaben

e) Die angeborene Trichterbrust (Abb. 38)

Das untere Ende des Brustbeins ist bogenförmig der Wirbelsäule genähert. Hierdurch entsteht eine trichterförmige Einziehung des Thorax. Die Trichterbrust ist als endogene Hemmungsmißbildung anzusehen. Eine Rachitis kommt ursächlich nur ausnahmsweise in Frage. In ausgeprägten Fällen beträgt der Abstand zwischen Wirbelsäule und Brustbein nur wenige Zentimeter. Eine Beeinträchtigung der Funktion der inneren Organe ist aus diesem Grund zu erwarten.

Therapie: Die Wirbelsäulengymnastik und Atemgymnastik sind bei leichteren Formen ausreichend. In schweren Fällen muß der Trichter operativ angehoben werden, die knorpelig-knöchernen Trichterwände werden mobilisiert und in Korrekturstellung fixiert.

f) Die Adoleszentenkyphose

(Siehe Kapitel 5: Aseptische Nekrosen, S. 38 ff.)

g) Degenerative Erkrankungen der Wirbelsäule

Osteochondrose, Spondylose, Spondylarthrose.

Viele primär nicht degenerativen Erkrankungen beeinflussen in ungünstiger Weise die mehr oder weniger physiologischen Alters- und Verschleißerscheinungen an der Wirbelsäule. Oft ist dieser Einfluß so erheblich, daß eine Unterscheidung vom degenerativ bedingten Anteil kaum möglich ist. Es besteht ein fließender Übergang von noch Physiologischem zu schon Pathologischem. Dies führt zu einer erheblichen Diskrepanz zwischen dem Röntgenergebnis und dem klinischen Befund.

Anatomie: Zwischen zwei Wirbelkörpern liegt jeweils eine Bandscheibe. Diese besteht aus einem Anulus fibrosus (Kollagen), einem Anulus lamellosus (Faserknorpel) und einem Nucleus pulposus (im Jugendalter schleimig, später fibrös). Die herausgenommene Bandscheibe nimmt auf Grund ihres Turgors eine Kugelform an. Zusammengedrückt wirkt sie als elastischer Puffer. Es besteht eine enge Beziehung zwischen Wirbelsäulenskelett und Wirbelsynchondrosen. Die *Wirbelsynchondrosen* bestehen aus der Bandscheibe und der Verankerung derselben an der Randleiste des Wirbelkörpers. Aus diesem Grund betreffen Veränderungen an der Wirbelsynchondrose immer auch die Wirbelkörper und umgekehrt.
An der gesamten Wirbelsäule ist der Alterungsprozeß fortschreitend. An Stellen örtlicher Belastung kommt es zu zusätzlichen Schädigungen der Wirbelsynchondrosen, und zwar
- an den Abschnitten der Wirbelsäule, die am meisten zu tragen haben, die untere Lendenwirbelsäule;
- an den Wirbelsäulenabschnitten, die am meisten beansprucht werden, die sog. Kulminationspunkte der Wirbelsäule, die Stellen, an denen besonders bewegliche Gebiete der Wirbelsäule in starre übergehen (untere Halswirbelsäule, untere Lendenwirbelsäule).

In diesen Gebieten kommt es dann zu einer Beschleunigung des physiologischen Alterns. Andere mögliche Beschleunigungsfaktoren sind Entzündungen, Giftstoffe oder rheumatische Veränderungen.

aa) Die Osteochondrose

Bei Verschleißvorgängen an der Bandscheibe spricht man von einer *Chondrosis intervertebralis.* Da, wie oben erwähnt, eine sehr enge Beziehung zu den Randleisten der Wirbelkörper besteht, kommt es in der Folge auch zu einer Degeneration an den Grund- und Deckplatten der Wirbelkörper (Osteochondrosis vertebrae).
Klinische Erscheinungen kommen nicht allein durch die Gewebsänderung (Turgorverlust, Risse und Spalten) zustande, sondern auch durch eine innere Unordnung: Der Kapselapparat der kleinen Wirbelgelenke wird gezerrt, der Bandapparat wird verzogen und entsprechende Schmerzrezeptoren werden irritiert. So wird der Schmerz vertebragen, d. h. von den Wirbeln ausgehend, ausgelöst und führt daraufhin zur reflektorischen Verspannung der Muskulatur. Am häufigsten lokalisiert sich die Osteochondrose zwischen C 5 und C 6, d. h. am cervikodorsalen Übergang, außerdem zwischen L 5 und S 1, d. h. am lumbo-sakralen Übergang.

Bei einem Verschleiß der knorpeligen Deckplatte kommt es zum Austritt von Bandscheibenanteilen in die Wirbelkörper hinein, es entstehen Schmorl-Knorpelknötchen.
Bei der Chondrosis intervertebralis sind immer auch die kleinen Wirbelgelenke in Mitleidenschaft gezogen, die Fehlstellungen der artikulierenden Flächen führen zu einem Verschleiß des Knorpelüberzuges *(Spondylarthrose)*.

bb) Die Spondylose und Spondylarthrose

Die Spondylose und Spondylarthrose sind schicksalsmäßig ablaufende Verschleißerkrankungen der Wirbelsäule. Die Spondylosis deformans betrifft primär das Gebiet der Wirbelsynchrondrosen, während sich die Spondylarthrose bevorzugt an den kleinen Wirbelgelenken abspielt.
Der unphysiologische Zug- und Dehnungsreiz am Periost der Wirbelkörper, der durch den Schub der arthrotisch veränderten Zwischenwirbelscheiben erzeugt wird, führt zu einer Proliferation von neuem Knochengewebe. Sobald dieses verknöchert, wird die Randzacke als Osteophyt im Röntgenbild sichtbar.

Klinik: Die Chondrosis intervertebralis und Osteochondrose werden als Krankheitsursache oft überbewertet. Im Laufe des Lebens kommt es praktisch immer zu röntgenologisch erkennbaren Veränderungen. Beschwerden entstehen meist erst jenseits des 50. Lebensjahres, bei Frauen aufgrund der Umstellung der hormonalen Situation meist früher. Als Leitsymptome finden wir *Funktionsstörungen*. Die Instabilität aufgrund des Knorpelverschleißes und der Bandscheibendegeneration wird zunächst durch den Bandapparat und die Muskulatur kompensiert. Diese stehen unter Dauerspannung und werden schließlich insuffizient. Daraus resultieren eine Lockerung und ein weiterer Verschleiß. Deshalb kommt es nach Bettruhe oder Krankheit meist zu Schmerzen bei schon vorher bestehender Osteochondrose, da durch Krankheit und Bettruhe die Insuffizienz des Muskel- und Bandapparates zugenommen hat.
Die Schmerzen entstehen reflektorisch durch die chronische Irritation der Rezeptoren am Kapsel-Band-Apparat, zum Teil sind es reine Insuffizienzschmerzen bei geschwächter Rückenstreckmuskulatur. In anderen Fällen kann es sich auch um echte vertebragene Schmerzen handeln.
Die Patienten klagen über eine schmerzhafte Lenden- bzw. Nackensteife mit Hypertonus bzw. Hartspann der anliegenden Muskulatur. Die Hals- oder Lendenwirbelsäule ist steilgestellt und wird schmerzreflektorisch fixiert. Sind die Schmerzen durch eine Chondrosis intervertebralis ausgelöst, so treten sie vor allem bei Belastung auf und verschwinden in Ruhe. Treten Beschwerden im Bereich der Lendenwirbelsäule akut auf, so spricht man von einer *akuten Lumbago*. Eine akut auftretende reflektorische Verspannung an der Halswirbelsäule wird als *akuter Schiefhals* bezeichnet.
Bei älteren Menschen führt die Knorpeldegeneration mit Verschleiß der Wirbelsynchondrosen zu einer vorderen Verschmälerung des Zwischenwirbelraums und somit zu einer kyphotischen Haltung. Dieser im Laufe der Jahre sich fixierende Rundrücken wird als *Altersrundrücken* bezeichnet.
Bei einer Irritation des N. intervertebralis kommt es zum Auftreten eines halbseitigen und anfallsartigen Auftreten von Nacken- und Hinterkopfschmerzen, die nicht selten mit Störungen an Ohr und Auge einhergehen: die »migraine cervicale«. Diese radikulären Erscheinungen werden bei bestimmten Bewegungen der Halswirbelsäule verstärkt oder abge-

schwächt (siehe die Uncovertebralspondylose und das Schulter-Arm-Syndrom in dem Kapitel: Die Erkrankungen des Halses).

Röntgenuntersuchung: Die Chondrosis intervertebralis zeigt über lange Zeit röntgenologisch keinen besonderen Befund. Erst in fortgeschrittenen Stadien erkennt man kalkdichte Schatten in den Bandscheibenräumen. Dagegen findet man bei der Osteochondrosis vertebrae schon relativ früh eine Verschmälerung einzelner Zwischenwirbelräume mit einer Sklerosierung der Grund- und Deckplatten. Veränderungen an den kleinen Wirbelgelenken (Spondylarthrose) lassen sich röntgenologisch nur in sehr fortgeschrittenen Fällen demonstrieren. Die Lockerung einzelner Wirbelsäulensegmente erkennt man am besten in Funktionsaufnahmen bei starker Kyphosierung und starker Lordosierung. Man bezeichnet solche Lockerungen von Bewegungssegmenten als *Pseudospondylolisthesis.* Diese geht im Gegensatz zu einer echten Spondylolisthesis nicht mit einer Spondylolyse einher (siehe den Abschnitt über Spondylolisthesis).

Therapie: Eine völlige Wiederherstellung der normalen Funktionen ist weder bei der Spondylose noch bei der Osteochondrose und Spondylarthrose zu erzielen. Man wird sich darum bemühen, die subjektiven Beschwerden zu bessern, die gestörte Funktion wiederherzustellen und ein Fortschreiten des Leidens zu verhindern.

Medikamentös verabreicht man entzündungshemmende Mittel, wie Salizylsalycilate. Schmerzlindernd wirkt sich eine lokale Novocainumflutung aus. Bei Hypertonus der Muskulatur und Hartspann bringen in frischen Fällen *Massage* und Dampfanwendung Erleichterung. *Krankengymnastisch* soll bei insuffizienter Rückenmuskulatur eine intensive Haltungs- und Kräftigungsgymnastik Besserung bringen. Stützende Apparate sind in der Regel kontraindiziert, da sie die muskuläre Insuffizienz noch verschlimmern. *Chiropraktische Maßnahmen* sind besonders bei reflektorischem Block im Bereich der kleinen Wirbelgelenke erfolgreich.

h) Der Bandscheibenvorfall (Abb. 39)

Pathogenese: Als Hauptursache für Kreuzschmerzen kommt prolabiertes Bandscheibengewebe in Frage. Eine echte

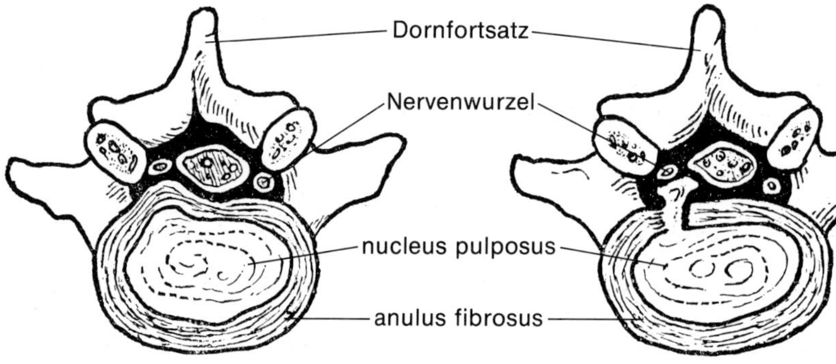

Abb. 39 Bandscheibenprotrusio und Bandscheibenprolaps

Hernie des Nucleus pulposus gibt es nur bei jungen Menschen. Häufiger sind zermürbtes Bandscheibengewebe und Faserringreste ausgetreten und nur von paravertebralem Bindegewebe umgeben. Steht das prolabierte Gewebe noch mit dem Bandscheibeninneren in Verbindung, so kann es unter bestimmten Bedingungen zurückschlupfen *(pendelnder Prolaps)*. Ist die Kontinuität zwischen Prolaps und Bandscheibe völlig durchtrennt, dann ist das Zurückschlupfen nicht mehr möglich. Der Prolaps bleibt als irritierende Faktor bestehen *(sequestrierter Prolaps)*.
Während beim Bandscheibenprolaps Bandscheibengewebe durch den Faserring austritt, bleibt bei der *Bandscheibenprotrusion* der äußere Faserring intakt. Dieser Faserring wird samt Bandapparat der Wirbelsäule durch das vordringende Nukleusgewebe überdehnt und vorgewölbt. Die Bandscheibenprotrusion ist reversibel, solange nicht eine reflektorische Dauerkontraktur der Rückenmuskulatur den erkrankten Abschnitt fixiert (Abb. 39).
Da das dorsale Längsband in der Mitte den Anulus fibrosus der Bandscheibe unterstützt, kommt es nur ausnahmsweise zu einem *medialen Bandscheibenvorfall*. Sowohl Protrusion wie Prolaps gehen fast immer in Richtung des Zwischenwirbelkanals. Nicht selten können trotz massivem Prolaps klinische Symptome fehlen. Erst eine zusätzliche ödematöse Schwellung, unter Umständen nach einem Trauma, läßt dann plötzlich klinische Symptome auftreten. Bandscheibenprolaps und Bandscheibenprotrusion sind als Folge der Chondrosis intervertebralis anzusehen und führen im Wirbelkanal selbst oder in den Foramina intervertebralia zur Irritation der dort liegenden Nerven.

Klinik: Beim akuten Bandscheibenvorfall kommt es zu plötzlichen Schmerzen: Nackenschuß, Hexenschuß. Dieser akut klinische Befall kann beim Aufrichten aus einer gebückten Haltung, beim Aufheben einer schweren Last oder beim einfachen Umdrehen im Bett entstehen (Abb. 40a). Bei einem *pendelnden Prolaps* verschwinden die Schmerzen oft nach einfachen physikalischen Maßnahmen. Ist dies nicht der Fall, so bleibt eine schmerzhafte Bewegungseinschränkung zurück. Es bildet sich eine *Ischiasskoliose* aus (siehe Kapitel über Skoliose). Die Ischiasskoliose zeigt eine Konvexität nach der erkrankten Seite hin. Die neurologische Untersuchung klärt über segmentale Sensibilitätsstörungen auf. An der unteren Extremität sind die Segmente L 4/L 5 sowie L 5/S 1 am häufigsten betroffen.
Die sensible Versorgung von Segment L 4: Vorderseite des Oberschenkels über Innenseite des Unterschenkels zum Innenknöchel und zur Großzehe.

Von L 5: Außenseite des Beines zum äußeren Knöchel.
Von S 1: Hinter- und Außenseite des Beines bis zum äußeren Fußrand und zur Kleinzehe.

Wichtig ist die Beobachtung einschießender Schmerzen beim Husten und beim Niesen. Das Lasègue-Zeichen (Anheben des gestreckten Beines aus Rückenlage) gibt Auskunft über den Ischiadicusdehnungsschmerz bei einer Wurzelirritation. Das Bragard-Zeichen (Dorsalflektion des Fußes zusätzlich zum Lasègue-Zeichen) gilt als weiterer Hinweis für einen Ischiadicusdehnungsschmerz.

Reflexbild: Bei fehlendem Patellarsehnenreflex ist eine Irritation des Segmentes L 3/4 zu vermuten, bei Fehlen des Achillessehnenreflexes ist eine Schädigung des Segmentes L 5/S 1 oder eines tieferen Segmentes anzunehmen.

Motorische Ausfälle: Eine M. quadriceps femoris-Schwäche oder eine Atrophie deutet auf eine Irritation des Segmentes L 3/4 hin. Eine Fußheberschwäche eher auf eine Irritation des Segments L 4/5, eine Fußsenkeschwäche eher auf eine solche des Segmentes L 5/S 1.

Röntgenuntersuchung: Die röntgenologische Untersuchung der Wirbelsäule gibt nur wenige Hinweise auf das tatsächliche Vorliegen eines Bandscheibenprolapses. Für eine genaue Höhenlokalisation eignet sich eher die *Myelographie* (jodhaltige Injektion oder Luftinjektion in den Subarachnoidalraum) (Abb. 40b). Als moderne Methode ist in letzter Zeit die *computerisierte Tomographie* zur Höhenbestimmung des Bandscheibenprolapses populär geworden. Sie ist ohne die z. T. lästige Nebenwirkung der Myelographie durchzuführen und ist in ihrer Aussage gleichwertig.

Therapie: Wie bei der Spondylose und Spondylarthrose bewährt sich beim Nukleus pulposus Prolaps zunächst ein *konservatives* Vorgehen. Bettruhe, möglichst im Stufenbett zur Entspannung der Lendenwirbelsäule, isometrische Rückengymnastik, Cortisongaben zur Abschwellung können eine Erleichterung bringen.

Bei nicht erfolgreicher konservativer Therapie und Fortbestehen von starken Ischiasschmerzen zusätzlich zu einer Lähmung im entsprechenden Segment, ist der *operative Eingriff* indiziert. Die Entfernung des prolabierten Bandscheibengewebes erfolgt wenn möglich über eine Fensterungsoperation nach Entfernung des Ligamentum flavum *(Fenestrotomie)* und vielleicht auch eines Teils des Bogens

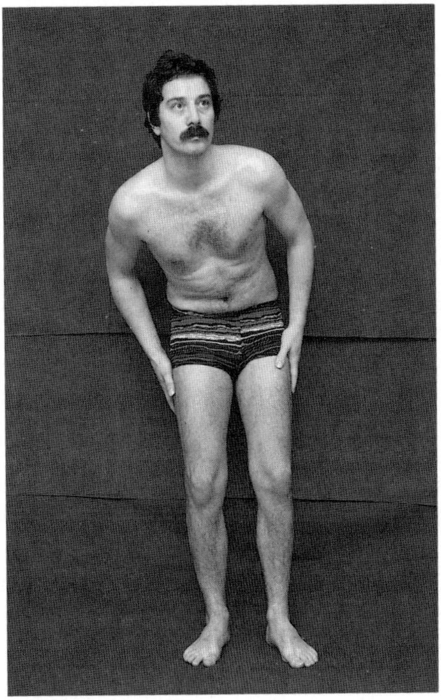

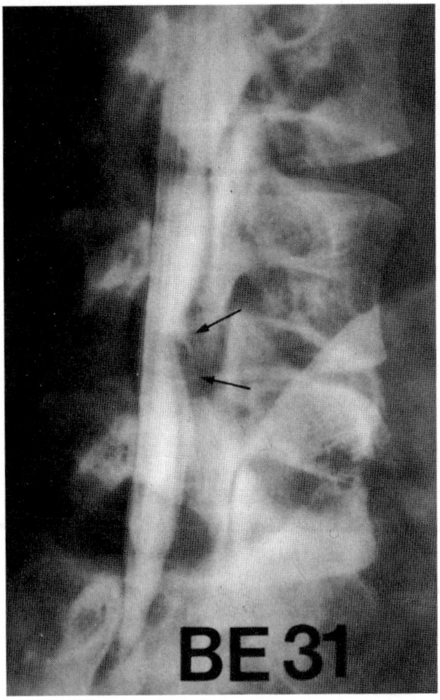

Abb. 40 Bandscheibenvorfall
a) Ischiasskoliose beim 31jährigen Mann wegen großem lateralen Vorfall im Segment L 4/5 links
b) Myelogramm des 31jährigen Patienten mit lateralem Vorfall im Segment L 4/5 links

(Hemilaminotomie). Bei schwieriger Höhenlokalisation kann ausnahmsweise die halbe Wirbelbogenentfernung (Hemilaminektomie) notwendig werden. Postoperativ ist in jedem Fall eine funktionelle krankengymnastische Übungsbehandlung anzuschließen, um Tonus und Funktion der Streckmuskulatur wieder zu normalisieren. Über 75% der Patienten sind nach der Bandscheibenoperation schlagartig beschwerdefrei. Ein Teil alldings bildet nach der Entfernung des Prolapses eine Narbe, die dann ähnliche Beschwerden wieder entstehen lassen, wodurch die Patienten nie ganz beschwerdefrei werden. Im Normalfall bildet sich die Ischiasskoliose zurück, die sensiblen und motorischen Ausfälle verschwinden nach längerer Zeit.
Bei Vorliegen einer *Protrusion* mit entsprechenden Irritationen der betroffenen Wurzel gibt es als Alternative zur Bandscheibenoperation die *Chemonukleolyse*. Dabei wird ein eiweißzersetzendes Ferment in den Nukleus pulposus eingespritzt, wodurch der Druck auf das Längsband vermindert und die Nervenwurzel entlastet wird. Dieses Verfahren ist allerdings nur bei geschlossenem Bandscheibenraum ohne Vorliegen eines Bandscheibensequesters sinnvoll.

i) Morbus Bechterew

Synonym: Spondylarthritis ankylopoetica, Marie-Strümpell-Krankheit.

Die Bechterew-Krankheit zählt zu den Kollagenosen und wird somit als *Autoaggressionskrankheit* eingestuft. Diese Entzündung unbekannter Ursache wird von einer fortschreitenden knöchernen Versteifung der Gelenke und der Wirbelsäule gekennzeichnet.

Labor: Im Blut ist das humane Lymphozyten-Antigen B 27 (HLA B 27) erhöht.

Klinik: Charakteristisch beginnt die Krankheit in den Kreuz-Darmbeinfugen und befällt von dort aufsteigend die Lendenwirbelsäule und schließlich die gesamte Wirbelsäule. Es kommt fortschreitend zu einer Verknöcherung des vorderen und hinteren Wirbelsäulenbandapparates. Die Kreuz-Darmbeinfugen sklerosieren.

Bevorzugt werden Männer befallen, die Krankheit beginnt selten vor dem 20. Lebensjahr. Anfangs klagen die Patienten über eine Steifigkeit und tiefe Kreuzschmerzen, die in das Gesäß und die Leisten ausstrahlen. Bei Ruhe lassen diese Schmerzen nach. Mit dem Fortschreiten der Erkrankung kommt es zu einer Kyphosierung, so daß der Kopf immer weiter vor der Brust getragen wird und der Patient ständig auf den Boden schauen muß. In schweren Fällen können diese Männer nur noch mit Mühe und starker Kniebeugung die Augen bis zur Horizonthöhe heben (Abb. 41).
Die Bechterew-Krankheit verläuft schubartig über mehrere Jahre, bis schließlich durch Ausbrennen des Prozesses ein Stillstand eintritt. Die Krankheit hinterläßt dann unterschiedliche Endresultate von leichter Steifigkeit bis hin zur schwersten Behinderung durch eine völlig verkrümmte Wirbelsäule und versteifte Hüften.

Röntgenuntersuchung: Neben der Sklerosierung der Kreuz-Darmbeinfugen zeigen sich mit Fortschreiten der Krankheit deutlich die Verknöcherungen des Bandapparates. In klassischen Fällen bildet sich eine Bambuswirbelsäule *ohne Höhenminderung der Bandscheiben aus.*
Differentialdiagnostisch müssen wegen des Wirbelsäulen-, Becken- und Hüftbefalls eine Spondylitis oder Coxitis tuberculosa, eine einfache Spondylose oder Coxarthrose sowie rheumatische Erkrankungen ausgeschlossen werden.

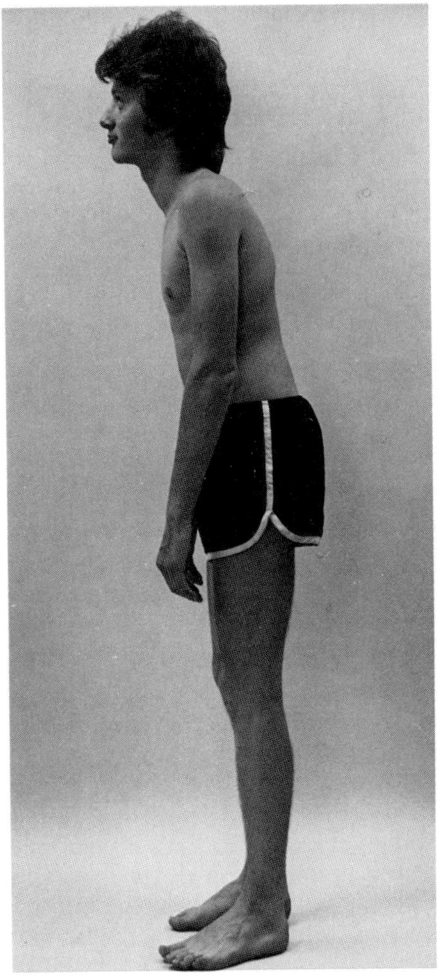

Abb. 41 Morbus Bechterew
Frühform, fixierte Kyphose mit 18 Jahren, der Patient kann die Augen noch bis zur Horizonthöhe heben

Therapie: Zur Bekämpfung der Autoaggressionserkrankung sollte eine Herdsanierung (Zahn, Mandeln usw.) erfolgen. Symptombesserungen sind durch eine antirheumatische Behandlung mit Salicylaten, Phenylbutazon und Cortison, Schwefel- und Moorbädern, sowie radioaktiven Quellen zu erreichen. Die krankengymnastische Übungsbehandlung, Massagen, Bindegewebs- und Unterwassermassagen helfen zu einer Besserung der subjektiven Beschwerden.

In Ausnahmefällen wird bei stark ausgebildeter Kyphose und ausgebranntem Morbus Bechterew eine Korrekturosteotomie der Wirbelsäule, eine *Kolumnotomie,* indiziert sein. Bei schweren Hüftgelenksankylosen wird das Mittel der Wahl eine *Alloarthroplastik* sein (Einsetzung eines künstlichen Gelenks).
Prognostisch ist die Bechterew-Krankheit um so ungünstiger, je früher sie begonnen hat. Bekannt ist der Heilungswillen der Bechterew-Kranken. Dieser unterstützt sehr jegliche rehabilitative Maßnahme, so daß die meisten Patienten lange an ihrem Arbeitsplatz bleiben können.

j) Die Ileitis condensans

Bei dieser Krankheit unbekannter Ätiologie kommt es zu einer Sklerose der Kreuz-Darmbeinfugen. Bevorzugt werden junge Frauen nach der Entbindung vom ersten Kind befallen.

Klinik: Klinisch finden sich tiefe Kreuzschmerzen ohne Hinweis auf eine Verletzung. Die Diagnose wird durch den Röntgenbefund einer ein- oder beidseitigen Kreuz-Darmbeinfugensklerose geführt.

Therapie: Die Therapie kann lediglich symptomatisch sein. Ruhe, Wärme und Analgetika bessern die Beschwerden. In der Regel klingen die Symptome nach 1 bis 2 Jahren von allein ab.

10. Erkrankungen der Schulter

a) Anatomie

Das große Bewegungsausmaß der Schulter wird erreicht durch das flache Schultergelenk selbst und durch die zusätzliche Bewegung im Schulterblatt gegenüber dem Thorax. Das flache Schultergelenk erlaubt zwar relativ viel Bewegung, neigt aber auch zur Instabilität und zur Verrenkung.
Bei der aktiven Anhebung des Armes muß muskulär das *Schulterblatt am Thorax* gehalten, der *Oberarmkopf in der Pfanne fixiert* und gleichzeitig genügend Kraft verbleiben, um den *Arm aktiv anzuheben.* Wenn einer dieser drei Faktoren ausfällt, z.B. durch eine Serratuslähmung, einen Abriß der Supraspinatussehne oder eine Lähmung des Deltamuskels, so wird die Anhebefähigkeit des Armes deutlich eingeschränkt sein.
Am häufigsten werden Schulterschmerzen nicht durch Veränderungen am Schultergelenk selbst, sondern durch pathologische Zustände an paraartikulären Gewebe hervorgerufen. Insbesondere eine Schleimbeutelentzündung der subacromialen Bursa (Bursitis), Sehnenentzündungen (Tendinitis) oder eine Kapselentzündung (Capsulitis) verursachen schmerzhafte Bewegungseinschränkungen.

b) Untersuchung der Schulter

Der Schultergürtel und die Brust müssen von Kleidungsstücken befreit sein. Der Patient wird im Stehen von vorn und hinten beobachtet. Die Haltung der Wirbelsäule wird beurteilt. Asymmetrien oder Muskelatrophien an der Schulter werden besonders beachtet.
Die aktive Abduktion, die aktive Beugung im Schultergelenk, die Streckung, die Innen- und die Außenrotation werden geprüft. Man achtet auf krepitierende Geräusche und auf etwaige Schmerzangaben bei bestimmten Bewegungen. Eine sorgfältige Untersuchung des Neurologie- und Gefäßstatus an den oberen Gliedmaßen ist oft hilfreich, da nicht selten Veränderungen an der Halswirbelsäule oder an den Händen für Schulterschmerzen verantwortlich sind.

Röntgenuntersuchung: Die Röntgenaufnahme muß, wie immer, in zwei Ebenen angefertigt sein, um eine Auskunft über pathologische Veränderungen zu geben.

Ultraschall: Mit dem Ultraschallgerät lassen sich die kapsulären Veränderungen, aber auch die inserierenden Sehnen, z.B. des Supraspinatus identifizieren und daraus das therapeutische Vorgehen ableiten.

c) Die Sprengel-Deformität

Synonym: Congenitaler Schulterblatthochstand

Während der fötalen Entwicklung wandert der Schultergürtel von einer ursprünglich zervikalen Lage nach distal. Bei einer unzureichenden entwicklungsgeschichtlichen Wanderung bleibt das Schulterblatt zu hoch stehen.

Klinik: Der Schulterblatthochstand führt zu einer Asymmetrie von Hals und Schulter. Die Fehlbildung ist in der Regel einseitig ausgebildet. Der Schulterblatthochstand führt zu einer Einschränkung der Rotationsfähigkeit des Schulterblattes am Thorax, wodurch das Bewegungsausmaß bei der Abduktion und Anhebung des Armes eingeschränkt wird. Meist besteht eine bandartige oder knöcherne Brücke zwischen Schulterblatt und unterer Halswirbelsäule. Die Spren-

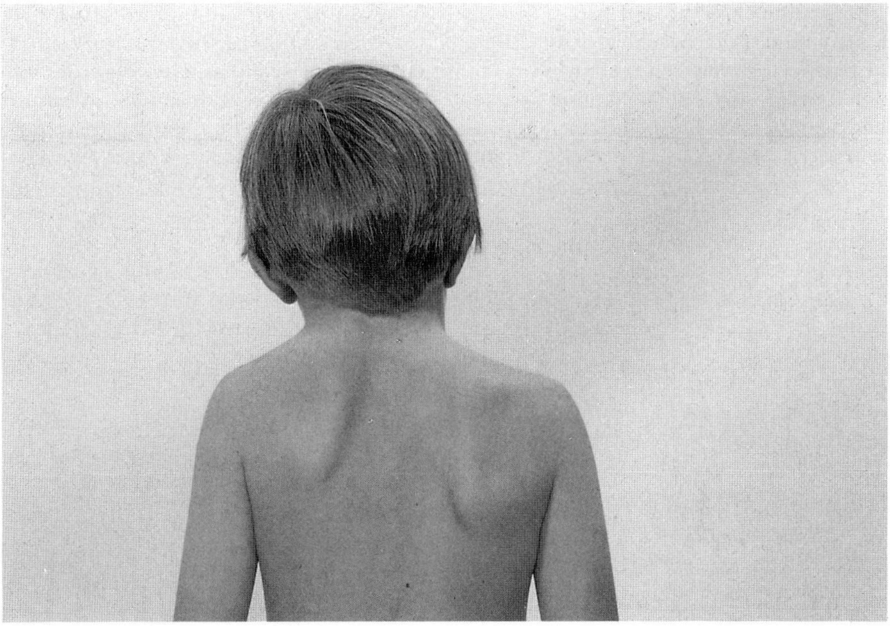

Abb. 42 Sprengel'sche Deformität mit Schulterblatthochstand links bei 6jährigem Jungen

gel-Deformität ist nicht selten mit anderen Wirbelsäulenfehlbildungen vergesellschaftet (Abb. 42).

Therapie: Da sich Jugendliche durch eine Sprengel'sche Deformität eher gering beeinträchtigt fühlen, wird man eine Operation nicht anraten. Nur ausnahmsweise, bei starker kosmetischer Beeinträchtigung wird man eine operative Korrektur empfehlen.

d) Die Periarthritis humero scapularis

Synonym: Duplay-Krankheit, schmerzhafte Schultersteife.

Ätiologie: Die Ätiologie der Periarthritis humero scapularis ist nicht einheitlich. In der Mehrzahl der Fälle handelt es sich um degenerative Prozesse an den Sehnenansätzen (Tendinosen), in anderen Fällen spielen Traumen, eine chronische Überbeanspruchung oder eine Nervenwurzelreizung durch eine *zervikale Osteochondrose* eine Rolle (siehe dort). In wieder anderen Fällen kommt eine *Arthrose* des *Akromioklavikulargelenkes* oder eine *Schleimbeutelentzündung* im Schultergelenksbereich in Frage.

Klinik: Man kennt sehr unterschiedliche Verläufe. In einem Fall kommt es zu langsam zunehmenden Beschwerden mit wachsender Bewegungsbehinderung im Schultergelenk. In anderen Fällen treten die Schmerzen im Schultergelenk akut auf und bedingen eine reflektorische Bewegungssperre des Gelenkes. Die vom Patienten geschilderten Unfallereignisse, wie Schlag, Sturz oder plötzliche Belastung kommen wohl als auslösende Faktoren für klinische Beschwerden in Frage, können jedoch in der Regel nicht ursächlich für die Folgezustände verantwortlich gemacht werden. Die Schmerzen können sehr stark werden, so daß jede Bewegung ängstlich vermieden wird. Aus einer anfänglichen Schonhaltung kann sich in kurzer Zeit eine regelrechte Adduktionskontraktur entwickeln.

Palpatorisch findet sich nur in Ausnahmefällen eine lokale Temperaturerhöhung oder Schwellung. Der Patient kann häufig einen umschriebenen *punktförmigen Schmerz* am *Sehnenansatz des Supraspinatus*, des Infraspinatus oder subscapularis angeben. Eingeschränkt sind in der Regel mehr die Rotationsbewegungen und die Abduktion als das Vor- und Rückwärtsanheben.

Röntgenuntersuchung: Der Röntgenbefund ist meist negativ. In vereinzelten Fällen finden sich Kalkablagerungen im Bereich der Insertion der Supraspinatussehne, gelegentlich auch Schleimbeutelverkalkungen *(Bursitis calcarea)*. Degenerative Veränderungen der Sehnenansätze sind als Ursache für diese Tendinosen anzusehen.

Therapie: Die Novocain-Injektion in das dem Schultergelenk anliegende Gewebe sowie gezielte Novocain- und Cortison-Injektionen in die angegebenen Druckpunkte lassen die Schmerzen rasch abklingen. Auf jeden Fall empfiehlt sich eine Ruhigstellung des Armes auf einer Abduktionsschiene, um nicht die Gefahr einer Anspreizkontraktur im Schultergelenk heraufzubeschwören. Im akuten Stadium sollten eine Massage und aktive Bewegungstherapie unterbleiben. Erst nach Abklingen der starken Schmerzen empfehlen sich eine aktive Übungsbehandlung sowie passive Dehnungsübungen zur Besserung der Kontraktur. In geeigneten Fällen, bei denen es schon zur Ausbildung einer Adduktionskontraktur mit Kapselverklebungen im Schultergelenk gekommen ist, sollte eine *Mobilisierung in Narkose* durchgeführt werden. Im Anschluß daran muß die Schulter für einige Tage auf der Abduktionsschiene ruhiggestellt bleiben. Wärme in jeder Form, Heißluftbehandlung, Kurzwellenbehandlung u. ä. bringen eine Besserung.

(*Differentialdiagnostisch* zum Schulter-Arm-Syndrom siehe Kapitel 8: Erkrankungen des Halses und 9: Degenerative Erkrankungen der Wirbelsäule.)

e) Die pathologische Ruptur der Supraspinatussehne

Von den Schulterrotatoren neigt besonders die Supraspinatussehne zu *degenerativen Veränderungen*. In der Regel handelt es sich um Patienten, die älter als 50 Jahre sind. Der Sehnenriß erfolgt langsam oder plötzlich, er kann nur einen Teil der Sehne betreffen oder in Form einer kompletten Ruptur ablaufen. Nach einem akuten Trauma, meist einem Sturz auf den abgespreizten Arm, z. B. beim Skifahren, bemerkt man streng umschriebene Schmerzen im Bereich des Supraspinatussehnenansatzes. Hinzu kommt die Unfähigkeit, den Arm auch unter Mitnahme des Schultergürtels über 50° anzuheben. Erst jenseits von 80° läßt sich der Arm über die funktionsfähige Deltamuskulatur wieder stabilisieren. Dazwischen liegt beim Supraspinatussyndrom der sogenannte »schmerzhafte Bogen« von 30°.

Therapie: Konservative Maßnahmen werden vor allem beim älteren Menschen Vorrang haben. Beim Jungen und Aktiven kann eine Reinsation (Wiedervernähung) des abgerissenen Supraspinatusansatzes die Wiederherstellung der gewünschten Schulterfunktion bringen. Im Rahmen der konservativen Behandlung legt man das Hauptaugenmerk auf kompensatorische Bewegungen, und die Anwendungen mit Wärme oder Eis dienen der Verbesserung der örtlichen Stoffwechselsituation. Sie bekämpfen so auch die Schmerzen. Eine völlige Wiederherstellung der Schulterfunktion ist allerdings ohne Wiederbefestigung des Supraspinatus auf operative Art nicht zu erwarten.

f) Die pathologische Ruptur der langen Bizepssehne

Ebenso wie der Supraspinatusausriß tritt der Abriß des langen Bizepskopfes in der Regel bei Patienten auf, die älter als 50 Jahre sind. Die Degeneration der Sehne spielt als prädisponierender Faktor eine wichtige Rolle. Die Ruptur des langen Bizepskopfes findet bevorzugt im Sulcus intertubercularis statt.
Ein schmerzhafter plötzlicher Ruck und danach Kraftlosigkeit bei der Armbeugung geben den klinischen Hinweis. Die Diagnose wird dann aufgrund der veränderten Kontur des Armes gestellt. Wenn der Patient den Bizeps anspannt, stellt sich im mittleren Oberarmbereich eine kugelige weiche Muskelgeschwulst dar. Außerdem kann man den fehlenden Bizepskopf tasten.

Therapie: Meist ist der Kraftverlust bei Fehlen des einen Bizepskopfes nicht nachhaltig. Eine konservative Behandlung mit Analgetika und die frühzeitige Aufnahme *funktioneller Übungen* sind aus diesem Grund indiziert. Nur bei stärkeren Ausfällen wird man sich zu einem operativen Vorgehen entschließen. Eine Reinsertion an der alten Stelle mit Durchführung der abgerissenen Sehne durch das Gelenk und Wiederanheftung am Pfannenrand ist praktisch nicht möglich. Es wird aus diesem Grund eher die Sehne am Rabenschnabelfortsatz befestigt. Es besteht auch die Möglichkeit, die abgerissene Sehne unter Spannung mit dem kurzen Bizepskopf zu verflechten. Wesentliche Funktionsbesserungen sind nach diesen Maßnahmen nicht zu erwarten.
Differentialdiagnostisch müssen Verletzungen der distalen Bezipssehne abgegrenzt werden. Sie sind selten und entstehen durch offene Hieb-, Stich- oder Schnittverletzungen.

g) Die habituelle Schulterluxation

Eine *traumatische Schulterluxation* führt zu einer Zerreißung der Schultergelenkskapsel und häfig zu einem Abriß der faserigen Gelenklippe, zum Teil auch zu einem knöchernen Ausriß. Bei älteren Patienten treten nicht selten gleichzeitig Sehnenrupturen, z. B. am Supraspinatus auf. Die Anatomie des Schultergelenkes und die nach einer einmaligen Verrenkung aufgetretenen Schäden an Gelenk und Kapsel *prädisponieren eindeutig zu weiteren Verrenkungen.*
Bei der traumatischen wie bei der habituellen Schulterlucation handelt es sich in der Überzahl um Luxationen nach vorne. Luxationen nach hinten sind außerordentlich selten.

Therapie: Die sorgfältige Behandlung der frischen erstmaligen Schultergelenksluxation ist entscheidend darüber, ob eine habituelle Luxationsneigung entsteht oder nicht. Falls der Luxationsmechanismus einmal eingespielt ist und die Abschleifung der Gelenklippe sowie die ausgeweitete Kapsel immer erneute Luxationen erleichtern, bleibt nur der Weg zu einer operativen Revision. Eine Vielzahl von Methoden ist angegeben. Es handelt sich einmal um Kapseloperationen (Raffung der ausgeweiteten Kapsel), um Muskeloperationen (Verlagerung des M. subscapularis), Faszienplastiken und schließlich knöcherne Operationen (Einschlagung eines Knochenspans am unteren Pfannenrand zur Verhinderung einer Reluxation). Schließlich werden auch Innendrehosteotomien des Oberarmknochens zur Verhinderung der Reluxation mit Erfolg durchgeführt. Nach einer 3- bis 6wöchigen Ruhigstellung kann in mehrwöchiger krankengymnastischer Übungsbehandlung das normale Bewegungsausmaß des Schultergelenkes wiedererlangt werden, ohne daß es bei den heute üblichen Operationsmethoden nochmals zu Luxationen kommt.

11. Erkrankungen des Ellbogengelenkes

a) *Anatomie*

Das Ellbogenscharniergelenk erlaubt eine Beuge-Streckfähigkeit zwischen 45 und 180°. Hinzu kommt die Beweglichkeit im proximalen Radio-Ulnar-Gelenk, die eine Rotation des Unterarmes um 180° erlaubt. Bei voller Streckung im Ellbogengelenk zeigt sich eine physiologische Valgusstellung von 10°. Eine Verstärkung dieser Valgusstellung nennt man *Cubitus valgus* (nach auswärts geknickt), eine Verringerung *Cubitus varus* (O-förmig gebogen bzw. gekrümmt).

b) *Die angeborene Luxation des Radiusköpfchens*

Es handelt sich um eine angeborene Dysplasie (Fehlentwicklung) des Radiusköpfchens, möglicherweise um ein primär gestörtes Längenverhältnis zwischen Elle und Speiche. Das Radiusköpfchen luxiert leicht unter dem Ligamentum anulare. Klinisch kann hierdurch eine Beugebehinderung oder Streckeinschränkung resultieren, je nachdem, ob die Radiusköpfchenluxation nach vorn oder nach hinten auftritt.

Therapie: Nur bei einer schweren Behinderung wird man sich zu einem operativen Vorgehen entschließen. Es bietet sich dabei eine Fixierung des Radiusköpfchens durch eine Faszienschlinge oder Duraplastik an. Duraplastik ist eine plastische Operation, bei der mit Kälte behandelte Dura (harte Hirnhaut) verwendet wird. Nur in seltenen Ausnahmen wird man als palliative Maßnahme eine Resektion des Radiusköpfchens durchführen.

Differentialdiagnostisch ist die angeborene Luxation von einer traumatischen Subluxation des Radiusköpfchens zu unterscheiden. Diese Verletzung entsteht charakteristischerweise dadurch, daß ein Erwachsener versucht, ein Kind, das er an der Hand führt, vor dem Stürzen zu schützen *(Pronatio dolorosa)*. Der Zug am Unterarm bei gestrecktem Ellbogen kann die Subluxation des Radiusköpfchens unter dem Ligamentum anulare (Ringband-Verstärkungsband des Ellbogengelenks) bewirken. Im Anschluß daran hält das klagende Kind den Ellbogen in gebeugter Stellung und verweigert jegliche Bewegung des Armes. Falls sich die Subluxationsstellung nicht spontan beseitigt, kann durch eine Beugebewegung am Ellbogen bei leichter Supination des Unterarmes die Reposition erlangt werden.

c) *Die Epicondylitis humeri*

Synonym: Der Tennisellenbogen.

Der Patient klagt im Anschluß an wiederholte Überanstrengung der Streckmuskeln des Unterarms über lokalisierte Empfindlichkeit und Druckschmerz an der Ursprungsstelle der Strecksehnen am Epicondylus humeri. Die Greiffähigkeit der Hand kann durch die Schmerzen behindert sein. Es handelt sich um eine degenerative Erkrankung an der Übergangsstelle der Sehne in Periost und Knochen. Sie werden deshalb auch als *Periostosen* geführt. Hierbei überschneiden sich degenerative und entzündliche Erscheinungen. Man benützt deswegen auch den Begriff *Tendopathie*.

Therapie: Örtliche Wärmeanwendungen und durch die Haut wirkende antientzündliche Mittel in Form von Einreibungen sind das einfachste Mittel. Eine vorübergehende Ruhigstellung in einer Oberarmgipsschale kann die reflektorischen Beschwerden zum Abklingen bringen. Bei stärkerem Lokalbefund empfiehlt es sich, eine örtliche Injektion mit Kortikosteroiden vorzunehmen. Nur beim Versagen der konservativen Methoden ist eventuell ein operatives Vorgehen sinnvoll. durch die bogenförmige Umschneidung des Extensorenursprungs ist eine Schmerzunterbrechung zu erwarten. Die örtliche *Denevierung* läßt bei der *Operation nach Hohmann* mit 80% Wahrscheinlichkeit Beschwerdefreiheit erwarten.

d) *Bursitis olecrani*

Eine Entzündung des Schleimbeutels über dem Olecranon findet man häufig als Folge wiederholter Traumatisierung der Ellbogenspitze. Es kommt rasch zu einer schmerzlosen Schwellung des Schleimbeutels, manchmal bis zu Orangengröße. Der Schleimbeutel ist mit Blut oder blutig tingierter Synovialflüssigkeit gefüllt. Die Bursitis olecrani kommuniziert nicht mit dem Ellbogengelenk.

Therapie: Therapeutisch empfiehlt es sich, den Erguß abzusaugen, lokal Kortikosteroide zu injizieren und anschließend einen Druckverband anzulegen. Falls durch eine solche Behandlung eine Abheilung nicht erzielt wird, kann die Bursa operativ exstirpiert werden.

12. Erkrankungen des Handgelenkes und der Hand

Untersuchung

Farbe, Falten, Narben und die normalen Konturen werden überprüft. Palpatorisch sucht man nach Stellen vermehrter Empfindlichkeit oder Schwellung. Wichtig ist insbesondere die Inspektion des Daumenballens (Thenar) und des Kleinfingerballens (Hypothenar).

Das *Bewegungsausmaß* im Handgelenk wird überprüft. Normalerweise ist eine Dorsalflexion bis 90° und eine Volarflexion bis 50° aus der Neutralposition möglich. Während die ellenwärtige Abspreizung bis 40° gelingt, ist die speichenwärtige Abspreizung normalerweise im Handgelenk nur bis 25° möglich. An den Mittelhandfingergelenken ist die Beugung bis 90° üblich, eine Überstreckung bis annähernd 20°. An den Interphalangealgelenken (zwischen den Finger- und Zehengelenken) der Finger sollte jeweils eine Beugung von 90° möglich sein. Im Daumensattelgelenk erwartet man eine Beugefähigkeit um 50°.

Die *aktive Fingerfunktion* wird überprüft. Die dorsalen Interossei erlauben eine Spreizbewegung, wohingegen die volaren Interossei das Zusammenpressen der Finger ermöglichen. Die Fingerflexoren und Fingerextensoren werden ebenso in ihrer Funktion überprüft, wie die Lumbricales. Während die oberflächlichen Fingerflexoren die körpernahen Langfingergelenke beugen, sind die tiefen Fingerflexoren für die Beugung in den Endgelenken zuständig. Die Beugefunktion der Lumbricales betrifft die Langfinger-

grundgelenke, wobei zur ausschließlichen Überprüfung die Finger gestreckt gehalten werden müssen.
Man wird immer auch einen Vergleich der groben Kraft zwischen rechts und links anstreben. Dies ist ebenso wichtig wie ein Vergleich feiner Bewegungen und des Spitzgriffes. Eine genaue neurologische Untersuchung zum Ausschluß von Sensibilitätsstörungen im Bereich des Nervus radialis, ulnaris und medianus rundet die Untersuchung ab.

A. Angeborene Fehlbildungen an Handgelenk und Hand

a) Dysmelien

Ursachen der Mißbildung

Von einer Mißbildung spricht man, wenn es zu einer Abweichung im anatomischen Bau eines Organs kommt, die sich im Laufe des fötalen Lebens eingestellt hat. Diese kann von der Erbmasse bedingt oder intrauterin erworben sein. Auch wenn Mißbildungen bei Geschwistern auftreten, ist dies noch nicht als Beweis dafür anzusehen, daß ein Erbleiden vorliegt. Es können auch hier exogene Ursachen, wie z. B. ungünstige Verhältnisse in utero in frage kommen. Als Ursachen für menschliche Mißbildungen sind bekannt

- endogene: Erbmasse, Spontanmutation
- intrauterine Schädigung durch O_2-Mangel, Virusinfektionen, homonale Störungen, Vitaminmangel, physikalische Insulte, Medikamente.

Die Gliedmaßenfehlbildungen wurden bisher als Erbleiden aufgefaßt, da ein gehäuftes Auftreten bei Verwandtenehen bekannt war. In den Jahren 1959–1962 wurden plötzlich vermehrt Fehlbildungen an Gliedmaßen festgestellt. Man fand heraus, daß ein Schlafmittel (Contergan®, internationaler Name: Thalidomid) in einer bestimmten Zeit der Schwangerschaft eingenommen, solche Mißbildungen hervorrufen könnte. Die *Thalidomidembryopathie* kombiniert Fehlbildungen an den Gliedmaßen wie Phokomelie und Ektromelie mit Störungen des Wirbelsäulenaufbaus, des Herzens, der Ohren und der Augen.

aa) Amelie

Fehlen der gesamten Gliedmaße. Der Ohnarmer ist gezwungen, eine außerordentliche Geschicklichkeit in seinen Beinen und Füßen zu entwickeln. Der Beinlose wird zur Erlangung seiner Gehfähigkeit prothetisch versorgt werden.

bb) Peromelie

Das äußere Bild entspricht dem Zustand wie nach einer Amputation (Spontanamputation). Eine Prothesenversorgung wird je nach Stumpflänge an den oberen und unteren Gliedmaßen ausgeführt. Bei einer Peromelie am Arm erfolgt die Versorgung mit einem aktiven Greifarm frühzeitig, um ein beidhändiges Hantieren zu ermöglichen.

cc) Phokomelie

An den Schultern oder am Becken sitzen rudimentäre Hand-, Ober- oder Unterarm- bzw. Unterschenkel- oder Fußreste an (Robbengliedrigkeit). Die prothetische Versorgung für Phokomelien der oberen Gliedmaßen erfolgt wie bei der Amelie. Die Situation ist günstiger, da die phokomelen Stummel häufig aktive Beweglichkeitsreste haben, womit z. B. eine pneumatische Prothese gesteuert werden kann. Gliedmaßenreste dürfen deswegen aus kosmetischen Gründen nur dann amputiert werden, wenn nach genauer Prüfung keinerlei Funktion damit ausgeübt werden kann.

dd) Ektromelie

Es handelt sich um teilweise oder ganze Defekte an den Röhrenknochen, wie z. B. am Oberarm, an der Speiche oder der Elle.

- Der totale Humerusdefekt ist selten, häufiger finden sich Verkürzungen oder Teildefekte. Wichtig ist eine differentialdiagnostische Abgrenzung gegenüber einer geburtsbedingten Schädigung oder einer Säuglingsosteomyelitis. Bei angeborenem Humerusdefekt erübrigt sich meist eine prothetische Versorgung, da die Behinderung in der Regel gering ist.

- Der angeborene Radiusdefekt, die radiale *Klumphand,* geht mit Verkürzung der Speiche in allen Variationen einher. Die Verkürzung dieses Unterarmknochens führt immer zu Funktionsbehinderungen und Fehlstellungen im Bereich der Hand, der radialen Klumphand (Abb. 43).
  Bei der kompletten Aplasie fehlt meist auch das Kahnbein, das große Vielecksbein und der Daumen, somit die ganze radiale Handpartie. Die Minusvariante der Speiche bedingt *speichenwärtige Abweichungen im Handgelenk,* die um so hochgradiger sind, je stärker der Radiusdefekt ausgebildet ist. In Extremfällen kann es sich um rechtwinklige, unter Umständen sogar um spitzwinkelige Abknickungen der Hand radialwärts handeln. Bei solchen hochgradigen Defekten fehlt die Gelenkfläche für das Handgelenk, auch bei intensiven Schienungsmaßnahmen wird die Hand immer wieder in die Klumpstellung abweichen. Dies ist eine für die Funktion der langen Fingermuskeln ungünstige Stellung. Die Zugrichtung ist geändert, die Kraftentfaltung gemindert.
  Therapeutisch wird man vom Kindesalter an in Etappen zu redressieren versuchen, bei geringer Ausprägung auch durch eine Gipsfixation die radiale Abduktion beseitigen können. Bei schweren Fällen wird die Fehlstellung immer erheblich bleiben. Am älteren Kind wird durch eine Walklederhülse, vor allem in Ruhezeiten, die Korrekturstellung fixiert. Mit Abschluß des Wachstums besteht die Möglichkeit einer Versteifung zwischen der Handwurzel und der Elle in Streckstellung. Eine solche Maßnahme darf nur dann durchgeführt werden, wenn sichergestellt ist, daß *postoperativ keine Funktionsminderung* eintritt. Vor jeder operativen Maßnahme für eine radiale Klumphand muß ein *Funktionstest* durch die Beschäftigungstherapeutin durchgeführt werden.

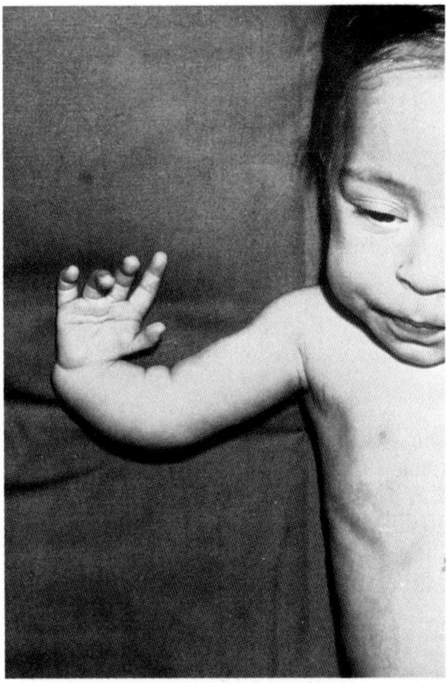

Abb. 43 Radiale Klumphand

Die Hypoplasie oder Aplasie der Elle wird wesentlich seltener beobachtet als der Radiusdefekt. Eine Fehlstellung im Handgelenk resultiert daraus nicht. Fast immer fehlt jedoch auch der 4. und 5. Fingerstrahl bei dieser Fehlbildung. Sofern keine Fehlstellung besteht und auch die Greiffunktion in der Hand nicht behindert ist, erübrigen sich therapeutische Maßnahmen.

b) Die Madelung-Deformität

Die Fehlbildung des Handgelenkes entsteht durch ein überschießendes Wachstum der Ulna im Vergleich zum zurückbleibenden Radius. Neben der angeborenen Form kann diese Fehlbildung auch dadurch entstehen, daß das Radiuswachstums durch eine Verletzung oder eine Infektion im Bereich der Epiphyse gestört wurde.

Äußerlich sichtbar wird die Fehlbildung meist erst im Schulalter. Das Handgelenk erscheint bajonettförmig verschoben. Die Handgelenksstreckung und Radialabknickung ist eingeschränkt, während die Beugung vermehrt möglich ist. Die zunächst beschwerdefreien Patienten klagen mit fortschreitendem Alter aufgrund der ungünstigen Gelenksituation über zunehmende Beschwerden.

Therapie: Therapeutisch am dankbarsten ist eine Verkürzungsosteotomie der Ulna nach Abschluß des Wachstums, um eine regelrechte Stellung im Verhältnis zum Radius zu erzielen.

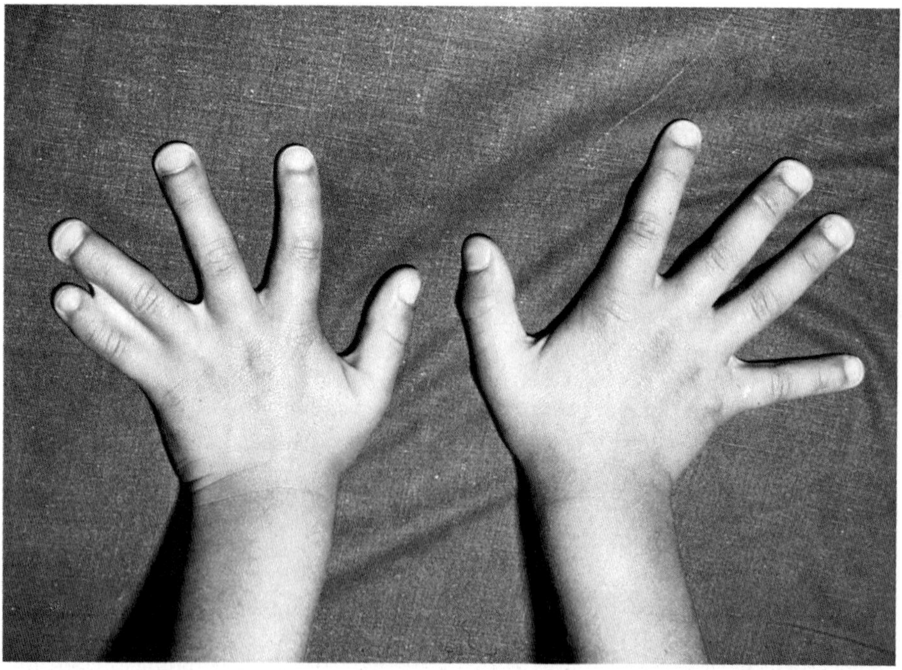

Abb. 44 Syndaktylie zwischen 4. und 5. Finger links

c) *Die Syndaktylie* (Abb. 44)

Es handelt sich um eine Verwachsung von 2 oder mehreren Fingern (Abb. 44), ist die ganze Hand betroffen, spricht man von einer Löffelhand. Die Syndaktylie hat unterschiedliche Ausprägung von der hohen Teilung oder Schwimmhautbildung, über Teilverwachsungen der Finger, bis hin zur völligen Verwachsung mit gleichzeitiger Verschmelzung der Fingerknochen (Synostose).

Therapie: Da eine Syndaktylie zwischen zwei Fingern und erst recht eine Löffelhandbildung zu einer erheblichen Einschränkung der Beweglichkeit der Finger und zu Fehlwuchs führt, empfiehlt sich im Vorschulalter eine *operative Spaltung* der Finger; durch eine sinnvolle Schnittführung und Deckung der entstehenden Defekte durch Vollhautläppchen wird eine freie Fingerbeweglichkeit und eine gute Funktion erreicht. Um ein Wiederzusammenwachsen der getrennten Syndaktylie zu verhindern, sollten postoperativ über längere Zeit Fingerspreizschienen getragen werden.

d) *Die Polydaktylie* (Abb. 45)

Auf erblicher Grundlage kann gelegentlich die Anlage überzähliger Finger oder Zehen beobachtet werden. Bei geringer Ausprägung kommt es lediglich zur Verdoppelung der Endglieder (Abb. 45).

Therapie: Frühestens mit 1–2 Jahren wird man den überschüssigen Finger oder die Zehe abtrennen. Man wartet bis zu diesem Zeitpunkt, da dann sowohl klinisch wie röntgenologisch besser unterschieden werden kann, welcher Teil der Ver-

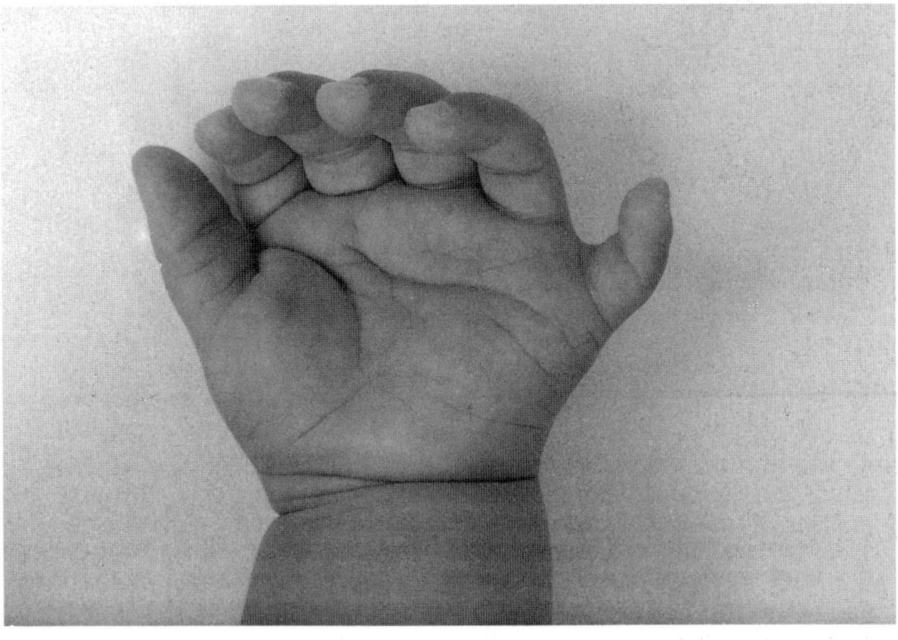

Abb. 45 Polydaktylie Hexadaktylie mit Ausbildung von 6 Fingern bei 1jährigem Mädchen

doppelung günstiger erhalten wird. Bei einer Polydaktylie randständiger Finger wird man sich nur zur Abtragung entschließen, wenn keine Funktionsminderung dadurch entsteht.

e) Die Spalthand (Abb. 46)

Bei dieser familiär ausgebildeten Deformität fehlen die drei Mittelfinger, während der Kleinfinger und der Daumen normal ausgebildet sind. Eine solche Spalthand ist funktionell nicht ungünstig, bildet jedoch für die davon betroffenen Patienten ein erhebliches kosmetisches Problem (Abb. 46). Diese dominant erbliche Krankheit ist häufig auch mit Spaltbildungen an den Füßen vergesellschaftet.

Therapie: Therapeutisch sind die Möglichkeiten sehr beschränkt, da jede kosmetische Besserung durch einen erheblichen Funktionsverlust erkauft würde. Lediglich im Bereich der Spaltfußbildung kann durch eine operative Verringerung des Spaltes unter Umständen eine bessere Auftrittsfläche geschaffen werden.

B. Erworbene Erkrankungen an Handgelenk und Hand

a) Die Handgelenksarthrose

Eine Handgelenksarthrose entsteht als Folge einer Radiusfraktur, einer Navikularfraktur, einer Mondbeinluxation oder einer Luxationsfraktur der Handwurzelknochen.

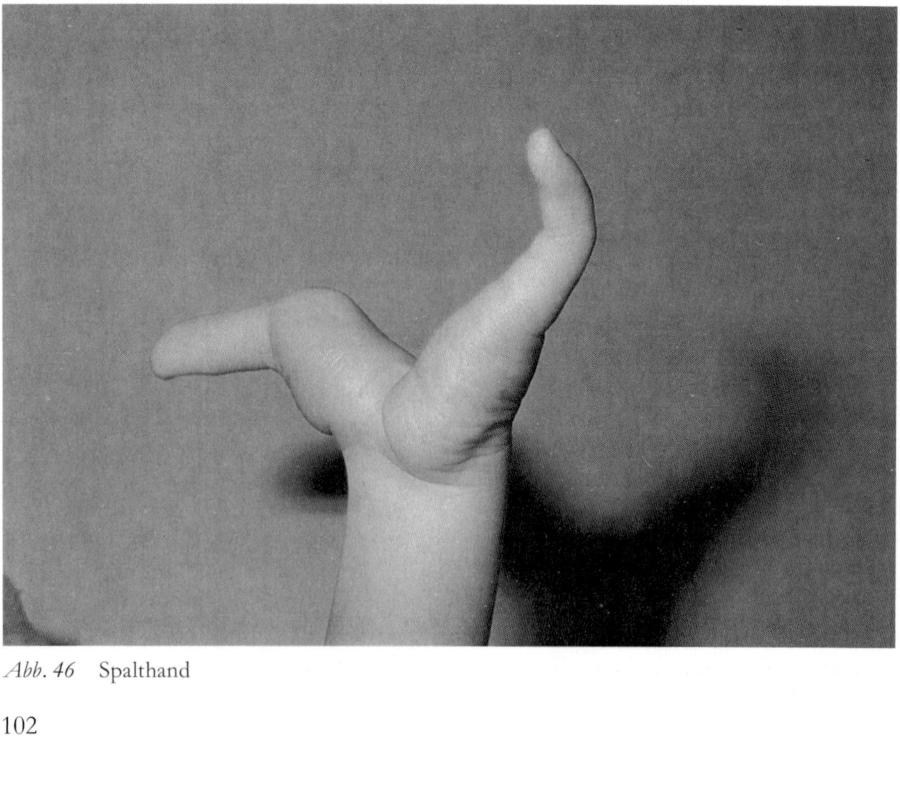

Abb. 46 Spalthand

Klinik: Klinisch sind die Weichteile des Handgelenkes verdickt, nicht selten besteht ein Erguß ins Handgelenk hinein. Die Bewegung ist limitiert und schmerzhaft. Die röntgenologische Untersuchung zeigt die Unterbrechung der Knochenkonturen oft mit erheblicher Sklerose sowie Unregelmäßigkeit und *Verengerung des Gelenkspaltes.*
Differentialdiagnostisch muß eine Handgelenkstuberkulose und eine primär chronische Polyarthritis ausgeschlossen werden. Das Trauma in der Vorgeschichte und die röntgenologisch feststellbaren knöchernen Veränderungen helfen weiter.

Therapie: Durch eine nach Gipsabguß angefertigte Lederhülse wird eine Ruhigstellung und Besserung der Schmerzsymptomatik erzielt. In schweren Fällen hilft nur die *Arthrodese* des Handgelenkes. Die Indikation zur Handgelenksversteifung kann nur im Einklang mit den beruflichen Erfordernissen des Patienten und der hierbei benötigten Handfunktion gestellt werden.

b) Das Carpaltunnelsyndrom

Es liegt eine *Kompression des Medianusnerven* unterhalb des Ligamentum transversum carpi vor. Diese Nervenkompression bedingt Schmerzen und Parästhesien in den sensibel versorgten Handbezirken (Innenseite des Daumens, Beugeseite des Zeigefingers und die Hälfte des Mittelfingers). Ursächlich kommen für diese Einengung des Medianusnerven neben in Fehlstellung verheilten Brüchen am Handgelenk auch die Gicht, eine primär chronische Polyarthritis oder andere entzündliche Veränderungen an den Beugesehnen in Frage. Typischerweise nehmen die Schmerzen nachts zu. Sie zwingen den Patienten, die Hand zu schütteln und sie in warmes Wasser zu halten. Neben den *Sensibilitätsstörungen* und den *Schmerzen* kann es in fortgeschrittenen Fällen zu einer deutlichen *Schwäche der Opponensmuskulatur* des Daumens kommen, der Daumenballen kann atrophieren.

Therapie: Falls die lokale Injektion von Cortison keine dauerhafte Besserung bringt, bleibt der Weg einer chirurgischen Spaltung des Ligamentum transversum im Handgelenk, um so eine Druckentlastung des Medianusnerven zu erreichen. Die Freilegung des Medianusnerven im Carpaltunnel hat mit aller Sorgfalt zu geschehen, um auch die feinen Äste zur Daumenmuskulatur zu schonen. Die derbe, bindegewebige Hülle der Nerven wird sinnvollerweise unter dem Mikroskop gespalten (mikrochirurgische Neurolyse).

c) Die Volkmann-Kontraktur

Synonym: Ischämische Kontraktur

Es handelt sich um eine Kontraktur der Unterarm- und Handgelenksbeugemuskulatur, die zu einer typischen Deformierung des Handgelenkes und der Finger führt (Abb. 47).
Ursächlich führt vor allem die unzureichend behandelte *suprakondyläre Oberarmfraktur des Kindes* mit nachfolgender arterieller und venöser Durchblutungsstörung zu diesem Zustandsbild. Neben einer direkten Verletzung der Unterarmarterie durch Knochenfragmente ist das nachfolgende Ödem, womöglich durch einen eng sitzenden zirkulären Gipsverband ausgelöst, für die Ischämie der Unterarm- und Handmuskulatur verantwortlich (Volkmannsche Ischämie).

Klinik: Die wichtigsten ersten Zeichen einer beginnenden Volkmann-Ischämie sind *Schmerzen* im Unterarm, *Blässe* der Finger und Gefühlsstörungen an Hand und Arm, nicht selten vergesellschaftet

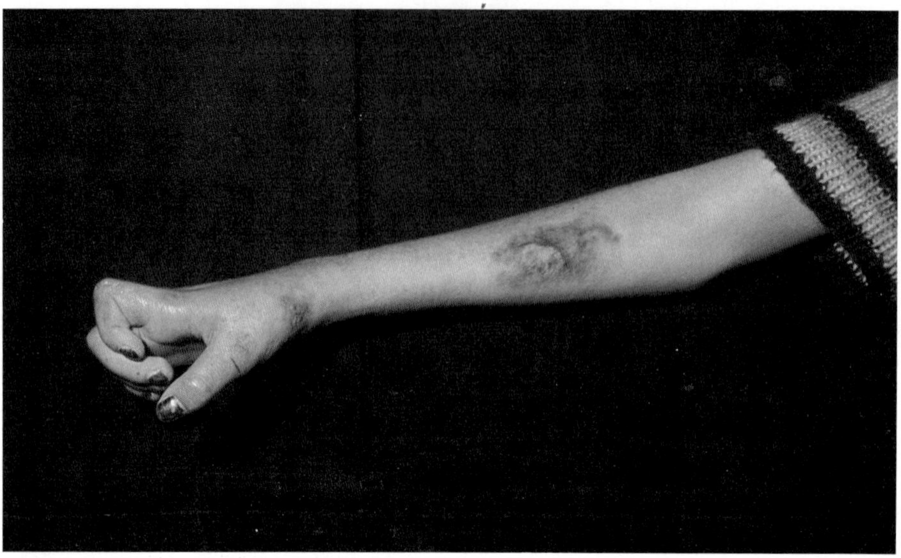

Abb. 47 Volkmann-Kontraktur

mit einer *Lähmung* der Handmuskulatur. Der *Radialispuls* läßt sich nicht tasten. Die Finger werden in Beugung gehalten, die aktive und passive Streckung verursacht Schmerzen.

Bei einer *ausgebildeten Volkmann-Kontraktur* besteht eine Beugefehlhaltung im Handgelenk und den Interphalangealgelenken, sowie eine Überstreckung in den Grundgelenken der Finger. Durch die ischämische Störung am Medianusnerven kann die Hand ganz oder teilweise gefühllos sein. Eine gleichzeitige Schädigung des Ulnarisnerven bedingt eine Schwäche der Lumbricales und Interossei mit dem Unvermögen, die Finger zu spreizen und im Grundgelenk zu beugen. Durch das Übergewicht der Streckmuskulatur wird die Krallenstellung verstärkt (Abb. 47).

Therapie: Höchste Vorsicht ist angezeigt, falls für eine traumatische Verletzung im supracondylären Bereich am Ellbogen oder am Unterarm die Anlegung eines zirkulären Gipses notwendig wird. *Merke:* Bei den ersten Anzeichen einer Ischämie muß der zirkuläre Verband bis auf den letzten Faden aufgetrennt und danach der Puls kontrolliert werden. Falls der Radialpuls nach einer solchen Maßnahme nicht wiederkehrt, muß unter Umständen die Armarterie operativ revidiert werden.

In jedem Fall muß dafür gesorgt werden, daß ein unter Umständen spastischer Gefäßabschnitt von Druck befreit und somit die normale Zirkulation wieder eintreten kann. In Ausnahmefällen kann hierfür eine Arteriotomie mit Thrombektomie, manchmal auch eine Gefäßplastik notwendig werden.

Bei der *voll ausgebildeten Kontraktur* liegt eine erhebliche narbige Schrumpfung der Beugemuskeln am Unterarm vor. Das Bindegewebe hat seine Gleitfähigkeit verloren. Eine regelrechte Zwangsjacke behindert das normale Muskelspiel. Eine krankengymnastische Übungsbehandlung, über längere Zeit durchgeführt, kann eine Besserung des Zustandsbildes und der Funktion bringen. Gleichzeitig wird man durch Schienenkonstruktionen versuchen, eine Dehnung der Kontraktur zu erzielen *(Quengelbehandlung)*. Beim Versagen der krankengymnastischen Behandlung empfiehlt sich die operative Spaltung der Unterfaszie mit gleichzeitiger Freilegung des Nerven (Neurolyse). Die kontrakten Muskeln werden vom Ursprung abglöst und zum Teil verlängert, um Teilfunktionen der Hand und Finger wiederherzustellen.

d) Das Sudeck-Syndrom

Ätiologie: Die von Sudeck 1900 erstmals beschriebene entzündliche Knochenatrophie wird durch eine Zirkulationsstörung ausgelöst, die den Knochenabbau und -aufbau stört. Die trophische Störung ist durch eine anhaltende *Gewebsazidose* charakterisiert. Das Auftreten einer Sudeck-Dystrophie setzt eine vegetative Dysregulation voraus, die zu einem Spasmus der Kapillaren und einem Stocken des Gefäßflusses führt. Eine psychische Komponente scheint ebenfalls eine Rolle zu spielen.
Als *auslösende Ursachen* kommen vor allem Knochenverletzungen in Frage, hierbei insbesondere die distale Radiusfraktur. Auch Gefäßverletzungen, eine Operation, des weiteren Erfrierungen, Verbrennungen, Strahlenschäden, Entzündungen, Lymphstauungen und Venenthrombosen können den Prozeß einleiten.

Klinik: Zahlenmäßig spielt die Sudeck-Dystrophie im Anschluß an eine Radiusfraktur die wichtigste Rolle. Eine Prophylaxe gegen eine Sudeck-Dystrophie besteht darin, daß die primäre Behandlung bei dem Verletzten schonend erfolgt, wiederholte Nachrepositionen vermieden werden und im Gipsverband eine exakte Ruhigstellung mit Schmerzfreiheit erlangt wird. Alle nicht ruhiggestellten Gebiete sollten frühzeitig systematisch bewegt werden.
1. Phase: Der Beginn einer Sudeck-Dystrophie kündigt sich durch Temperaturerhöhung an. Die Haut ist zunächst rot, später zyanotisch verfärbt. Ein brennender Spontanschmerz wird angegeben. Ein teigiges Ödem und eine Glanzhaut gehen mit druckempfindlicher Muskulatur einher. Die Bewegungen an den Gelenken sind schmerzbedingt eingeschränkt. Röntgenologisch findet sich in der ersten Phase der Sudeck-Dystrophie eine mäßige fleckige Entkalkung des Fingerskeletts.
2. Phase: Die Haut ist grau oder blaß zyanotisch, kühl und kälteempfindlich. Die Schrumpfungstendenz des Bindegewebes führt zu einer Gelenkeinsteifung. Die Muskulatur wird fortschreitend verschmächtigt, die Schmerzen werden geringer und treten nur noch bei Belastung auf. Fuß- oder Fingernägel werden brüchig, die Haare fallen aus. Röntgenologisch finden sich größere Aufhellungsherde mit schleierartigem Bild. Die Kortikalis ist wie mit dem Bleistift nachgezogen.
3. Phase: Die Gliedmaße ist verschmächtigt, die Haut blaß und kühl. Das Subkutanödem ist jetzt völlig abgeklungen. Es besteht eher eine vermehrte Hautverschieblichkeit. Die Muskulatur ist erheblich atrophiert. Infolge der Kapselschrumpfung sind die Gelenke stark in der Bewegung eingeschränkt. Im Endstadium zeigt sich die Spongiosa grobmaschig aufgehellt, die Kompakta ist schmal.

Therapie: In der ersten Phase geht es darum, die irritierenden Faktoren zu beseitigen. Die erkrankte Extremität wird in Mittel- und Gebrauchsstellung *ruhiggestellt*. Die Beübung der kontralateralen Seite ist zur Erzeugung einer *konsensuellen (übereinstimmenden) Hyperämie* notwen-

dig. Auch die nicht betroffenen Gebiete der befallenen Gliedmaße können beübt werden, bis dies ohne Schmerzen im Entzündungsbereich möglich ist. Solange noch eine lokale Temperaturerhöhung, ein weiches Ödem und eine gesteigerte Schweißneigung bestehen, sollte der befallene Abschnitt in keiner Weise gymnastisch beübt oder mit Massage behandelt werden.
Medikamentös ist die Gabe eines Glukocorticoids, wie Cortison oder Prednison empfohlen, damit dieses als Mesenchymbremse die akuten Erscheinungen abklingen läßt. Durchblutungsfördernde Mittel sollen die präkapillaren Spasmen, die Stase und Gewebsazidose beheben.
In der 2. Phase wird bei einer aktiven Übungsbehandlung das kontrakte Gewebe gedehnt. Zwischen den einzelnen Behandlungssitzungen wird weiter ruhiggestellt. Passive Übungen sollten jeweils nur bis zur Schmerzgrenze durchgeführt werden. Durchblutungsfördernde Mittel sind angezeigt.
In der 3. Phase wird man neben einer passiven Dehnung zur Beseitigung der Kontrakturen durch Gymnastik und Quengelbehandlung, unter Umständen operativ eine Stellungskorrektur anstreben.

Die Tendovaginitis stenosans

Synonym: De Quervain-Krankheit, Styloiditis radii.

Es handelt sich um eine Wandverdickung und Verengung der Sehnenscheide des Daumenabspreizers und Daumenstrekkers, diese beiden Sehnen ziehen gemeinsam im ersten Sehnenfach über den Processus styloides radii hinweg. Die Sehnenscheide ist verdickt und geschrumpft und erschwert so das Durchgleiten der Sehnen.

Klinik: Der Patient klagt über langsam zunehmende Beschwerden über dem Processus styloides des Radius, oft mit Ausstrahlungen auf den Daumenrücken, das Daumensattelgelenk und die Streckseite des Unterarmes. Die Schmerzen treten vor allem bei Abspreizen und Strecken des Daumens auf, wie z. B. beim Drehen eines Türknopfes oder beim Anheben einer Milchflasche. Bei der Untersuchung kann man häufig die verdickte Sehnenscheide und den schmerzempfindlichen Processus styloides radii tasten. Als richtungsweisend gelten Schmerzen im Handgelenk, die auftreten, sobald die in neutraler Position gehaltene Hand, bei in die Hand eingeschlagenem Daumen, ellenwärts abgebogen wird.
Differentialdiagnostisch muß eine degenerative Arthrose des Handgelenkes und insbesondere eine Navikularpseudarthrose ausgeschlossen sein.

Therapie: Bei frühem Aufsuchen des Arztes kann durch eine Gipsruhigstellung ein Abklingen der klinischen Symptome erzielt werden. In fortgeschrittenen Fällen wird man zunächst eine lokale Injektion von Corticosteroiden in die Sehnenscheide durchführen. In therapieresistenten Fällen wird man sich dazu entschließen, operativ die Sehnenscheide zu eröffnen, um eine Druckentlastung zu bringen.

Schnellender Finger

Synonym: Pollex flexus, Pollex crepitans.

Es liegt eine *Störung* in der *Sehnengleitbahn der Fingerbeuger* in Höhe des Grundgelenkes vor. Meist ist die Ursache eine ringförmige Verdickung der Sehnenscheide, die zu einer spindelförmigen Anschwellung der Sehne führt. Bei der Beuge-/Streckbewegung kommt es zu einem ruckartigen Durchrutschen der Sehne durch den Engpaß. Der Patient spürt bei

der Beugung und Streckung ein »Schnellen« des Fingers, das schmerzhaft sein kann.
Der schnellende Daumen des Kleinkindes beruht auf einer Verengung des Ringbandes und führt sekundär ebenfalls zu einer spindeligen Auftreibung der Beugesehnen. Falls ein Schnellen nicht mehr möglich ist, kommt es zur Ausbildung einer Beugekontraktur am Daumen (Pollex flexus).

Therapie: Die Behandlung des schnellenden Fingers, ebenso wie des schnellenden Daumens, besteht in einer operativen Spaltung der Sehnenscheide bzw. des Ringbandes von einem Querschnitt in der Fingerbeugespalte aus. Nach der Spaltung des Ringbandes ist die freie Beuge-/Streckfähigkeit wieder möglich.

g) Das Ganglion

Synonym: Überbein.

Ganglien entstehen als Aussackungen der Gelenkkapsel oder als versprengte Gewebskeime. Der Lieblingssitz der Ganglien ist das Handgelenk, seltener finden wir sie an Knie- oder Fußgelenken. Die ursächliche Entstehung des Ganglions oder Überbeins ist unbekannt. Es kann spontan verschwinden, nach wenigen Wochen aber wieder erneut auftreten. Die Gelenkflüssigkeit enthaltenden Aussakkungen bilden vor allem ein kosmetisches Problem und sind in vereinzelten Fällen Ursache für lokalen Schmerz. Die Zysten können einkammerig oder auch mehrkammerig sein. Mikroskopisch sind sie mit Synovialzellen ausgekleidet.

Therapie: In der Regel wird man sich abwartend verhalten. Die einfache Zerschlagung oder Aspiration des Ganlioninhaltes führt oft zum Rezidiv. In Ausnahmefällen wird man ein Ganglion operativ abtragen.

h) Lunatummalazie

Siehe 5. Kapitel: Aseptische Nekrosen.

i) Navikularpseudarthrose

Von den Frakturen, die sich im Handwurzelbereich abspielen, kommt der Kahnbeinfraktur eine besondere Rolle zu. *Kahnbeinbrüche* werden bei der Primärversorgung einer Handgelenksverletzung *häufig übersehen,* da sie sich röntgenologisch nur in einer sorgfältig beurteilten Drehserie erkennen lassen. Weiterhin muß eine relativ *ungünstige Blutversorgung des Kahnbeins* dafür angeschuldigt werden, daß diese Verletzung außerordentlich leicht zur Pseudoarthrosenbildung neigt. Möglicherweise sind auch die besonderen mechanischen Bedingungen hierfür verantwortlich, da das Naviculare sowohl der proximalen wie der distalen Handwurzelreihe angehört und somit bei jeder Handbewegung beansprucht wird. Die Falschgelenkbildung zwischen den beiden Frakturteilen kündigt sich durch einen röntgenologisch feststellbaren Aufhellungsschatten, später auch durch eine regelrechte Abdeckelung an.

Therapie: Bei einer echten Pseudoarthrose mit entsprechenden Beschwerden beim Greifen, Deckel öffnen, Türklinken bedienen u. ä. kann nur operativ eine Ausheilung erzielt werden. Am günstigsten sind die Ergebnisse bei der sogenannten Matti-Russe-Plastik, bei der an dem Pseudarthrosebezirk spongiöser Knochen und Späne aus der Elle oder dem Becken eingebracht werden. Wichtig ist eine ausreichende postoperative Ruhigstellung von 3–4 Monaten.

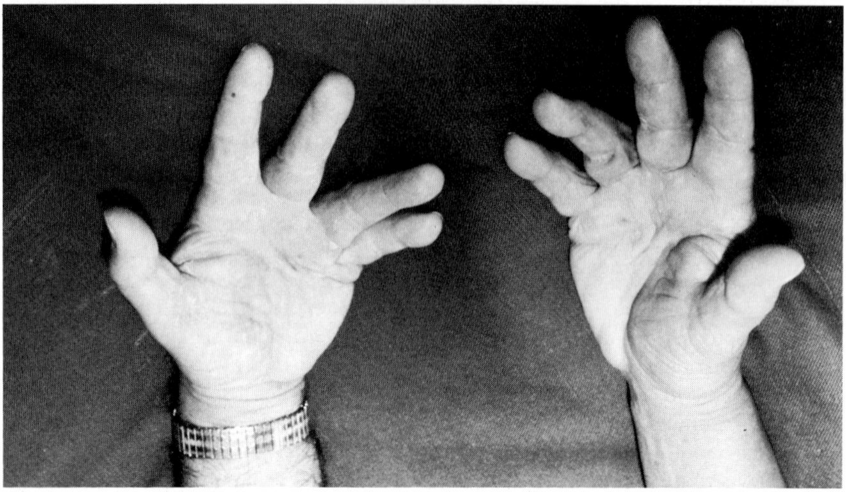

Abb. 48 Dupuytren-Kontraktur des 4. und 5. Fingers bds.

j) *Dupuytren-Kontraktur*

Eine Fibrose und Kontraktur der Palmarfaszie führt aus noch bis heute unbekannten Gründen zu einer langsam zunehmenden Beugekontraktur, insbesondere des 4. und 5. Fingers. Befallen werden vor allem Männer mittleren Alters. Schmerzen werden durch diese fortschreitende Kontraktur nicht erzeugt. In ausgeprägten Fällen kann sie bis zur Gebrauchsunfähigkeit der Hand führen. Auch die darüberliegende Haut wird eingezogen und paßt sich der Verkürzung der Faszie an (Abb. 48).

Therapie: Bei gering oder mittelgradig ausgeprägter Dupuytren-Kontraktur älterer Patienten wird man von therapeutischen Maßnahmen Abstand nehmen. Die konservative Behandlung mit Quengelschienen, Segmentmassage, Novocain- und Cortison-Injektionen, auch Gabe verschiedener Vitamine wird kaum eine Änderung bringen. Als einzig wirksam hat sich die radikale chirurgische Exstirpation der kontrakten Palmaraponeurose erwiesen. Sie kann bei geeigneter Indikationsstellung eine volle Funktionsfähigkeit der Hand wiederherstellen.

Strecksehnenabriß

Bei einer plötzlich erzwungenen heftigen Beugung des gestreckten Fingerendgliedes kann es zum Ausriß der Strecksehne an der Insertionsstelle im Bereich des Endgliedes kommen. Bei Hausfrauen tritt der Strecksehnenabriß typischerweise beim Unterstecken des Bettuches auf, bei Sportlern nicht selten bei dem Versuch, einen Ball zu fangen. Das Endglied bleibt in halbgebeugter Stellung stehen. Eine passive Streckung ist zwar möglich, die Fähigkeit der aktiven Streckung ist jedoch verloren.

Therapie: Eine Fingerschiene (Maikäferschiene) mit Überstreckung des Endgelenkes bei Beugung des Mittelgelenkes über 6 Wochen aufrechterhalten, läßt die

Sehne an der Insertionsstelle wieder festwachsen. Das gleiche Resultat wird dadurch erzielt, daß das Endgelenk in überstreckter Stellung für 6 Wochen mit einem Kirschnerdraht fixiert bleibt.

13. Erkrankungen des Hüftgelenkes

a) Klinische Untersuchung

Der Patient wird beim Gehen, Stehen, im Sitzen und im Liegen beurteilt. Bei dem Gangbild wird darauf geachtet, ob ein Bein nachgezogen, abduziert oder außenrotiert gehalten wird. Die Art des Sitzens wird beobachtet, z. B. das Sitzen auf einer Gesäßhälfte zur Schonung der kontralateralenSeite, oder das Sitzen auf der vorderen Stuhlkante bei eingesteifter Hüfte. Es erfolgt die Ausmessung der *Hüftgelenksbeweglichkeit.* Um die volle Beuge-/Streckfähigkeit festzustellen, muß die Gegenseite maximal gebeugt werden. Eine etwa vorhandene Hüftbeugekontraktur der untersuchten Seite wird durch den *Thomas-Handgriff* herausgestellt (Abb. 49). Durch diesen Handgriff wird die lumbale Lordose, die eine Hüftbeugekontraktur verschleiern kann, ausgeglichen. Die Rotationsfähigkeit im Hüftgelenk wird bei einer Kniebeugung von 90° überprüft. Die Abduktions- und Adduktionsfähigkeit wird bei fixiertem Becken untersucht, um keine Täuschung durch einen Beckenschiefstand aufkommen zu lassen.

Das *Trendelenburg-Zeichen* gibt Auskunft über die Suffizienz der Hüftstrecker (Abb. 50). Eine Insuffizienz der kleinen Glutäen kann hervorgerufen sein durch eine Lähmung, durch eine Änderung der Zugrichtung oder eine relative Verlängerung infolge Trochanterhochstand oder durch ein Kopfgleiten bei einer Luxation. Der Patient wird aufgefordert, auf einem Bein zu stehen und das andere vom Boden aufzuheben. Normalerweise heben die Abduktoren das Becken auf der entgegengesetzten Seite an, um die Stabilität zu erhalten. In diesem Fall ist das Trendelenburg-Zeichen negativ. – Falls aufgrund verschiedener Ursachen dieser Mechanismus nicht funktioniert, fällt das Becken auf der nicht belasteten Seite ab, das Trendelenburg-Zeichen ist positiv.

Das klinisch sichtbare Hinken kann auf verschiedene Ursachen zurückgeführt werden:

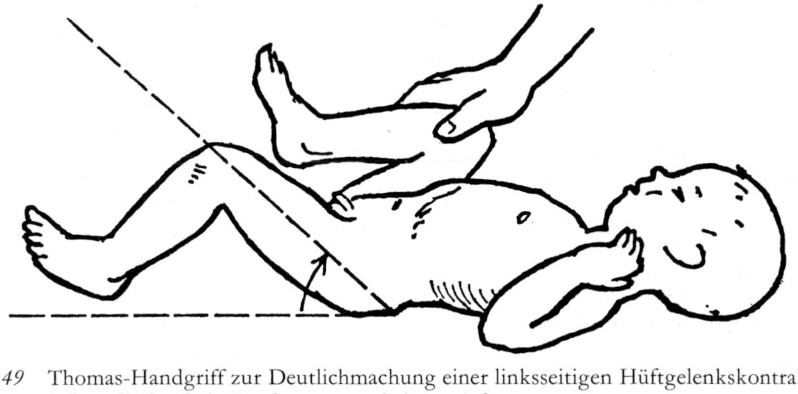

Abb. 49 Thomas-Handgriff zur Deutlichmachung einer linksseitigen Hüftgelenkskontraktur, indem die lumbale Lordose ausgeglichen wird

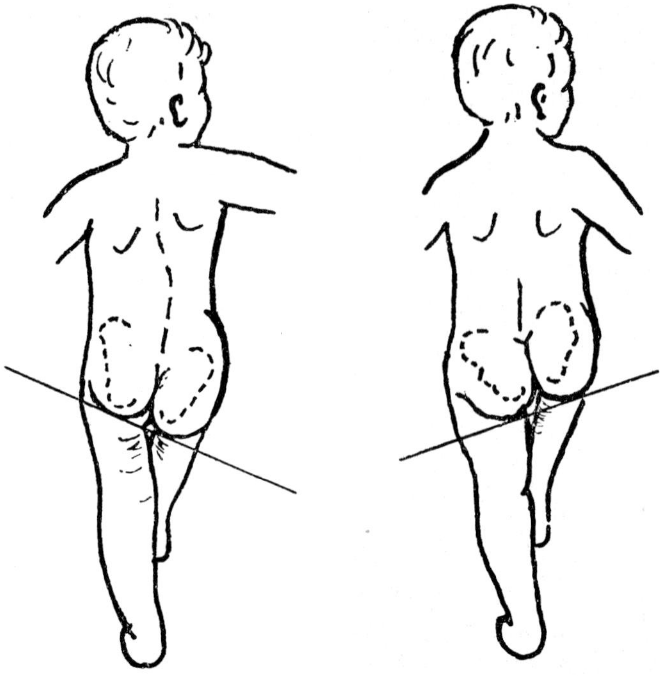

Abb. 50 Trendelenburg-Zeichen

- paralytisches Hinken,
- Verkürzungshinken,
- Kontrakturhinken (bei Adduktions- oder Abduktions-, Beuge- oder Streckkontraktur).

Die Feststellung der *Beinlänge* gibt Hinweise über den Funktionszustand des Beines. Wir unterscheiden:

- absolute Beinlänge: Trochanterspitze zum Außenknöchel,
- relative Beinlänge: Spina iliaca anterior superior zum Außenknöchel,
- funktionelle Beinlänge: Vergleich der Beckenkammstellung am stehenden Patienten. Die Verkürzung wird durch das Unterlegen von Brettchen entsprechender Dicke gemessen.

Die Unterschiede zwischen absoluter und relativer Beinlänge geben Auskunft darüber, ob die Verkürzung im Schaftbereich, im Schenkelhals oder am Hüftkopf auftritt. Dagegen geht in die funktionelle Beinlänge auch noch die mögliche Beckenverdrehung mit ein.

b) Die Femurhypoplasie Abb. 51

Die angeborene Unterentwicklung des Femur geht meist auch mit einer Hypoplasie des Hüftgelenkes einher. Je nach Unterentwicklung des Hüftgelenkes wird eine prothetische Versorgung das Längendefizit ausgleichen. Bei relativ normal

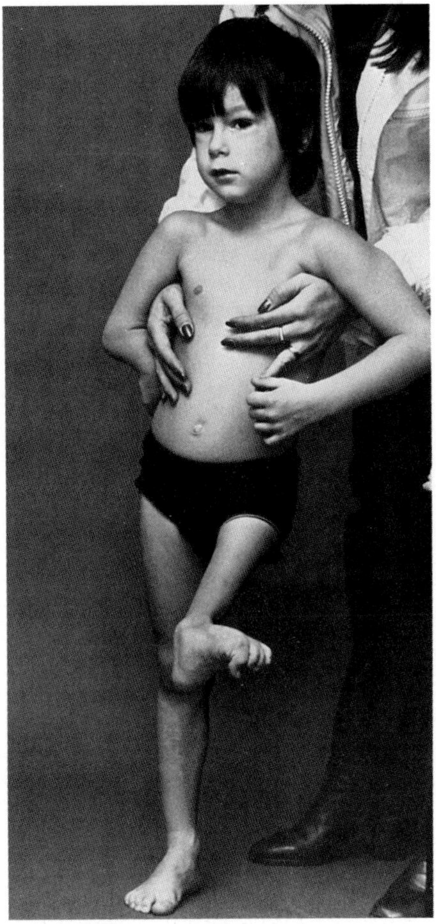

Abb. 51 Femurhypoplasie links

ausgebildetem Hüftgelenk mit Oberschenkelverkürzung gelingt es durch eine Verlängerungsoperation nach Wagner, oder mit dem Orthofix-Gerät den Längenausgleich herzustellen.

c) Die angeborene Hüftgelenkverrenkung

Synonym: Luxatio coxae congenita.

Die Luxationshüfte gilt als die häufigste angeborene Mißbildung. In Mitteleuropa sind etwa 1–2‰ der Bevölkerung befallen. In bestimmten sogenannten *Luxationsnestern* steigt die Häufigkeit bis zu 6‰ an, z. B. in Sachsen, Oberfranken, CSR, Norditalien und der Bretagne. Das Vermischen zweier Rassen scheint die Ausbildung der Krankheit zu fördern, so in Sachsen und Böhmen zwischen germanischer und slawischer Rasse, in Nordfrankreich zwischen germanischen und romanischen Völkern.

d) Die angeborene Hüftgelenksluxation

Früher gebrauchte man den Ausdruck »sogenannte« angeborene Hüftgelenksluxation, da man annahm, die Verrenkung käme erst nach der Geburt zustande. Heute weiß man von großen Reihenuntersuchungen an geburtshilflichen Kliniken, daß das Gros der Hüftgelenksluxationen schon bei der Geburt vorhanden ist und zu diesem Zeitpunkt auch schon diagnostiziert werden kann (Abb. 52). Aufgrund der noch schlaffen Muskulatur kann beim Neugeborenen mit einem hör- und tastbaren Klick die Hüfte durch Abspreizen eingerenkt werden, beim Anspreizen springt diese Hüfte mit einem ebenso hörbaren Klick wieder heraus. Nach 2–3 Wochen mit zunehmender Entwicklung der Hüftmuskulatur gelingt dieses einfache Manöver nicht mehr.
Bei der teratologischen Luxation, wie z. B. bei der Arthrogrypose angetroffen, gelingt das Ein- und Ausrenken auch beim Neugeborenen nicht. Man unterscheidet drei Stufen des Krankheitsbildes:

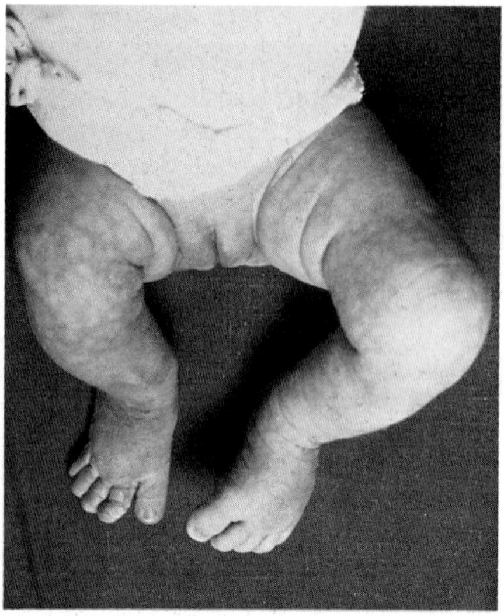

Abb. 52a Neugeborenes mit Hüftgelenksluxation rechts, verkürztes Bein

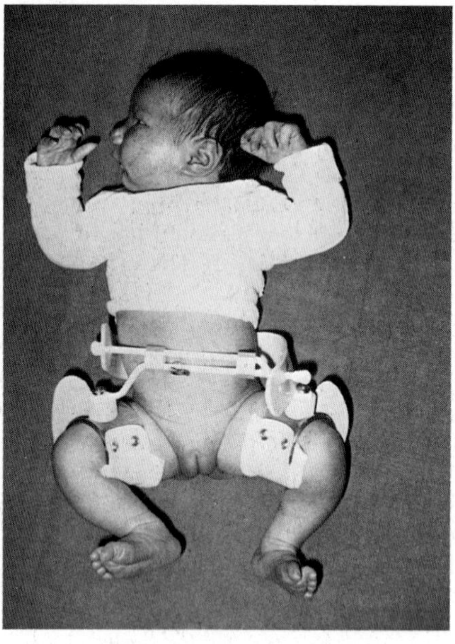

Abb. 52b Zustand nach manueller Einrenkung und Versorgung mit einer »Minischiene«

- *Die Dysplasie:* Das Hüftgelenk ist unterentwickelt, die Hüftpfanne ist flach und längsoval statt rund, das Pfannendach steil, der Kopfkern klein und sehr spät auftretend. Der Schenkelhals ist steil und nach vorne gedreht (Coxa valga antetorta) (Abb. 57a).
- *Die Subluxation:* Bei der Subluxation steht der Kopf weiter von der Pfanne ab und etwas höher, das Pfannendach ist steil, der Kopfkern ist klein, das coxale Femurende im Sinne einer Coxa valga antetorta deformiert.
- *Die Luxation:* Der Hüftkopf steht außerhalb der dysplastischen Pfanne (Abb. 54). Die Pfanne ist nach hinten oben ausgezogen (Hundeohrpfanne). Über eine Gleitfurche sucht der Hüftkopf eine Abstützung an der Darmbeinschaufel. Dort bildet sich eine *Sekundärpfanne.* Der herausgleitende Hüftkopf zieht den Kapselschlauch aus. Da die Iliopsoassehne über den Kapselschlauch zieht, deformiert sich dieser sanduhrförmig. Durch die Iliopsoassehne kann sich ein Isthmus bilden, der so eng wird, daß der Kopf nicht mehr zu reponieren ist.

Klinik: Bei erblicher Belastung, bei Entbindung aus Steißlage oder beim Vorliegen anderer Mißbildungen muß grundsätzlich die Möglichkeit einer Hüftdysplasie oder Luxation erwogen werden. Wahrscheinliche Zeichen einer einseitigen Hüftgelenksluxation im Alter von 3–4 Wochen bis 10 Monate sind:
- ein Beinchen ist dünner und kürzer; die Beinverkürzung wird durch Vergleich der Kniehöhe festgestellt (Abb. 52a),
- verzogene Gesäßfalte, ungleiche Oberschenkelfalten (Abb. 52a, 54),
- Trochanterhochstand,
- Abduktionsbehinderung (wichtiges Zeichen) (Abb. 55).

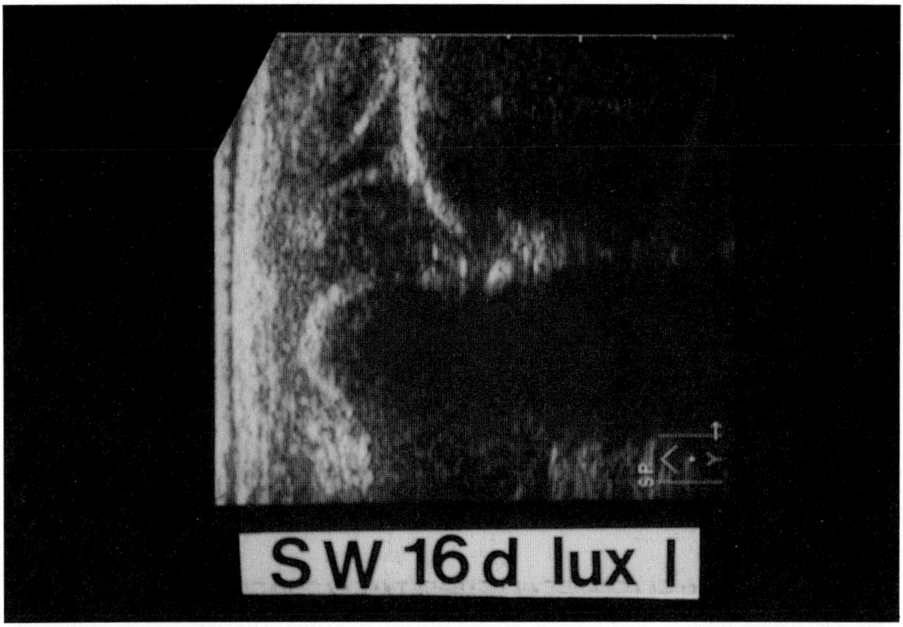

Abb. 53 Hüftgelenksluxation im Alter von 16 Tagen
a) Sonogramm einer Hüftgelenksluxation links. Der Hüftkopf steht außerhalb des Gelenkes

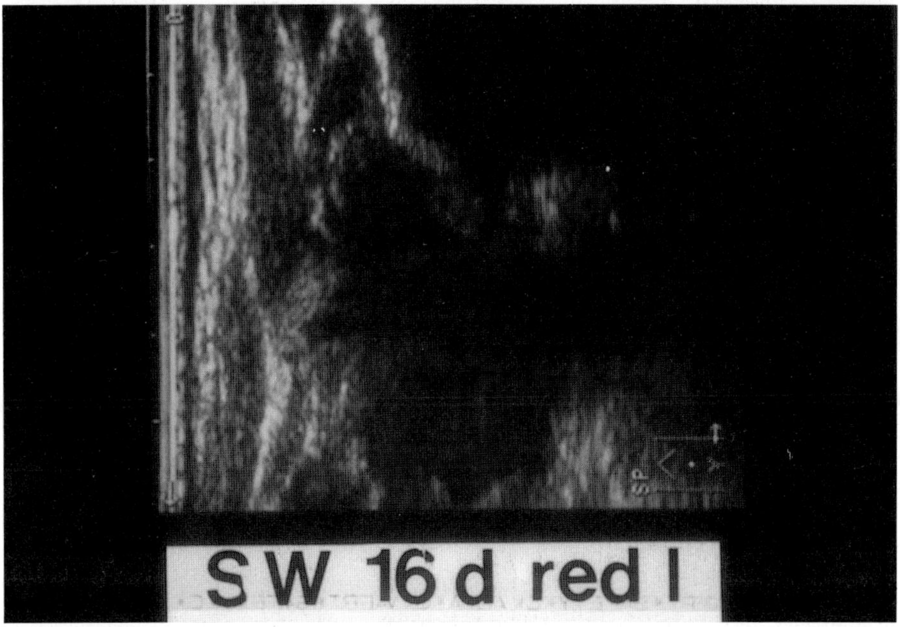

b) Reposition des Hüftgelenkes am selben Tag. Kopf steht jetzt in der Pfanne.

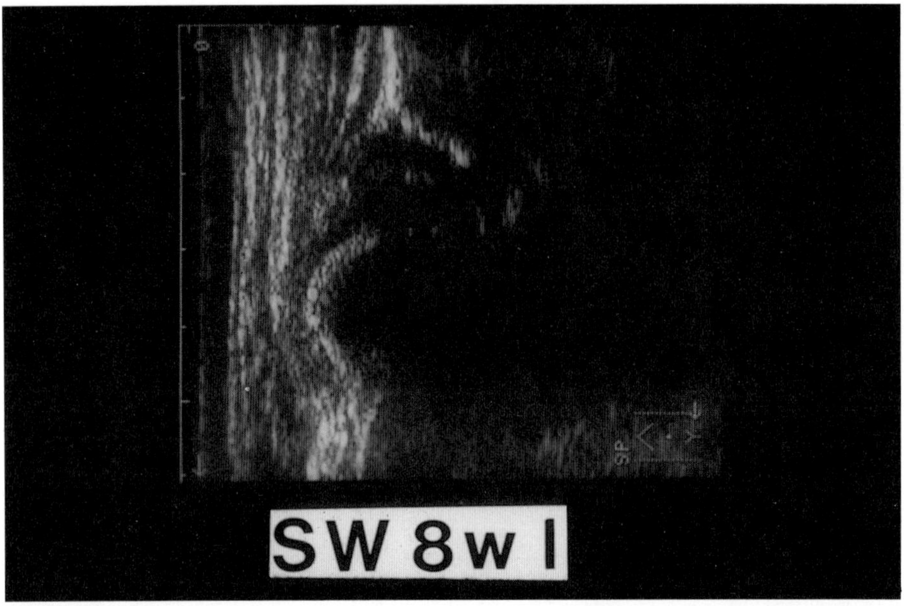

Abb. 53c) Mit 8 Wochen weitgehende Ausreifung der Hüfte mit noch geringer Restdysplasie. Etwas steilere Pfanne.

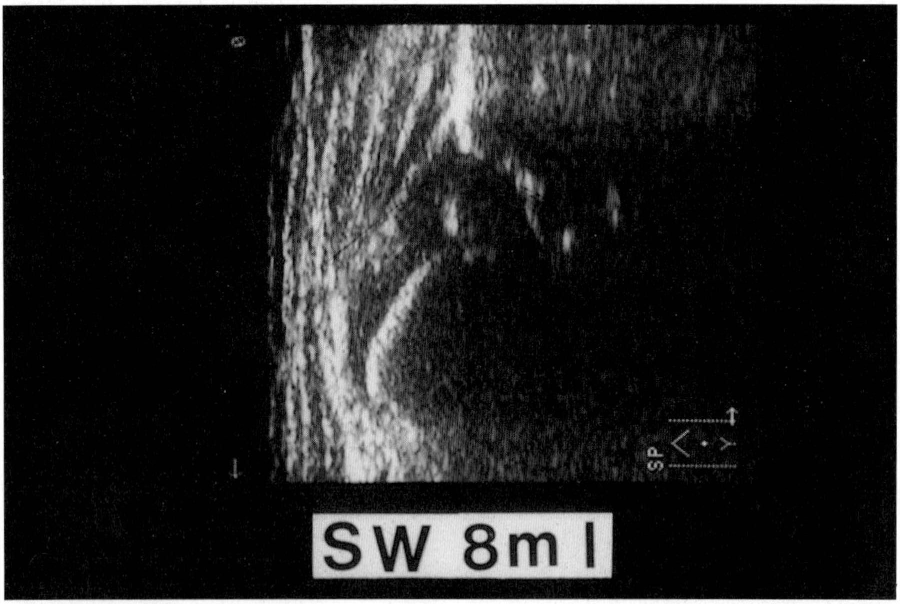

d) 8 Monate. Ausgeheilte Hüftsituation links mit normalisierter Pfannenentwicklung, ausgereiftem Erker und Ausreifung des Hüftkopfes

Bei der doppelseitigen Luxation ist vor allem die Abspreizbehinderung als wichtiges Kriterium zu beachten. Differentialdiagnostisch muß natürlich auch an eine infantile Zerebralparese mit erhöhtem Adduktorentonus gedacht werden. Dagegen läßt sich die Hüftgelenksluxation beim Neugeborenen durch das Ein- und Ausrenkgeräusch (Ortolani-Barlow-Klick) nachweisen.
Bei älteren Kindern zwischen 1 und 2 Jahren gelten als wahrscheinliche Zeichen einer einseitigen Luxation des späte Gehenlernen, ein einseitiges Hinken mit positivem Trendelenburg-Zeichen.

Doppelseitige Luxationen werden im Gehalter am Watschelgang erkannt. Dies sollte allerdings der Vergangenheit angehören, da die Diagnose im Neugeborenenalter möglich ist und spätestens bei der 3. bis 4. Vorsorgeuntersuchung gestellt werden sollte.

Röntgenuntersuchung: Bei Feststellung der Hüftgelenksluxation im Neugeborenenalter ist zur Erhärtung der klinisch gestellten Diagnose eine Röntgendokumentation anempfohlen. Die Beurteilung ist bei der weitgehend knorplig angelegten Pfanne nicht leicht.
Bei allen klinisch eindeutig auf Hüftgelenksluxation verdächtigen Kindern ist, in welchem Alter sie sich auch befinden, die Anfertigung eines *Röntgenbildes Pflicht.* Je näher das Kind an die Halbjahresgrenze kommt, desto einfacher wird es beurteilbar. Dysplasien, das heißt, etwas

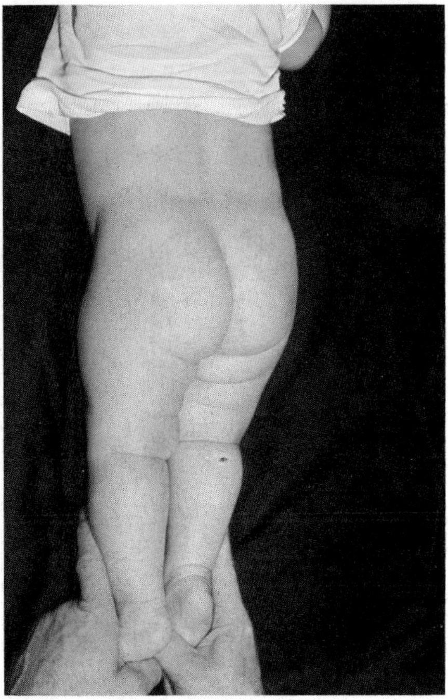

Abb. 54 Hüftgelenksluxation rechts mit Faltenasymmetrie, Trochanterhochstand und Beinverkürzung

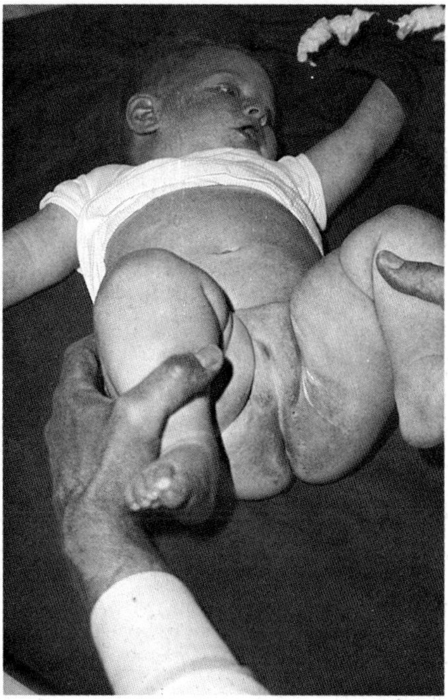

Abb. 55 Hüftgelenksluxation rechts, Abspreizbehinderung rechts

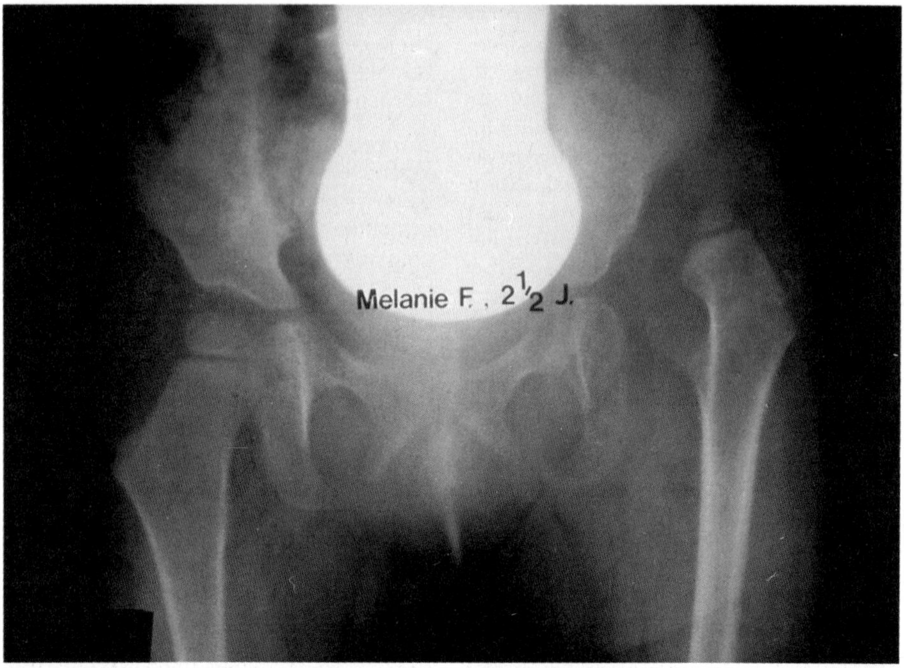

Abb. 56 Hohe, spät diagnostizierte Hüftgelenksluxation links

zu steile Pfannen machen viel weniger klinische Symptome, hier reicht auch die Röntgenuntersuchung mit 3–4 Monaten, da die Therapie weniger eingreifend ist. Die Röntgenaufnahmen zeigen, ob der Hüftkopf im Gelenk steht (bei steiler Pfanne = *Dysplasie*) (Abb. 57a), am Pfannenrand lokalisiert ist (bei steiler Pfanne = *Subluxation*) oder aber die steile Pfanne völlig verlassen hat *(Luxation)* (Abb. 56)

Die Ultraschalluntersuchung
(Abb. 53a–d)

Anfang der 80er Jahre wurde die Ultraschalluntersuchung zur Diagnose der Hüftdysplasie und -luxation im Säuglingsalter eingeführt. Die Schallwellen durchdringen den knorpligen Hüftkopf des Kleinkindes und werden von der Pfannentiefe aber auch von der Gelenkkapsel und dem Pfannenlimbus reflektiert. Jenseits des 1. Lebensjahres, wenn der Hüftkopf genügend verknöchert ist, läßt sich die Dysplasie oder Luxation im Ultraschallbild nur noch unzureichend erkennen. Durch die Ultraschalluntersuchung nach GRAF ist eine völlig neue Phase der Früherkennung der Dysplasie und Luxation eingeleitet worden. Ein größeres Kontingent der unvollständig entwickelten Hüftgelenke werden schon in der Neugeborenenphase erfaßt und einer qualifizierten Behandlung zugeführt. Dadurch werden die Ausheilungsergebnisse wesentlich günstiger. Die Gefahr der Kopfumbaustörungen und unvollständigen Pfannenausreifungen bleiben geringer.

Therapie: Die *Hüftdysplasie* und erst recht die Hüftgelenksluxation müssen frühestmöglich qualifiziert behandelt werden. Jeder verlorene Tag bedeutet für die Neugeborenen, daß womöglich die einfache Einrenkung und anschließende Schienenbehandlung nicht mehr gelingt. Jeder Monat der bis zur Diagnosestellung vergangen ist, verlängert die Zeit der Therapie, die damit um so eher ins Laufalter hineinreicht.
Bei einer klinisch und sonographisch festgestellten *Dysplasie* wird das Kind mit einer *Spreizwindelhose* versorgt (Abb. 57b). Am besten verwendet man eine solche, die sich mit dem Wachstum weiterstellen läßt. Die Spreizwindelhose kann zur Körperpflege abgenommen werden, wird aber ansonsten konsequent getragen. Die nicht sehr straffe Abspreizbehandlung (Beugung 60°, Abspreizung 50°) wird über 3–4 Monate beibehalten. Die Ultraschall- und Röntgenkontrolle sollte dann eine Normalisierung der Hüftgelenkspfanne bestätigen (Abb. 53c, 57c). Nur selten, bei starken Dysplasien ist eine Fortführung der Spreizwindelhosenbehandlung für weitere 3 Monate erforderlich. In der letzten Phase kann dann auf eine Spreizung nur noch während der Ruhezeit übergegangen werden. In der Regel ist die Dysplasiebehandlung mit dem Laufbeginn abgeschlossen.

Bei der *Luxation,* die im *Neugeborenenalter* festgestellt wird, *renkt man* die Hüftpfanne ohne große Mühe und Gefahr von Hand *ein* und versorgt das Kind mit einer sogenannten *Minischiene* (Abb. 52b). Die Schiene muß den Hüftkopf im Gelenk sichern und darf zunächst nicht abgenommen werden. Nach 3–4 Monaten, während der die Reposition des Hüftkopfes in der Pfanne auch sonographisch und röntgenologisch kontrolliert wurde, kann mit einer genügenden Stabilität gerechnet werden. Die dann ohne Schiene angefertigte Röntgenaufnahme bestätigt entweder die vollständige Ausheilung, dann kann die Behandlung schon abgeschlossen werden; besteht noch eine zu steile Pfanne, so sollte die Abspreizbehandlung in der Schiene für weitere 3–6 Monate fortgesetzt werden (Abb. 53c und 53d).

Bei der Hüftgelenksluxation die mit 3–10 Monaten diagnostiziert wird, strebt man eine schonende Reposition an. Dafür steht die *Reposition in Narkose* und anschließende Gipsversorgung zur Verfügung. Die erfolgreiche Reposition wird über eine Kontrastdarstellung mit jodhaltigem Mittel *(Arthrographie)* überprüft. Als anderer Weg bietet sich die *funktionelle Reposition* an. Über eine Bandage (Pavlik-Bandage, Hoffmann-Daimler-Bandage) werden die Beine hochgezügelt, das Kind strampelt den Hüftkopf über den durch die Bandage vorgegebenen Weg ins Gelenk. Dies dauert 1–2 Wochen. Im Anschluß daran wird die reponierte Hüfte durch eine Schiene in starker Beugung und geringer Abspreizung gesichert. Innerhalb von weiteren 4–8 Monaten kommt es bei guter Zentrierung des Hüftkopfes ohne Zwangshaltung zu einer Ausheilung des Hüftkopfes und der Pfanne.
Als drittes Verfahren steht noch die Einrenkung über einen Extensionszug im Rahmen einer vielwöchigen stationären Behandlung zur Verfügung *(Overhead-Extension,* Hanausek-Apparat). Auch hier, wie bei den beiden vorgenannten Methoden, kommt es darauf an, die Reposition des Hüftgelenkes schonend vorzunehmen und *Zwangshaltungen,* wie insbesondere die früher übliche Froschhaltung zu *vermeiden.* Bei solchen Zwangspositionen kommt es in einem hohen Prozentsatz zu einer Hüftkopfmangeldurchblutung, da die zuführenden Gefäße offensichtlich abgedreht werden. Diese gefürchtete *»Hüftkopfnekrose«* läßt eine vollständige Ausheilung nicht zu, Restdeformitäten bleiben zurück.

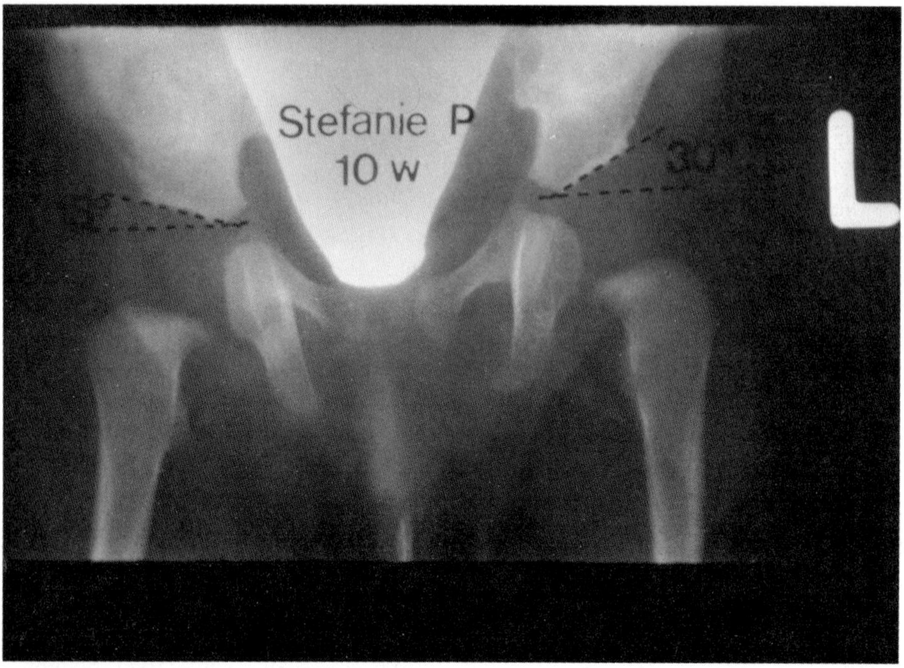

Abb. 57a Hüftdysplasie links

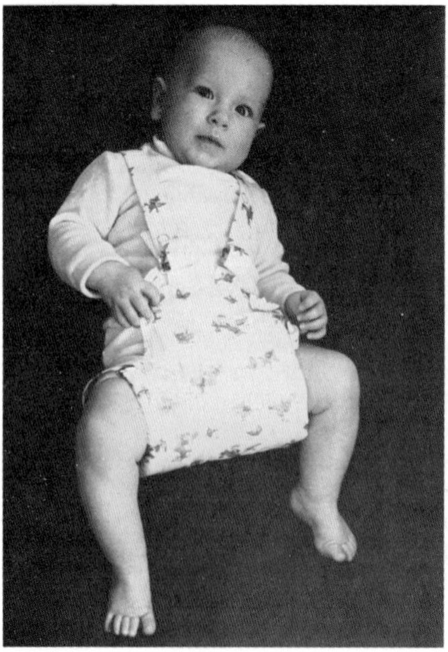

Abb. 57b Hüftdysplasie Kind mit Spreizwindelhose

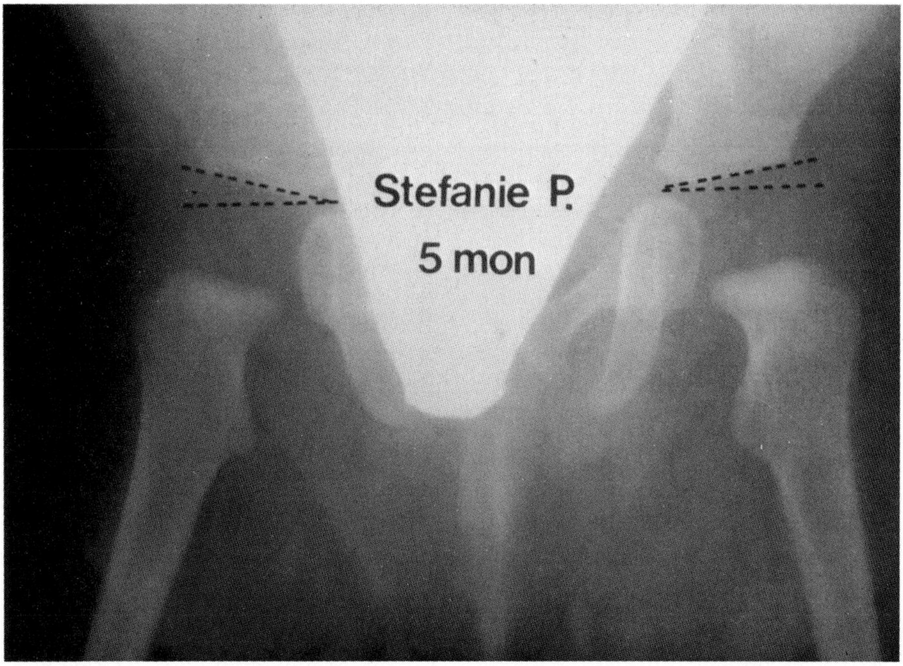

Abb. 57c Zustand nach 3monatiger Spreizbehandlung mit Normalisierung der Hüfte

Die *Behandlung* einer mit 4–10 Monaten diagnostizierten Hüftgelenksluxation nimmt *6–8 Monate* in Anspruch. In der Regel kann mit dem Gehbeginn (mit 12–14 Monaten) zumindest tagsüber die Spreizbehandlung abgeschlossen werden. Falls die Pfannenentwicklung nicht perfekt verlaufen ist, dies ist bei etwa 20% der hier aufgeführten Fälle so, dann sollte zu einem späteren Zeitpunkt, d. h. im 4. bis 5. Lebensjahr eine *pfannendachverbessernde Operation* eingeplant werden.
Durch die Einsetzung eines Knochenspans am Pfannendach oder durch die *Osteotomie* des *Beckens,* z. B. nach *Salter,* läßt sich eine verbessernde Pfannensituation erreichen. Zwischen der Beendigung der Spreizbehandlung mit 12–15 Monaten und der in einem kleinen Prozentsatz notwendigen Operation am Becken, darf das Kind ohne Einschränkung dem Alter gemäß gehen und belasten.
Wird die *Hüftgelenksluxation jenseits* des *1. Jahres* diagnostiziert oder gelingt es bei dem funktionellen Verfahren nicht, den Hüftkopf schonend zu reponieren, so muß an ein Repositionshindernis gedacht werden (Abb. 56). Die Kapselanteile können eingekrempelt sein, der knorplige Pfannenerker (Limbus) kann die Einstellung des Hüftkopfes behindern, die Iliopsoassehne kann so straff über dem Pfannensaum verlaufen, daß es nicht gelingt, den Hüftkopf daran vorbeizuführen. In diesen Fällen ist eine *offene Hüftgelenkseinrenkung* möglichst nach vorausgegangener *Arthrographie* vorzunehmen. Bei der offenen Hüftreposition muß das Repositionshindernis ausgeräumt werden, bis es schließlich gelingt, den Hüftkopf tief in

die ursprüngliche Pfanne zu versenken und die Kapsel darüber zu verschließen. Meist ist es hierfür erforderlich, den Zug der Adduktorenmuskulatur sowie der Iliopsoassehne durch eine Tenotomie zu entspannen. Dadurch wird auch der Druck auf den Hüftkopf gemindert und die Gefahr einer Hüftkopfnekrose geringer.

Nach der offenen Reposition ist eine mehrwöchige Gipsruhigstellung erforderlich. Auch hierbei ist wieder eine unphysiologische Zwangshaltung, insbesondere die *Froschposition verpönt*. Bei späterer Diagnose und Spätbeginn der Behandlung jenseits des 8. Lebensmonates steigt der Prozentsatz der Fälle an, die später noch einer Pfannendachverbesserung bedürfen, aber auch hier wird man ein Intervall zwischen der Luxationsbehandlung z. B. mit 2 Jahren und der *pfannenverbessernden Operation* (erst mit 4–5 Jahren) anempfehlen.

Die früher oft empfohlene *Derotations-Varisierungsosteotomie* wegen einer Coxa valga antetorta (Abb. 58) nach Hüftdysplasiebehandlung ist heute weitgehend verlassen worden. Allzu oft kam es schon wenige Jahre nach erfolgreich durchgeführter Umstellungsoperation zu einer Wiederaufrichtung des Schenkelhalses und zur Steilstellung, die die vor der Operation häufig übertraf. Dagegen haben die pfannendachverbessernden Operationen für eine fortbestehende Dysplasie uneingeschränkt ihren Platz behalten (*Operation nach Salter*) bis zum Alter von 6 Jahren, *Operation nach Chiari* jenseits von 6 Jahren bis ins Erwachsenenalter.

Bei früheinsetzender und schonender Behandlung entwickelt die überwiegende Zahl der Patienten normale Hüftgelenke und gehört nicht zu denen, die später aufgrund einer Restdysplasie zu einer Verschleißerkrankung (*Arthrosis deformans*) kommen.

e) Coxa vara

Der übliche Schenkelhals-Schenkelschaft-Winkel beträgt 126–128° (Caput-Collum-Diaphysen-Winkel, *CCD-Winkel*). Ist der CCD-Winkel verringert, so spricht man von einer Coxa vara, ist er größer als 128°, so spricht man von einer Coxa valga (Abb. 58).

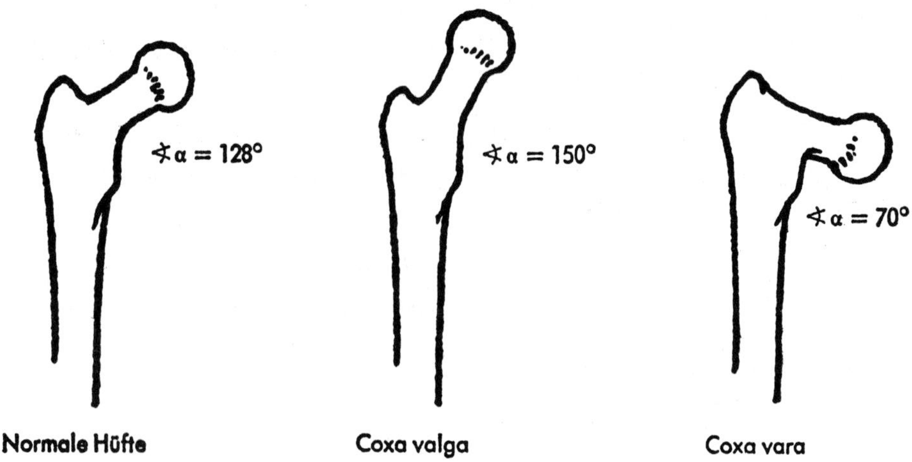

Abb. 58

Coxa vara-Fehlstellungen können entstehen bei einer enchondralen Dystose, bei einer Chondrodystrophie, bei Rachitis, fibröser Dysplasie und iatrogen bei zu stark varisierter Coxa valga. Eine Coxa vara bietet ungünstige statische Verhältnisse, so daß es bald zu Umbauzonen im Schenkelhalsgebiet kommt. Bei stärkerer Ausprägung kann dies bis zur Bildung einer Pseudarthrose führen.

Differentialdiagnostisch ist eine echte Coxa vara von einer *Coxa vara epiphysaria* abzugrenzen. Bei der Coxa vara epiphysaria handelt es sich um den Zustand nach dem Abrutschen des Hüftkopfes, einer Epiphyseolyse. Bei dieser ist der Schenkelhals-Schenkelschaft-Winkel nur scheinbar verkleinert (siehe Epiphyseolysis capitis femoris im Kapitel 5: Aseptische Nekrosen).

Klinik: Bei einer Coxa vara, die einseitig ausgebildet ist, resultiert eine Beinverkürzung mit Trochanterhochstand. Der Patient hinkt, das Trendelenburg-Zeichen ist positiv. Bei doppelseitiger Coxa vara stehen beide Trochanteren hoch, das Becken ist nach vorne gekippt, es besteht eine starke Lendenlordose. Das Trendelenburg-Zeichen ist beiderseits positiv.

Therapie: Bei ausgeprägter Coxa vara wird man sich je nach Grundkrankheit, Ausmaß der vorhandenen Fehlstellung und Beschwerdebild entweder zu einem konservativen Verhalten oder aber zu einer Aufrichtungsosteotomie mit Entnahme eines lateralen Keiles im sub- oder intertrochanteren Bereich entschließen.

f) Coxa valga

Bei der Coxa valga ist der Schenkelhals-Schenkelschaft-Winkel auf über 130° erhöht (Abb. 58). Die häufigste Ursache einer Coxa valga ist eine sogenannte angeborene Hüftgelenksluxation. In diesem Fall geht die *Coxa valga-Stellung* meist auch mit einer *vermehrten Antetorsion* des coxalen Femurendes einher. Die Antetorsion des coxalen Femurendes beträgt bei der Geburt 30°, bei der Pubertät ca. 14°, beim Erwachsenen ca. 12°. Eine vermehrte Antetorsion mit gleichzeitiger Coxa valga-Stellung führt zur Inkongruenz im Bereich des Hüftgelenkes und zur frühzeitigen Arthrose. Eine weitere Ursache für die Coxa valga-Deformität sind Lähmungen im Bereich des Hüftgelenkes. Bei Schwäche oder Ausfall der Mm. glutaei, aber auch bei spastischem Übergewicht der Adduktoren und des M. iliopsoas kommt es zur Ausbildung einer paralytischen Coxa valga-Stellung. Auch hier geht die Coxa valga-Deformität meist mit einer Antetorsionsvermehrung einher.

Therapie: Bei einer nur mäßig ausgebildeten Coxa valga sind therapeutische Maßnahmen nicht notwendig. Bei stark ausgeprägter Coxa valga mit Subluxationsstellung, insbesondere, wenn sie mit einer Antetorsionsvermehrung einhergeht, wird man durch eine Varisierungs-Derotationsosteotomie die Fehlstellung des coxalen Femurendes beseitigen müssen.

g) Die Perthes-Krankheit

(Siehe Kapitel 5: Aseptische Nekrosen)

h) Die Epiphyseolysis capitis femoris

(Siehe Kapitel 5: Aseptische Nekrosen)

i) Coxitis

(Siehe Arthritis S. 30)

j) Coxarthrose

Synonym: Malum coxae senile.

Die degenerative Erkrankung des Hüftgelenkes gewinnt heute mit wachsender Lebenserwartung der Bevölkerung zunehmend an Bedeutung.

Ätiologie: Der früher gebräuchliche Begriff der Arthritis deformans, der auf eine entzündliche Genese hinwies, ist heute verlassen. Man weiß, daß sehr oft entzündliche Erscheinungen fehlen. Zum anderen ist bekannt, daß aufgrund bestehender Fehlstellungen und Deformitäten leicht eine Coxarthrose entstehen kann. Dies spricht mehr für eine mechanische Genese, da die Hauptursache für den Verschleiß der Gelenke in der Inkongruenz der Gelenkflächen zu sehen ist. Eine Reihe von Krankheitsbildern führt schon im Kindesalter zu Veränderungen am Hüftgelenk, durch die dann später die Arthrose entsteht, es handelt sich um *präarthrotische Deformitäten*. Hierzu zählen:

- die Luxationshüfte,
- Anomalien des Schenkelhals-Schenkelschaft-Winkels (Coxa vara, Coxa valga, Coxa valga antetorta),
- Epiphyseolysis capitis femoris,
- Perthes-Krankheit,
- Coxitis,
- Traumafolgen.

Beim Fehlen präarthrotischer Deformitäten kann auch aufgrund einer konstitutionellen Minderwertigkeit des Gewebes bei der üblichen Belastung des Gelenkes ein Verschleiß auftreten. Sei es aufgrund einer präarthrotischen Deformität oder einer konstitutionellen Minderwertigkeit der Gewebe, es kommt zu einer *Ernährungsstörung der Einheit Gelenk*. Die degenerativen Veränderungen finden sich zunächst am Gelenkknorpel, später nach Verschleiß desselben am subchondralen Knochen. Der Gelenkknorpel besitzt keine eigenen Gefäße und ist auf die Diffusion aus der Nachbarschaft angewiesen. Zum Stoffaustausch ist es deswegen wichtig, daß ein Wechsel zwischen Belastung und Entlastung durch Bewegung des Gelenkes besteht.

Jede Dauerbelastung, aber auch jede Dauerruhigstellung eines Gelenkes führt zur Minderung des Flüssigkeitsaustausches und zur Beeinträchtigung des Stoffwechsels. Der beeinträchtigte Knorpel verliert an Höhe, fasert auf und zeigt Schleifspuren. Hieraus resultiert eine Überbeanspruchung des subchondral gelegenen Knochens sowie eine örtliche Hyperämie. Kompensatorisch werden Knochenbälkchen angebaut. An den Hauptbelastungsstellen entstehen somit *Sklerosierungen*. Zwischen den sklerosierten Bezirken finden sich Knochenpartien, die sich ernährungsmäßig im Notstand befinden und nekrotisieren. Es kommt zur Ausbildung von *Zysten*. Sowohl die Sklerose wie die Zystenbildung sind bedingt rückbildungsfähig, wenn sich die Belastungsverhältnisse des Gelenkes ändern. An unbelasteten Gebieten des Knorpels kommt es zur Vaskularisierung und schließlich zur Verknöcherung. So entsteht die Randwulstbildung, die Gelenkkapselanteile einbezieht.

Klinik: Die Beschwerden beginnen meist schleichend. Oft klagt der Patient zunächst nicht über Hüftschmerzen, sondern über Beschwerden am Kreuz, am Knie oder Oberschenkel, die insbesondere bei Witterungsumschwung auftreten. Nach einer großen Belastung nehmen die Schmerzen zu. Wichtig ist die Beobachtung, daß die Beschwerden im Gelenk bei Beginn der Bewegung schlimmer sind als dann, wenn sich der Patient eingelaufen ist *(morgendlicher Aufstehschmerz)*.

Mit Zunahme des Gelenkverschleißes kommt es zu einer *Bewegungseinschränkung,* insbesondere bei der *Rotation,* bei der Abspreizung und bei der Überstreckung. Wichtig ist, daß Bewegungseinschränkung und Schmerzen in der Progredienz des Leidens nicht immer parallel verlaufen. Eine fast steife Hüfte kann schmerzarm oder schmerzlos sein, während in anderen Fällen ein noch relativ bewegliches Hüftgelenk außerordentlich starke Schmerzen verursachen kann. Bei völliger Einsteifung (Ankylose) besteht meist eine Beuge-Adduktions-Kontraktur mit Verkürzung des betroffenen Beines. Das Gangbild des Coxarthrotikers ist hinkend, die Hüfte wird hierbei kaum bewegt, die Schritte sind klein und trippelnd.

Röntgenuntersuchung: Bei der *genuinen Coxarthrose* sind zunächst die röntgenologischen Zeichen gering. Mit zunehmendem Verschleiß kommt es zur Randwulstbildung, zur Gelenkspaltverschmälerung, zum Auftreten sklerotischer Verdichtungszonen und zur arthrotischen Zystenbildung. – Bei sekundärer Arthrose erkennt man schon früh die präarthrotische Deformität, zu der sich dann die Gelenkspaltverschmälerung, die Sklerosierung und Zystenbildung sowie die osteophytäre Randwulstbildung hinzugesellen (Abb. 59a).

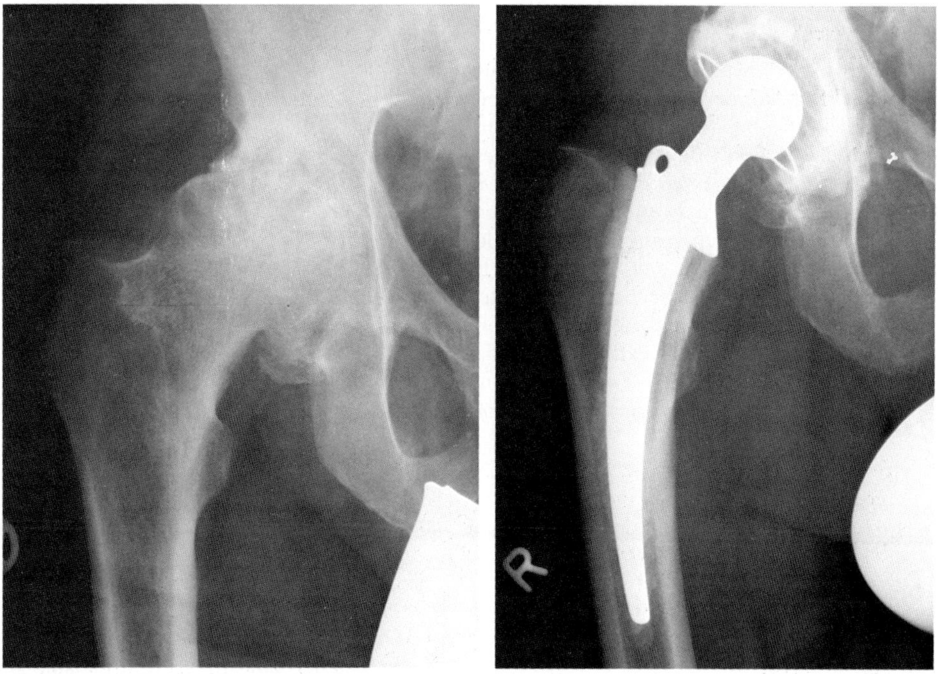

a) b)

Abb. 59 a) Coxarthrose rechts mit entrundetem Hüftkopf, Cysten und aufgebrauchter Gelenkspalt
b) Totalendoprothese mit langem Schaft, Polyäthylenpfanne

Die konservative Therapie der Coxarthrose

Als beste Therapie gilt wie immer die Prophylaxe. Bei der Coxarthrose heißt das Verhinderung oder optimale Behandlung von präarthrotischen Deformitäten. Bestehen bereits subjektive Beschwerden, so ist, wie bei jeder Arthrose, eine Restitutio ad integrum nicht zu erwarten. Da örtliche Ernährungsstörungen für das Auftreten der Arthrose verantwortlich sind, kommen hyperämisierende Maßnahmen aller Art, diadynamische Sröme, Moorpackungen, Lichtkasten, Mikrowellen usw. in Frage. Die Hyperämie wirkt sich schmerzlindernd aus. Eine zumindest vorübergehende Besserung ist durch die Kombination von Bewegungsübungen mit *hyperämisierenden Maßnahmen* zu erwarten.
Da ein Teil der Beschwerden durch reflektorische Muskelspannungen verursacht sind, können diese durch krankengymastische Behandlung, Massage, Einspritzungen von Lokalanästhetika gebessert werden. Inwieweit die häufig geübte intraartikuläre Cortisoninjektion in ein arthrotisches Gelenk eine Besserung der Stoffwechselsituation mit sich bringt, ist fraglich. Trotz der zunächst eintretenden Beschwerdebesserung nach der Cortisoninjektion muß grundsätzlich durch das katabole Hormon eine Verschlechterung der Ernährungssituation des Gelenkes angenommen werden.

Die operative Therapie der Coxarthrose

Bei Versagen der konservativen Therapie wird heute die Coxarthrose zunehmend operativ behandelt. Verschiedene Verfahren haben sich dabei bewährt. Nur noch historisches Interesse haben dabei die Voss'sche Hänghüfte, die Kappenplastik und die Arthrodese des Hüftgelenkes. Hingegen werden intertrochantäre Umstellungsosteotomien, auch Beckenosteotomien und vor allem der zementfreie oder zementierte totale Hüftgelenksersatz heute im großen Stil und mit erfreulichem Erfolg angewandt.

- Die *Voss-Hängehüfte:* Bei diesem heute nur noch wenig geübten Verfahren wurden die kontrakten Muskelansätze durchschnitten. Durch die Durchtrennung der kleinen Glutäen des Rectus femoris und des Ileopsoas an der Ansatzstelle kam es zu einer Druckentlastung des Gelenkes und zu einem vorübergehenden Nachlassen der Beschwerden, allerdings war die daraus resultierende Muskelschwäche ein Nachteil beim Gehen.

- Die *Kappenplastik:* Diese Methode war vor der Einführung der Totalendoprothese in den 50er und 60er Jahren vor allem in den USA sehr populär. Auch eine vorübergehende Renaissance der Kappenplastik in den 70er Jahren (Wagner-Cup) hat leider nur recht unbefriedigende Dauerergebnisse gebracht, so daß diese Methode heute kaum noch angewendet wird.

- Die *Arthrodese:* Bei jüngeren Patienten mit einseitiger schwerer Coxarthrose hat man immer wieder Hüftversteifungen gemacht und dabei sehr schöne Ergebnisse betreffend der Schmerzfreiheit und der Belastbarkeit erzielen können. Seit der Einführung der zementfreien Totalendoprothese für den jungen schmerzhaften Coxarthrotiker, wird die Arthrodese kaum noch angeboten.

- *Die intertrochantäre Umstellungsosteotomie:* Durch eine varisierende Osteotomie mit gleichzeitiger Medialisierung (McMurray-Effekt) kann die Arthroseneigung eines Gelenkes über Jahre hinweg gebessert werden. Es kommen unverbrauchte Gelenkpartien zur Artikulation und die Statik wird geändert. Auch flektierende Osteotomien kommen vor allem bei idiopathischer Hüftkopfnekrose und daraus resultierender Coxarthrose zur Anwendung.

- Die *Aufrichtungsosteotomie nach Bombelli* stellt eine weitere Möglichkeit dar, einen verbreiterten Hüftkopf aufgrund seiner Coxarthrose in eine besser belastbarere Situation zu versetzen.
- *Der totale Gelenkersatz* – Charnley in England war der erste, der im größeren Stil totale Hüftgelenksersatzoperationen mit gutem Erfolg angewandt hat. Der verschlissene Hüftkopf und die Pfanne werden durch künstliche Teile ersetzt (Abb. 59b). Hochwertige biokompatible Metalle, Kunststoffe und Keramik kommen dabei zur Anwendung. Die heute hierfür gefundenen Materialien entsprechend höchsten Anforderungen, während man früher Pfanne und Prothesenschaft mit Knochenzement verankert hat, werden heute mehr und mehr zementfreie Modelle angeboten, die auch bei jüngeren Patienten implantiert werden können (Abb. 17b). Während die Lebenserwartung einer zementierten Prothese auf 8–15 Jahre angesetzt wurde, erwartet man bei den zementfreien Modellen noch längere Überlebensraten. Ein evtl. notwendiger Wechsel einer zementfreien Prothese stellt für den Patienten wie den Operateur weniger Belastung dar, als das Auswechseln einer zementierten Prothese.

14. Erkrankungen des Kniegelenkes

a) Untersuchung

Die Stabilität des Kniegelenkes hängt von vier Bändern ab: dem äußeren Kollateralband, dem inneren Kollateralband und den beiden Kreuzbändern. Hinzu kommt die umgebende Muskulatur. Dagegen trägt die anatomische Beschaffenheit des knöchernen Skelettes mit Femurcondylen und flachem Tibiaplateau mit den aufliegenden Menisci nur wenig zur Stabilität bei.
Bei einer Veränderung im Kniegelenksbereich wird der Untersucher darauf achten, inwieweit eine direkte Krafteinwirkung auf das Kniegelenk bestanden hat, ob Einklemmungserscheinungen, ein Erguß oder Schwellungen vorgelegen haben.

Merke: Pathologische Veränderungen am Hüftgelenk werden, insbesondere von Kindern, häufig am Knie lokalisiert.
Die *Inspektion* gibt Auskunft über Abweichungen in der Längs- und Querachse. Eine Muskelverschmächtigung läßt sich mit dem Zentimetermaß feststellen. Es wird sorgfältig darauf geachtet, ob ein Erguß vorliegt, wie weit das Spiel der Patella frei ist. Man prüft das *Bewegungsausmaß* bei Beugung und Streckung, stellt fest, ob eine Überstreckung vorhanden ist und wie weit die Drehbewegungen im Kniegelenk bei gebeugtem Knie schmerzhaft sind. Die Kollateralbänder werden bei gestrecktem Knie geprüft, lockere Kreuzbänder kündigen sich durch ein positives Schubladenphänomen an.

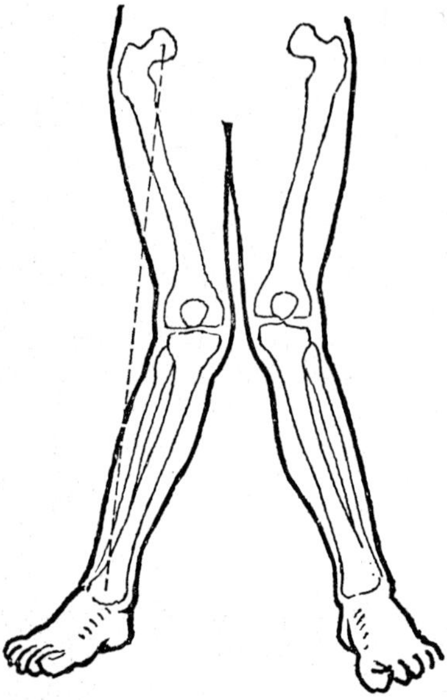

Abb. 60a Genu valgum

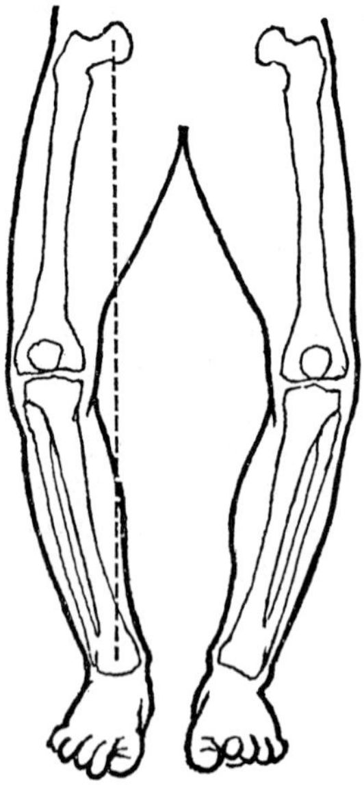

Abb. 60b Genu varum

b) Genu valgum (Abb. 60a)

Synonym: X-Bein

Während der ersten Gehphase im 2. und 3. Lebensjahr ist ein leichtes X-Knie physiologisch. Unter pathologischen Umständen entwickelt sich ein Genu valgum bei überschießendem Wachstum der medialen Anteile der Epiphysenfuge, z.B. nach einer Verletzung, einer Entzündung oder nach operativen Maßnahmen. Bei Erwachsenen kennt man das X-Knie besonders nach Tibiakopffrakturen.

Therapie: In leichten Fällen wird man mit einer medialen Schuhranderhöhung auskommen. Bei ausgeprägtem Genu valgum erreicht man die Korrektur durch eine supracondyläre Korrekturosteotomie des Femur oder aber eine V-förmige Pendelosteotomie im Bereich der Tibia mit gleichzeitiger Osteotomie der Fibula. Es besteht auch die Möglichkeit, die mediale Epiphyse in ihrem Wachstum zu blockieren, z.B. durch Einsetzen einer Epiphysenklammer. Diese wird belassen, bis die Deformität im Laufe des Wachstums ausgeglichen ist (Abb. 61a, b).
Bei der X-Stellung des alten Menschen mit daraus entstandener Arthrose (Valgusgonarthrose) wird durch eine Korrekturoperation am körperfernen Oberschenkel oder am Schienbeinkopf die Achsenfehlstellung beseitigt. So kann über Jahre hinweg eine Beschwerdelinderung oder gar Beschwerdefreiheit erzielt werden.

c) Genu varum (Abb. 60b)

Synonym: O-Bein

Bei dem O-Bein biegt sich das Knie nach außen. Als Ursache kommt vor allem die *Rachitis* in Frage (Abb. 30). Auch andere Störungen im Epiphysenwachstum, wie Unfallfolgen und Entzündung, können

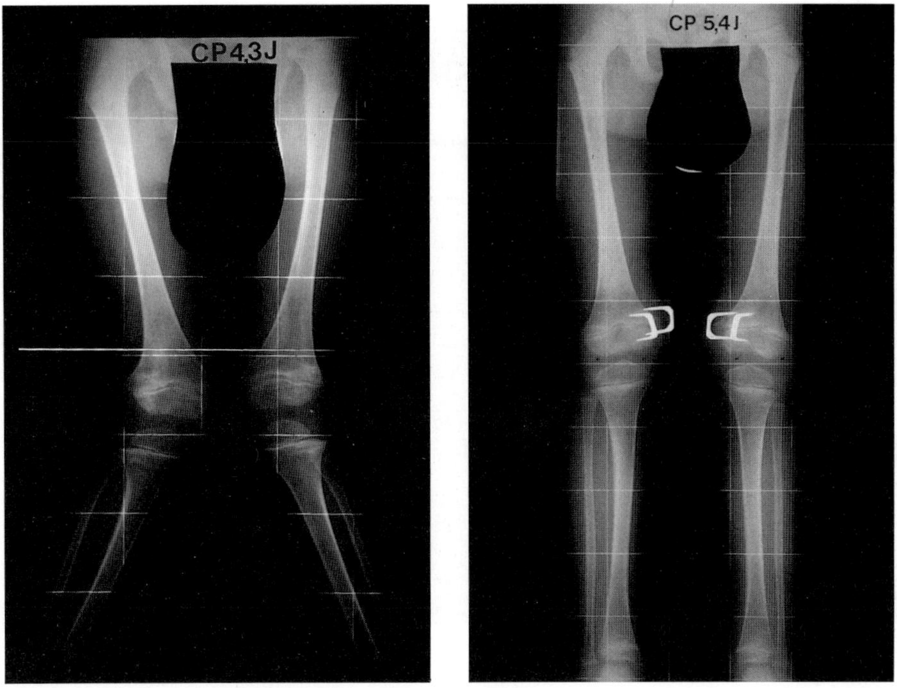

Abb. 61 Genum valgum bei Vit. D resistenter Rachitis
a) Mit 4,3 Jahren ausgeprägte Valgusdeformität
b) Mit 5,4 Jahren durch die Einbringung einer Blount'schen Klammer am distalen Femur innenseitig ist es zu einer Korrektur der Fehlstellung gekommen.

für das überschießende Wachstum im Bereich der lateralen Epiphysenanteile oder für eine Bremsung des Wachstums in den medialen Anteilen verantwortlich sein. Die Messung des Abstandes zwischen den beiden inneren Kniegelenkspalten im Stehen gibt ein exaktes Maß für die Varusdeformität.

Therapie: Die Mehrzahl der gering- bis mittelgradigen O-Beine des Kindesalters heilen bis Ende des Wachstumsabschlusses spontan aus. Gelegentlich kann eine laterale Fußranderhöhung hilfreich sein. Bei ausgeprägter Deformität, die bis in das Schulalter hinein anhält, wird man durch eine Korrekturosteotomie an Tibia und Fibula (Pendelosteotomie) eine Ausgradung des Beines erreichen. Die O-Stellung der Beine führt bei alten Menschen zur *Varusgonarthrose.* Ähnlich wie bei der Valgusgonarthrose läßt sich die Fehlstellung durch eine Korrekturoperation am Schienbein oder Femur ausgleichen (Abb. 62).

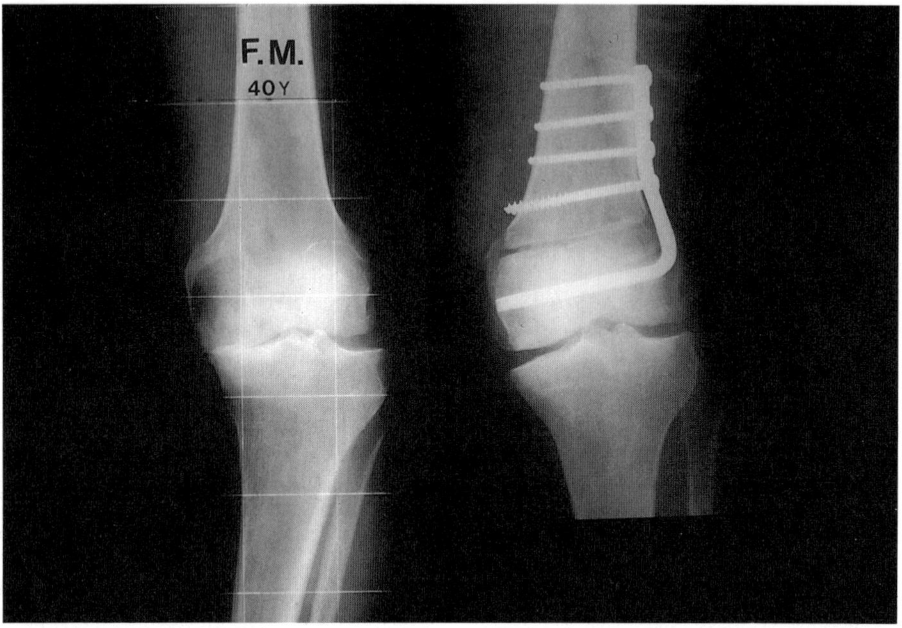

Abb. 62 Varusgonarthrose

a) Varusgonarthrose mit Beugekontraktur im Alter von 40 Jahren
b) Zustand nach supracondylärer valgisierender und extendierender Korrekturosteotomie mit Öffnung des Gelenkspaltes

d) Genu recurvatum

Das nach hinten durchdrückte Knie mit einer Streckfähigkeit über 0° hinaus findet sich vor allem bei Beinmuskellähmungen. So kommt es bei einer Paralyse der Kniebeugemuskulatur durch das Übergewicht der Strecker zu einer Überstrekkung im Kniegelenk. Eine weitere Ursache für ein Genu recurvatum ist ein nicht ausgeglichener Spitzfuß. Wir finden ihn bei poliomyelitischen, spastischen oder myelodysplastischen Fußlähmungen. Schließlich entsteht ein Genu recurvatum bei vorzeitigem Epiphysen- bzw. Apophysenverschluß am Schienbeinkopf, z. B. nach Verletzung oder Entzündung der Wachstumsfuge.

Therapie: Zur Schonung der hinteren Kapsel und der Bänder vor einer völligen Ausweitung und Überstreckung empfiehlt es sich, bei einem lähmungsbedingten Genu recurvatum einen Kniestützapparat mit hinterer Anschlagsperre bei 2–5° Beugung zu tragen. Auf den Ausgleich einer etwaig vorhandenen Spitzfußdeformität ist zu achten. Beim posttraumatischen oder dem entzündungsfolgenden Genu recurvatum wird eine Schienbeinkopfkorrekturosteotomie am ehesten das Ziel erreichen.

e) *Habituelle Patellarluxation*

Die gewohnheitsmäßige Verrenkungserkrankung der Kniescheibe trifft bevorzugt Mädchen. Die erste Verrenkung erfolgt meist bei einem akuten Trauma. Voraussetzung für den Verrenkungsmechanismus ist jedoch eine Hypoplasie der vorderen und lateralen Gelenkhälfte des Femurcondylus und ein Genu valgum.

Klinik: Bei dem akuten Unfallmechanismus bleibt die Kniescheibe außerhalb des femuro-patellaren Gleitlagers unter Einklemmungserscheinungen des Kniegelenkes stehen. Nach einem solchen einmaligen Ereignis kann es dann immer wieder und immer leichter zu einer Luxation kommen. Das Knie »versagt« plötzlich, und die Kniescheibe ist wieder luxiert. In der Regel geht ein Luxationsmechanismus mit einem leichten bis mittelgradigen Gelenkerguß einher. Bei wiederholten Verrenkungen kommt es zu fortschreitendem Verschleiß der Patella und des zugehörigen Femurcondylus. Im Intervall finden wir eine Quadricepsschwäche, eine hochstehende und leicht nach lateral verschiebliche Patella. Auch im Röntgenbild steht die Patella hoch (Patella alta). Der laterale Condylus ist abgeflacht.

Therapie: Im akuten Zustand der Patellarluxation sollte schnellstmöglich reponiert werden und das Knie 6 Wochen in einer Gipshülse ruhiggestellt bleiben. Bei einer ausgebildeten habituellen Patellarluxation besteht die Möglichkeit einer operativen medialen Kapselraffung und der Verlagerung der Patellarsehneninsertion nach medial. So kann der Luxationsweg verlegt werden. Bei noch nicht ausgeprägtem Verschleiß des femuro-patellaren Gleitlagers erzielt man Beschwerdefreiheit und Ausheilung.

f) *Scheibenmeniskus*

Diese angeborene Fehlbildung betrifft immer den lateralen Meniskus, der Knorpel ist nicht halbmondförmig, sondern in Form einer Scheibe ausgebildet.

Klinik: Man beobachtet ein Schnappen des Kniegelenkes bei Bewegungen, in vereinzelten Fällen wird über Schmerzen und Einklemmungserscheinungen geklagt.

Therapie: Sobald die Diagnose gestellt wird, sollte der Scheibenmeniskus operativ teilreseziert werden. Die aufgequollene Scheibe des Außenmeniskus wird bis auf den stehenbleibenden Rand reseziert. Wenn der Scheibenmeniskus erst im späteren Jugend- oder Erwachsenenalter entdeckt wird, hat er meist schon erhebliche Verschleißspuren an Tibia und Femur zurückgelassen und ist somit Ursache einer fortschreitenden Gonarthrose.

g) *Meniskusläsion*

Die Meniskuszerreißung ist eine häufige *Verletzung* bei jugendlichen *Sporttreibenden,* insbesondere bei Fußballspielern, wird aber ebenso häufig bei älteren Menschen mit vorgeschädigten Kniegelenken angetroffen. Der Verletzungsmechanismus ist in der Regel so, daß bei feststehendem Unterschenkel und leicht gebeugtem Oberschenkel eine erzwungene und abrupte Drehung im Kniegelenk erfolgt. Der *mediale Meniskus* reißt aufgrund seiner festen Verbindung zum Seitenband und zum Gelenk eher ab als der laterale.

Klinik: Es treten Einklemmungserscheinungen mit heftigen Schmerzen auf. Erst im Laufe von Stunden entwickelt sich ein seröser oder blutiger Erguß. Bei der Innenmeniskuszerreißung werden Schmerzen am inneren Kniegelenkspalt bei der Rotation des gebeugten Unterschenkels angegeben *(Steinmann-Zeichen)*. Wandert der Druckschmerz bei passiver Beugung des Kniegelenkes am Gelenkspalt von vorn nach hinten, so gilt dies als weiteres positives Zeichen für eine Meniskuszerreißung.

Therapie: Bei einem Verdacht auf eine frische Meniskuszerreißung mit Erguß wird eine Gelenkspiegelung zur Feststellung des wahren Sachverhaltes empfohlen. Dabei lassen sich Begleitverletzungen ausschließen. Handelt es sich um einen Meniskusriß, so wird *per Arthroskop* über ein oder zwei zusätzliche Zugänge der Riß reseziert und der übrige noch intakte Anteil des Meniskus möglichst belassen. Nur ausnahmsweise wird heute noch das Gelenk geöffnet *(Arthrotomie)*.
Bei chronischen Meniskusverletzungen kann es zu Einklemmungen kommen. Auch diese führen zu einem fortschreitenden Gelenkverschleiß. Zur Klärung der Diagnose wird auch hier die Arthroskopie und Meniskusteilresektion zu empfehlen sein.

h) Osteochondrosis dissecans

(Siehe Kapitel 5: Aseptische Nekrosen)

i) Osgood-Schlatter-Krankheit

(Siehe Kapitel 5: Aseptische Nekrosen)

j) Gonarthrose

Synonym: Die Arthrosis deformans des Kniegelenkes.
Die Verschleißerkrankung des Kniegelenkes entsteht nach angeborenen und erworbenen Fehlstellungen, nach Überlastung bei übergroßem Körpergewicht, nach Traumatisierung und Entzündung.

Klinik: Schon frühzeitig hört und tastet man ein Reiben bei jeder Bewegung des Kniegelenkes. Die Patienten geben einen dumpfen, durch Bewegung und Belastung vermehrten Schmerz im Gelenkbereich an. Bei fortschreitender Deformierung kommt es zu Gelenkergüssen, Kontrakturen und verstärkten Deformitäten.

Röntgenuntersuchung: Im Stadium der ausschließlichen Knorpelerkrankung sind die röntgenologischen Zeichen wie *Gelenkspaltverschmälerung* gering. Mit fortschreitender Erkrankung kommt es zu arthrotischen Randzackenbildungen, zur deutlichen Gelenkspaltverschmälerung, zum Auftreten von Zysten und Sklerose in den gelenknahen Knochenbezirken.
Entzündungshemmende Medikamente (Antiphlogistika) aber auch eine intraartikuläre Injektion von den knorpelstoffwechselunterstützenden Medikamenten helfen gegen die Arthroseschmerzen. Vielseitige physikalische Anwendungen wie Unterwassermassagen, Moorpackungen, Fangoanwendungen und nicht zuletzt muskelstabilisierende Krankengymnastik helfen auf konservative Weise die Gonarthroseschmerzen einzudämmen.
Eine operative *Gelenkversteifung* (Arthrodese) ist nur bei jungen Menschen mit isolierter Kniearthrose zu befürworten. Die Operation die am häufigsten Anwendung findet, ist der *Korrektureingriff* am Schienbein oder am Femur. Ein Großteil der Gonarthrosen geht mit Valgus- und Varusdeformitäten einher, die Korrektur der Fehlstellung beseitigt die Fehlbelastung und bessert so die Schmerzen (Abb. 62).
Bei fortgeschrittenem Verschleiß könnten teilweise oder vollständige *Gelenkersatzoperationen* in Frage kommen. Die Komplikationsrate ist sowohl beim Teilersatz wie z. B. nach der Schlittenprothese oder beim totalen Kniegelenksersatz heute nicht höher als bei den Hüftgelenksplastiken. Die Anwendung sollte dennoch mit großer Zurückhaltung erfolgen.

k) Chondropathia patellae:

Synonym: Knorpelverschleiß der Kniescheibe.

Klinik: Schmerzen unter der Kniescheibe beim Treppabwärts- und Bergabwärtsgehen. Vermehrter Schmerz durch Anpressen der Kniescheibe *(Zohlen'sches Zeichen)*. Vor allem bei jungen Mädchen zwischen 12 und 20 Jahren.

Röntgenuntersuchung: Häufig Patella dysplasie.

Therapie: Krankengymnastik mit *Training des Vastus medialis*-Muskels. Gelegentlich chirurgisch: *Spaltung des lateralen Retinakulums.*

15. Erkrankungen des Fußes

a) Untersuchung

Das Gangbild wird genau beachtet. Das Abrollen des Fußes, das Einwärtsdrehen und Auswärtsdrehen der Zehen, eine Spitz- oder Hackenfüßigkeit werden registriert. Man versucht, den Patienten auf den Zehenspitzen und auf den Fersen gehen zu lassen und erhält so Auskunft über die muskuläre Funktion an Unterschenkel und Fuß. Bei der Betrachtung von hinten ist auf eine Valgus- oder Varusdeformität des Rückfußes zu achten (Abb. 63).

Der Bogen zwischen Fersenbein, Sprungbein und Kahnbein sowie 1. Keilbein stellt das *Fußlängsgewölbe* dar. Bei Belastung achtet man auf ein Durchtreten dieses Gewölbes (Plattfuß) oder auf ein außerordentlich hohes Gewölbe (Hohlfuß). Das Breiterwerden des Fußes bei Belastung deutet auf einen Spreizfuß hin. Farbe und Beschaffenheit, Beschwielung der Fußsohle, Verhärtungen und Einlagerungen werden ebenso beachtet wie die

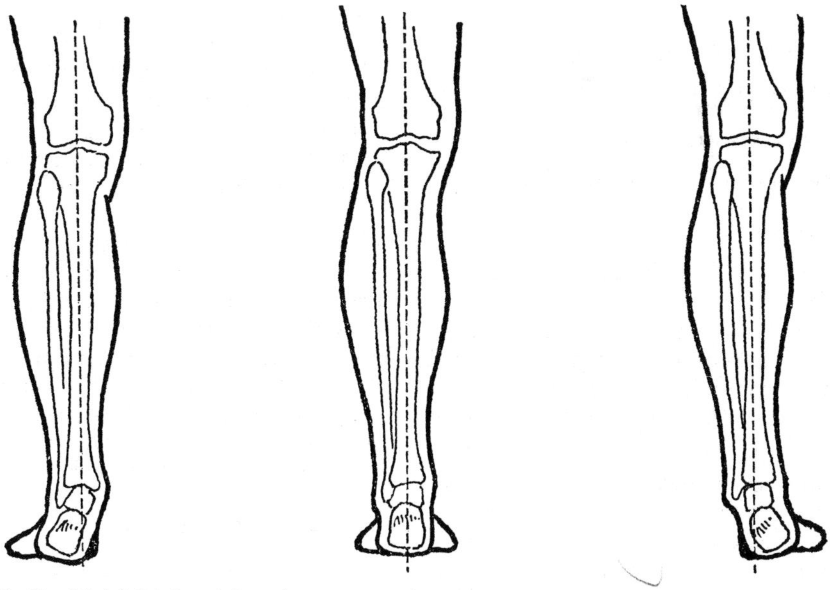

Abb. 63 Rückfußdeformität: valgus – normal – varus

Pulse der A. dorsalis pedis und A. tibialis posterior. Eine neurologische Untersuchung und der Reflexstatus geben Auskunft über vorliegende Lähmungen.
Die *Beweglichkeit* im oberen Sprunggelenk gelingt unter normalen Bedingungen aus einer 0°-Ruhestellung in der Dorsalextension bis 25°, in der Plantarflexion bis 45°. Das untere Sprunggelenk erlaubt in der Regel eine Kantbewegung von 20° in beiden Richtungen. In den Zehengrundgelenken ist üblicherweise eine Dorsalflexion bis 50° und eine Plantarflexion bis 40° möglich.

b) Der angeborene Klumpfuß

Synonym: Pes equino varus.

Der angeborene Klumpfuß ist relativ weitverbreitet (1–2‰ der Lebendgeborenen). Man findet ihn ebenso oft doppel- wie einseitig. Eine familiäre Häufung von ca. 15% ist feststellbar. Der Anteil von Knaben zu Mädchen liegt bei 2 : 1, eine geschlechtsgebundene Vererbung ist aus diesem Grund wahrscheinlich. Man nimmt an, daß der Klumpfuß durch eine frühembroynale Entwicklungsstörung zustande kommt, an der Muskulatur, Skelett und Bandapparat gleichermaßen beteiligt sind.
Differentialdiagnostisch ist ein neuromuskulärer Klumpfuß bei Spina bifida occulta oder Spina bifida cystica auszuschließen.

Klinik: Die angeborene Fußdeformität setzt sich aus mehreren Komponenten zusammen (Abb. 64):
- der Fuß ist plantarflektiert (Pes equinus – Spitzfuß)
- der Fuß ist supiniert (Pes varus)
- der Vorfuß ist gegenüber dem Rückfuß adduziert (Pes adductus)
- der Vorfuß ist stärker plantarflektiert als der Rückfuß, dies bedingt eine Vermehrung des Längsgewölbes (Pes excavatus).

Therapie: Die Klumpfußbehandlung muß unmittelbar nach der Geburt einsetzen. Je früher man damit beginnt, desto eher ist eine vollständige Korrektur zu erzielen. Die erfolgreiche *Klumpfußredression* bezweckt die Herstellung des normalen Zueinander von Sprungbein, Fersenbein und Kahnbein. Durch den *Wisbrun-Handgriff* wird das Fersenbein heruntergeholt und gleichzeitig das Würfelbein hochgedrückt.
Die Redressionsbehandlung erfolgt etappenweise. Nach einer Redression wird jeweils der erreichte Zustand in einem Gipsverband, zuweilen auch in Klebeverbänden festgehalten. Zur Entlastung der Wadenmuskulatur empfiehlt sich eine Verbandsanordnung mit gebeugten Knien. Der Verband wird anfangs alle 3 Tage, später wöchentlich, dann 14täglich gewechselt. Bei einer ausreichenden Korrektur kann der Gipsverband durch Gipsschalen oder Klumpfußlagerungsschienen ersetzt werden. Das Ziel ist erreicht, wenn aktiv eine überkorrigierte Stellung möglich wird.
Mit *konservativer Redression* und Gipsfixation oder auch Gymnastik allein gelingt es nur bei einem Teil der Deformitäten wie der Klumphaltung und dem nichtkontrakten Klumpfuß eine vollständige Korrektur zu erzielen. Das Gros der kontrakten Klumpfüße benötigt auch nach sorgfältig durchgeführter Redressionsbehandlung oder krankengymnastischer Manipulation einer operativen Korrektur.
Ziel der *Operation* ist es, das in Fehlstellung verharrende Sprungbein in die gewünschte Position zwischen Fersenbein, Schienbein und Kahnbein zu bringen. Der sorgfältig geplante Eingriff an den Weichteilen beinhaltet immer eine Verlängerung der Achillessehne *(Achillotenotomie)*, eine Verlängerung des Tibialis posterior Ansatzes und vor allem eine Lösung der verkürzten inneren und äußeren Sprunggelenkskapsel. Erst danach ist meistens die vollständige Reposition des Talus zwischen Tibia und Calcaneus mög-

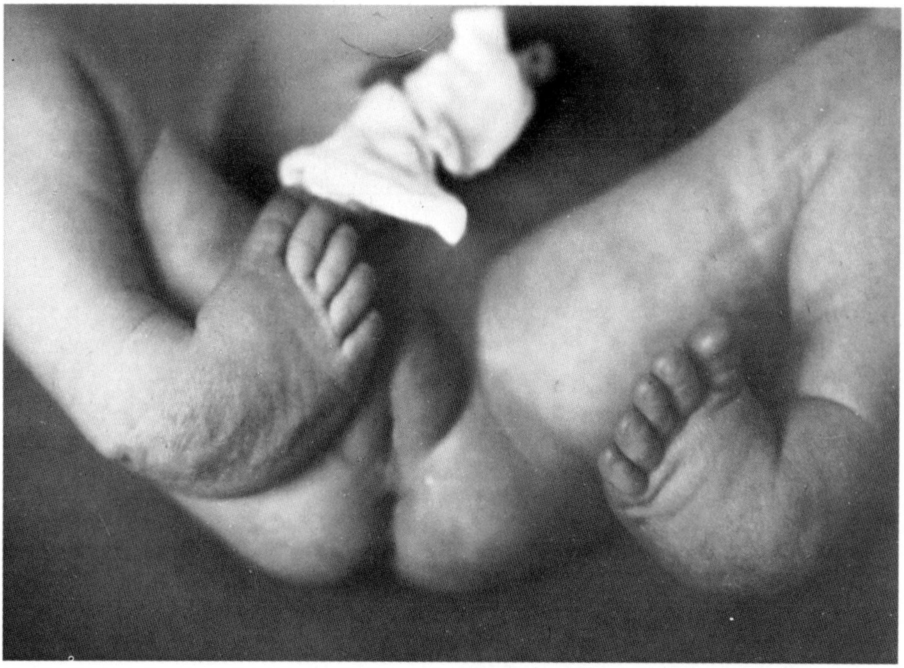

a)

Abb. 64
a) Klumpfuß bds. bei Neugeborenen
b) Klumpfuß links bei 8 Monate altem Kind

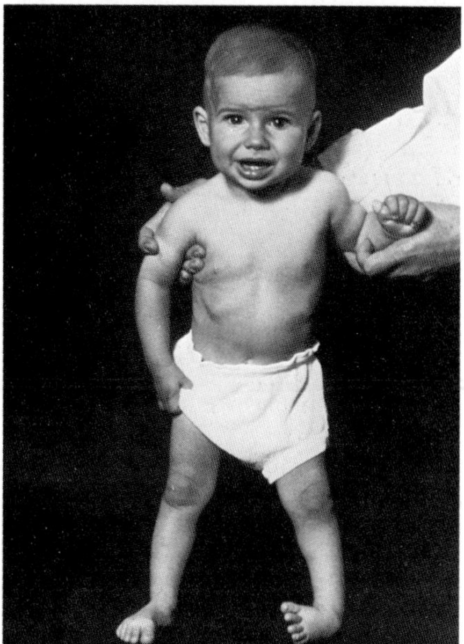

b)

lich. Erreicht wird dies durch eine *hintere, mediale und laterale Arthrolyse* wie dies z. B. mit dem Cincinnati-Schnitt möglich ist. Postoperativ ist eine sehr intensive Bewegungsgymnastik erforderlich um eine gute Abrollfähigkeit und die Wiederherstellung der muskulären Kraft in den verlängerten Sehnen sicherzustellen. Für 6 Monate bis 1 Jahr wird während der Ruhezeiten noch eine Lagerungsschiene getragen.

c) Der Knick-Senkfuß

Der Knick-Senkfuß ist eine häufig gefundene *Belastungsdeformität.* Je nach Alter und Ausprägung kann ein Haltungsfehler, ein Stellungsfehler oder Formfehler vorliegen.

Klinik: Beim *Haltungsfehler* besteht eine Abweichung der Fersenachse gegenüber dem Unterschenkel nach außen. Der Innenknöchel springt weit vor. Bei aktiver Aufrichtung und beim Gehen ist die Fehlhaltung aufgrund der Muskelanspannung gebessert. Dieser Haltungsfehler geht praktisch immer mit Bänderschwäche auch in anderen Gelenken einher, insbesondere finden sich gleichzeitig immer ein X-Knie.
Bei Knickfuß als *Stellungsfehler* kommt es schon am unbelasteten Fuß zum Vorspringen des Innenknöchels und zur Abflachung des medialen Fußgewölbes. Der Talus springt nach innen vor, der Vorfuß ist abduziert. Beim Gehen treten die Erscheinungen noch stärker hervor (Abb. 65).
Als *Formfehler* finden wir beim Kind den Knick-Plattfuß selten, es sei denn, er ist durch neurologische Störungen, wie bei der ICP, der Poliomyelitis oder der Spina bifida cystica verursacht.

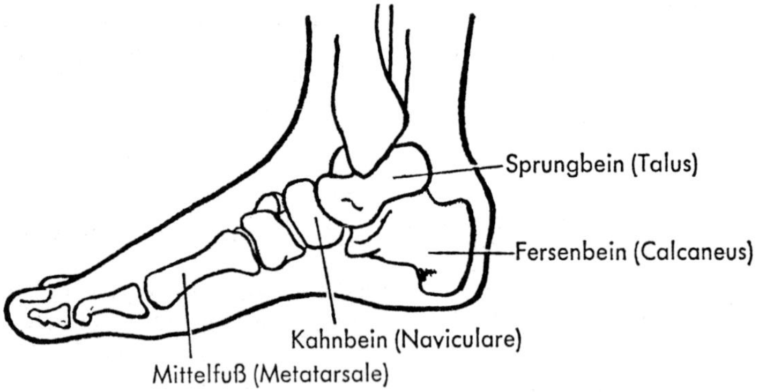

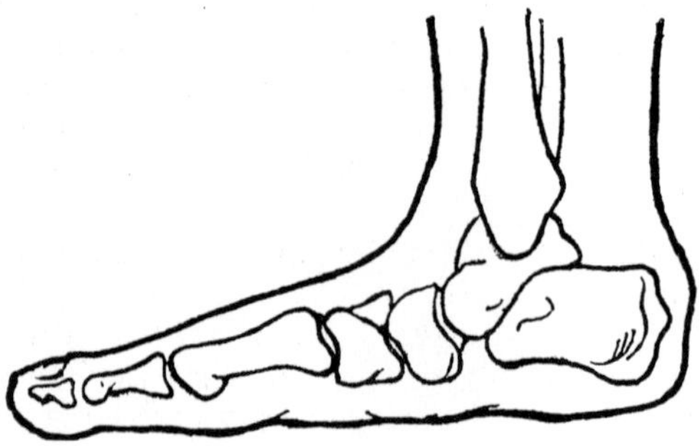

Abb. 65 Oben: Normales Fußgewölbe, unten: Knick-Plattfuß mit Durchsinken des Fußgewölbes

Der erworbene Knick-Senkfuß resultiert aus einem Mißverhältnis zwischen Leistungsfähigkeit des Fußgewölbes und tatsächlicher Belastung. Als Ursachen kommen hierfür die Muskelhypotonie und Knochenschwäche bei der Rachitis, eine konstitutionelle Bindegewebsschwäche mit Schlaffheit der Gelenkkapsel, Muskelschwäche bei unzureichendem Schuhwerk und neurologische Störungen in Frage.

Therapie: Eine aktive Muskelkräftigung durch Fußgymnastik und Barfußgehen auf weichem Boden werden in der Regel den Stellungsfehler korrigieren. Nur im Ausnahmefall wird man sich beim kindlichen Knick-Senkfuß zur Versorgung mit Einlagen entschließen. Bei Kleinkindern ist darauf zu achten, daß das Fettpolster der Fußsohle leicht einen Knick-Plattfuß vortäuschen kann.

d) *Der Knick-Plattfuß des Jugendlichen und Erwachsenen*

Zur Ausbildung eines kontrakten Knick-Plattfußes mit völligem Durchsinken des Längsgewölbes kommt es häufig erst bei in der Berufsausbildung stehenden Jugendlichen (Lehrlingsplattfuß).

Klinik: Der Vorfuß ist abduziert, der Fuß in Pronation fixiert. Bei Pro- und Supinationsübungen treten Schmerzen auf. Auftreten und Abrollen bereiten Beschwerden. An der Innenseite des unteren Sprunggelenkes kommt es nicht selten zu entzündlicher Überwärmung. Die Pro- und Supinatoren des Fußes sind verspannt. Beruhen die Berschwerden auf einer Insuffizienz der Fußmuskulatur, so wird man von einem Haltungsfehler sprechen. Haben jedoch die Bänder nachgegeben und ist es zu einer völligen Verschiebung des Skelettes gekommen, so muß dies als Stellungsfehler oder aber als Formfehler bezeichnet werden. Eine aktive Aufrichtung ist dann nicht mehr möglich. Ist es einmal zur völligen Ausbildung des Plattfußes gekommen, so werden die Beschwerden geringer und hören ganz auf (»Das Plattfüßigwerden macht Beschwerden, das Plattfüßigsein nicht«).

Therapie: Durch prophylaktische Maßnahmen sollte die Entstehung dieses *Zivilisationsschadens* verhindert werden. Hierzu gehört schon das Tragen geeigneter Kinderschuhe ohne Zeheneinengung, ohne starre Sohle, ohne zu hohe und zu enge Schnürschäfte, ohne eingebaute Versteifungen. Beim Vorliegen eines schmerzenden kontrakten Knick-Plattfußes muß durch eine Ruhigstellung im Gehgipsverband bei gleichzeitiger Verordnung von entzündungshemmenden und abschwellenden Medikamenten ein Abklingen des akuten Stadiums angestrebt werden. Eine genau angepaßte Einlagenversorgung wird den Beschwerden abhelfen.

e) *Der Spreizfuß* (Abb. 66)

Die *Abflachung des Quergewölbes* zwischen Metatarsus I und V mit Scheitel bei Metatarsus II und III ist für den Spreizfuß charakteristisch. Der 2. und 3. Mittelfußstrahl bilden dann den tiefsten Punkt der Sohle. Aus diesem Grund entstehen über dem 2. und 3. Mittelfußköpfchen harte Schwielen. Als sekundäre Folge kommt es meist zu einer Hallux valgus-Bildung der Großzehe.

Klinik: Beschwerden fehlen insbesondere bei Kindern über längere Zeit ganz. Später treten sie dann unter dem 2. und 3. Mittelfußköpfchen im Vorfußbereich auf. Schmerzen bereitet in späteren Stadien vor allem der spreizfußbedingte Hallux valgus.

Therapie: Neben allgemeinen Fußkräftigungsübungen kann man durch Spreizfußverbände und Maßeinlagen zur Stützung des vorderen Quergewölbes beitragen. Operative Maßnahmen kommen lediglich zur Behandlung des Hallux valgus in Frage.

f) Der Hohlfuß

Der Hohlfuß mit hochgesprengtem Fußgewölbe und hohem Spann ist ausgesprochen leistungsfähig und kommt nicht selten familiär vor.

Klinik: Schwerwiegend ist lediglich der aufgrund nervaler Störungen entstehende *Klauenhohlfuß*. Bei diesem steht die Ferse meist in Supination, am Fußrücken bilden sich schmerzhafte, im Schuh drükkende Fußhöcker aus. Der Klauenhohlfuß wird häufig in Zusammenhang mit einer Spina bifida occulta, einer Friedreich-Ataxie oder einer neuralen Muskelatrophie gefunden.

Therapie: Während der leichte Hohlfuß keinerlei Behandlung bedarf, verlangt ein ausgeprägter Ballen- oder Klauenhohlfuß meist orthopädisches Schuhwerk. Bei schmerzhaften Exostosen müssen diese abgetragen werden. Eine starke Supinationsstellung der Ferse wird möglicherweise durch eine Calcaneusosteotomie korrigiert werden, um so einen belastungsfähigen und plantigraden Fuß zu erhalten.

g) Der Hackenfuß

Der Hackenfuß beim Neugeborenen ist eine relativ harmlose, häufig anzutreffende Besonderheit. Streichelgymnastik in Richtung Spitzfuß, gelegentlich unterstützt durch eine abnehmbare Gipslonguette, lassen diese Besonderheiten rasch verschwinden.

Der Neugeborenenhackenfuß hat nichts zu tun mit dem lähmungsbedingten Hakkenfuß. Bei Ausfall des M. triceps surae, bei Poliomyelitis oder Spina bifida cystica kommt es zu einer Steilstellung des Calcaneus, so daß der Kranke nur auf den Hacken gehen kann. Mit Fortschreiten des Leidens kommt es zur Ausbildung eines Hackenhohlfußes, bei dem der plantarflektierte Vorfuß kaum noch den Boden berührt. Der Gang ist stampfend.

Therapie: Orthopädische Schuhe oder Stiefelschienen müssen die Lähmung kompensieren. Durch eine Sehnenplastik können Fußheber, aber auch Pro- und Supinatoren auf die Achillessehne zurückverlegt werden, um so die Tricepsfunktion zu ersetzen. Nach Abschluß des Wachstums kann nur durch eine Keilresektion aus dem unteren Sprunggelenk eine bessere Auftrittsfläche erreicht werden.

h) Der Sichelfuß (Abb. 66)

Synonym: Pes metatarsus varus congenitus, Pes adductus.

Der Sichelfuß besteht zum Teil bei der Geburt, wird häufiger aber erst nach einigen Lebenswochen entdeckt. Der Vorfuß ist wie beim Klumpfuß in Adduktionsstellung, die Großzehe ist weit nach medial abgespreizt. Der Rückfuß findet sich dagegen in einer leichten Valgusstellung. Die Zehenbeuger überwiegen und sind kurz.

Therapie: Frühzeitige, regelmäßige Redressionsübungen, unterstützt durch eine gepolsterte Gipsschale, die bis zum Oberschenkel reicht und 22 Stunden pro Tag getragen wird, lassen diese Deformität innerhalb von 2–3 Monaten verschwinden. Unbehandelt bleibt der Sichelfuß bis ins spätere Kindesalter hinein als kosme-

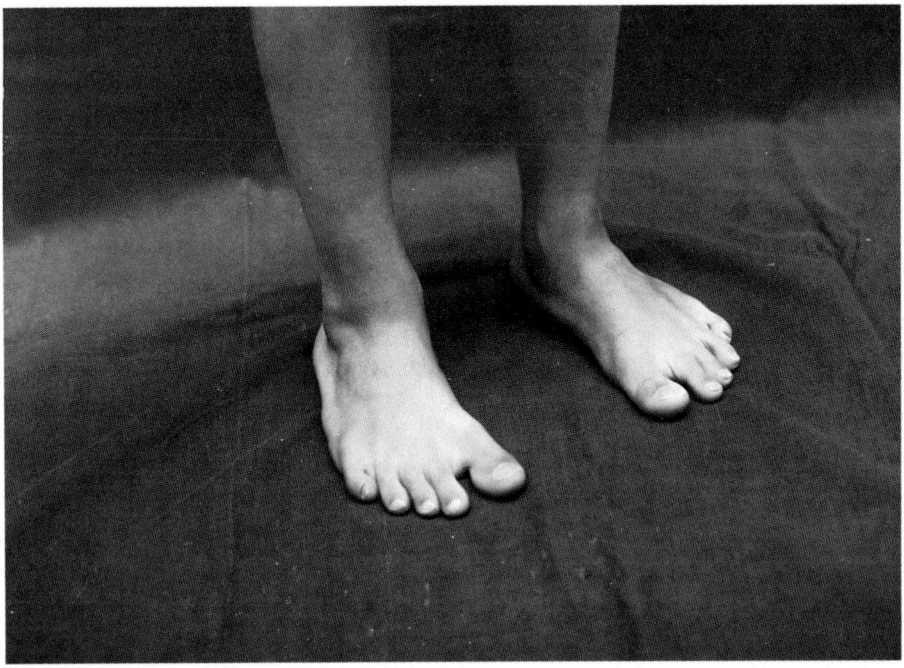

Abb. 66 Sichelfuß und Spreizfuß bei 8jährigem

tische Deformität bestehen, im Schuh bleibt diese harmlose Besonderheit verborgen.

i) Der Hallux valgus (Abb. 67)

Es handelt sich um eine Abknickung der Großzehe nach der Kleinzehenseite hin, um eine X-Großzehe. Nicht selten überlagert die Großzehe dabei die benachbarte 2. Zehe. Die Hallux valgus-Deformität ist eine Folgeerscheinung eines Spreizfußes. Bei fortgeschrittenem Zustand kommt es meist zu arthrotischen Veränderungen im Großzehengrundgelenk und nicht selten zu Entzündungserscheinungen und Druckstellen über dem weit zum inneren Fußrand vorspringenden Köpfchen des 1. Mittelfußstrahls. Der Hallux valgus ist eine typische Frauenerkrankung, enge Schuhe, enge Socken und hohe Absätze werden hiermit in Zusammenhang gebracht (Abb. 67a, b).

Therapie: Bei jüngeren Patientinnen wird man häufig mit einer adäquaten Schuhversorgung die Beschwerden bessern können. Bei älteren Patientinnen mit ausgeprägter Hallux valgus-Bildung, arthrotisch degenerativen Veränderungen und Entzündungserscheinungen an diesem Überbein kann nur durch eine operative Korrektur Erleichterung gebracht werden. Die Methode nach Brandes, bei der ein Drittel des Großzehengrundgelenkes reseziert und gleichzeitig die Exostose über dem Mittelfußköpfchen abgetragen wird, bringt die besten Erfolge.

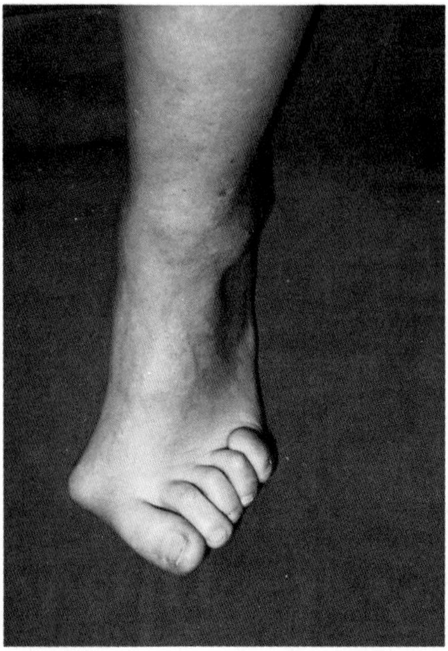

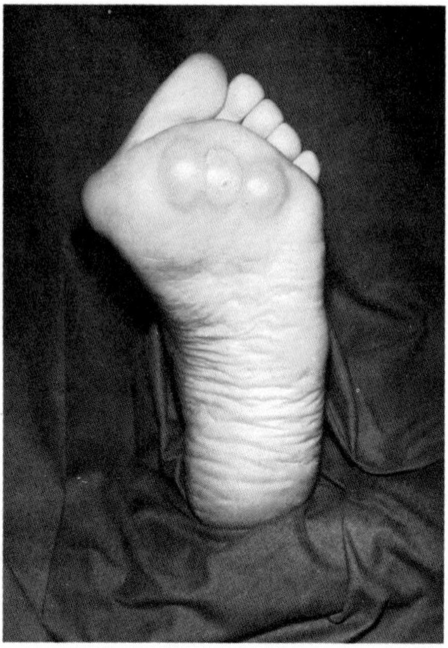

Abb. 67a, b Hallux valgus, an der Fußsohle durchgetretene Mittelfußköpfchen Hammerzehen 2–5

j) Die Hammerzehe

Eine Beugekontraktur im Endgelenk der Zehen wird als Hammerzehe bezeichnet. Meist ist das Zehengrundgelenk überstreckt und kann subluxiert werden. Gewöhnlich bilden sich eine schmerzhafte Schwiele und ein Hühnerauge über der Zehenkuppe *(Clavus)*.

Therapie: Bei geringen Beschwerden wird man durch Verband, Filzring und Gummipolster die schmerzhaften Clavi abdecken. Bei ausgeprägten Beschwerden hilft am besten die Köpfchenresektion der Grundphalangen nach Hohmann mit gleichzeitiger Raffnaht der Strecksehne. Nach einer Fixation mit einem Heftpflasterverband über 2 Wochen ist rasch Beschwerdefreiheit zu erzielen.

Segmentale und periphere Innervation der Muskeln von C2 - Th 1

Rechts Datum	Muskel	HWK / Segm. 2. C2	C3	3. C4	4. C5	5. C6	6. C7	7. C8	Th 1	Nerv	Links Datum
	M. trapezius	■	■	■						N. occipitalis minor et N. accessorius	
	M. sternocleidomastoideus	■	■							N. accessorius	
	Diaphragma		■	■	■					N. phrenicus	
	M. levator scapulae		■	■	■					N. dorsalis scapulae	
	Mm. rhomboides			■	■					N. dorsalis scapulae	
	M. supraspinatus			■	■					N. suprascapularis	
	M. infraspinatus			■	■	■				N. suprascapularis (manchmal auch N. axillaris)	
	M. teres minor			■	■	■				N. axillaris	
	M. deltoideus			■	■	■				N. axillaris	
	M. biceps brachii			■	■	■				N. musculocutaneus (manchmal auch N. medianus)	
	M. brachioradialis			■	■	■				N. radialis	
	M. supinator				■	■				N. radialis	
	M. serratus anterior				■	■	■			N. thoracicus longus	
	M. extensor carpi radialis				■	■	■			N. radialis	
	M. pectoralis major				■	■	■	■		Nn. thoracici ventrales (manchmal auch N. axillaris)	
	M. teres major					■	■			N. musculocutaneus	
	M. pronator teres					■	■			N. medianus	
	M. pectoralis minor					■	■	■		Nn. thoracici ventrales	
	M. latissimus dorsi					■	■	■		N. thoracodorsalis	
	M. extensor digitorum communis						■	■		N. radialis	
	M. triceps brachii						■	■		N. radialis	
	M. flexor carpi radialis						■	■		N. medianus	
	M. abductor pollicis longus						■	■	■	N. radialis	
	M. extensor pollicis brevis						■	■	■	N. radialis	
	M. opponens pollicis						■	■	■	N. medianus	
	M. flexor pollicis brevis						■	■	■	N. medianus et N. ulnaris	
	M. extensor carpi ulnaris						■	■	■	N. radialis	
	M. extensor pollicis longus						■	■		N. radialis	
	M. extensor indicis proprius						■	■		N. radialis	

M. palmaris longus	N. medianus
M. flexor digitorum profundus	N. medianus et N. ulnaris
M. flexor pollicis longus	N. medianus
M. adductor pollicis	N. ulnaris
Mm. interossei dorsales	N. ulnaris
Mm. interossei ventrales	N. ulnaris
Mm. lumbricales I/II	N. medianus
Mm. lumbricales III/IV	N. ulnaris

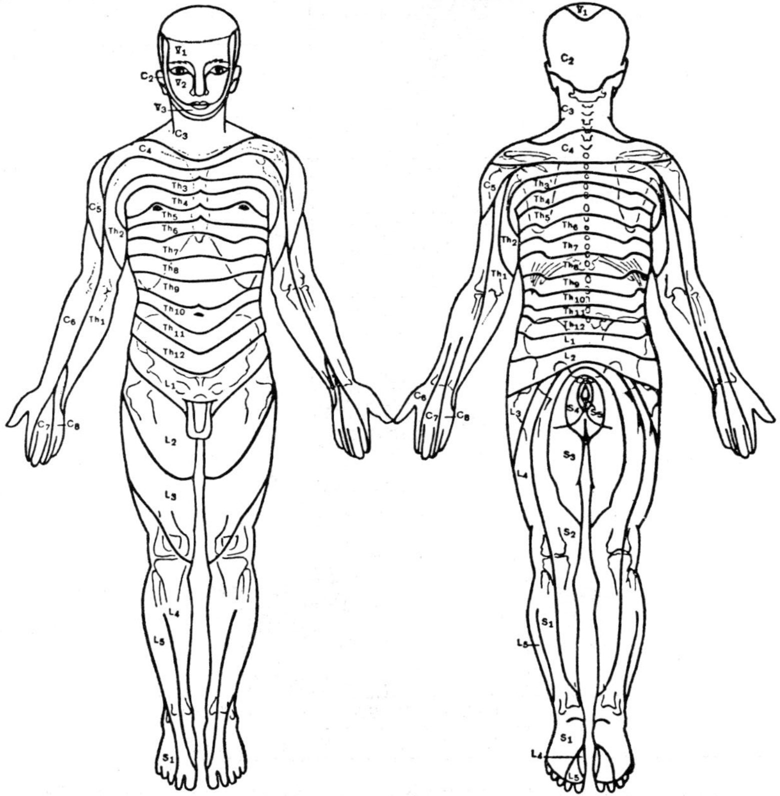

Segmentale und periphere Innervation der Muskeln von Th 1 - S 5

Rechts Datum	Muskel	BWK	1.	2.	3.	4.	5.	6.	7.	8.	9.	10.	11.				Nerv	Links Datum
		Segm.	Th 1	2	3	4	5	6	7	8	9	10	11	12	L1	L2	L3		
	Mm. intercostales externi et interni		■	■	■	■	■	■	■	■	■	■	■	■				Rr ventrales nn. thoracicorum et nn. intercostales	
	M. obliquus externus abdominis						■	■	■	■	■	■	■	■				Rr ventrales nn. thoracicorum	
	M. rectus abdominis						■	■	■	■	■	■	■	■				Rr ventrales nn. thoracicorum	
	M. transversus abdominis							■	■	■	■	■	■	■	■			Rr ventrales nn. thoracicorum (N. iliohypogastricus et N. ilioinguinalis)	
	M. obliquus internus abdominis									■	■	■	■	■	■			Rr ventrales nn. thoracicorum	
	M. quadratus lumborum													■	■	■	■	N. intercost. XII et plex lumbalis	

Muskel	BWK, LWK / Segm.	10. Th 12	11. L1	L2	L3	12. L4	L5	S1	1. LWK S2	S3	2. LWK S4	S5	Nerv
M. iliopsoas			■	■	■								N. femoralis
M. sartorius			■	■	■								N. femoralis
M. gracilis			■	■	■								N. obturatorius
Mm. adductores				■	■								N. obturatorius et N. femoralis
M. quadriceps femoris				■	■	■							N. femoralis
M. tibialis anterior						■	■						N. peronaeus profundus
M. tensor fasciae latae						■	■						N. glutaeus superior
M. tibialis posterior						■	■	(■)					N. tibialis
Mm. rot. ext. cox.						■	■	■	■				N. plexus sacralis et N. obtur. ext.
M. glutaeus medius et min.						■	■	■	(■)				N. glutaeus superior
M. semitendinosus						(■)	■	■	■				N. tibialis
M. semimembranosus						(■)	■	■	■				N. tibialis
M. extensor hallucis longus							■	■					N. peronaeus profundus
M. extensor digitorum longus							■	■					N. peronaeus profundus
M. peronaeus brevis							■	■					N. peronaeus superficialis
M. peronaeus longus							■	■					N. peronaeus superficialis
M. glutaeus maximus							■	■	■				N. glutaeus inferior
M. biceps femoris							■	■	■	(■)			N. ischiadicus
M. triceps surae							(■)	■	■				N. tibialis
M. flexor digitorum l. et b.								■	■				N. tibialis/N. plantaris, med.
M. flexor hallucis l. et b.								■	■				N. tibialis/N. plantaris
Mm. lumbricales								(■)	■	(■)			N. plantaris medialis
Mm. interossei								(■)	■	(■)			N. plantaris lateralis
Erectio										■	■		N. pudendalis
Ejaculatio										■	■		N. pudendalis
M. sphincter vesicae										■	■	■	N. pudendalis
M. sphincter ani										■	■		Nn. rectales inferiores

Bemerkungen:

Zweiter Teil
Wiederholungsbuch

Anleitung zur Benutzung des Wiederholungsbuches

Auf der linken Seite steht jeweils eine Fragenkolonne, auf der rechten eine Antwortkolonne. Decken Sie mit einem Papierstreifen die Antwortkolonne auf der rechten Seite ab und beantworten Sie die Fragen der linken Seite. Die gestellten Fragen stammen aus dem Hauptteil des Buches. Bei Unsicherheit über die zu gebende Antwort sollte vorne nachgelesen werden. Die Durcharbeitung des Wiederholungsbuches empfiehlt sich nur für denjenigen, der den Hauptteil erarbeitet und verstanden hat.

1. Die ...ist ein hakenförmiger knochiger Sporn mit einem knorpeligen Pilzkopf im metaphysären Bereich gelegen, der gegen die umliegenden Weichteile scharf abgegrenzt ist.	cartilaginäre Exostose
2. Die ... ist eine im körpernahen oder körperfernen Anteil, des Humerus, Femur, Tibia oder Fibula gelegener zystischer gutartiger Tumor. Er wird bei Kindern häufig erst nach Auftreten einer ... Fraktur entdeckt.	solitäre Knochenzyste pathologischen
3. Eine langsam zunehmende schmerzhafte Schwellung in der Mitte eines langen Röhrenknochens mit gleichzeitig erhöhter BKS, einer Leukozytose, röntgenologisch feststellbarer Zerstörung der Corticalis mit strahlenförmig angeordneten Spiculae läßt denken an ein ...	Ewing-Sarkom
4. Das ... ist ein multipler osteolytischer Tumor, der mit Osteoporose einhergeht und das gesamte Skelettsystem befallen kann. Im Serum findet sich eine starke Globulinzunahme und im Urin zeigen sich ... Eiweißkörper.	Plasmozytom (multiples Myelom) Bence-Jones
5. Die am häufigsten in das Skelettsystem metastasierenden Tumoren sind ... (3 Beispiele)	Prostata-, Bronchial-, Nieren- und Schilddrüsenkarzinome

6. Der häufigste Erreger bei der hämatogenen Osteomyelitis ist …	Staphylococcus aureus haemolyticus
7. Bei der hämatogenen Ausstreuung von Eitererregern kommt es bevorzugt zum Befall der … der langen Röhrenknochen.	Metaphysen
8. Die wichtigsten Maßnahmen bei der Diagnose einer Osteomyelitis sind … (2 Antworten)	Antibiotikatherapie und chirurgische Eröffnung und Ausspülung
9. Als wichtigste Komplikation einer chronischen Osteomyelitits ist die Ausbildung einer … anzusehen.	Defektpseudarthrose
10. Bevorzugte Skelettabschnitte für den Befall mit Tuberkulose sind … (2 Beispiele)	Die Wirbelkörper, die gelenknahen Anteile der langen Röhrenknochen
11. Einen eitrigen Erguß in ein Gelenk nennt man …	Empyem
12. Beim Auftreten eines akuten rheumatischen Fiebers mit Gelenkentzündung ist immer an eine Beteiligung zweier wichtiger Organe zu denken: …	Herz (Myocarditits, Endocarditis), Niere (Glomerulonephritis)
13. Die primär chronische Polyarthritis befällt vor allem die … Gelenke, das akute rheumatische Fieber dagegen betrifft bevorzugt die … Gelenke.	kleinen großen
14. Bei Auftreten von Gefühllosigkeit, Spannungsgefühl, Schwellneigung, Ungeschicklichkeit und Morgensteifigkeit im Bereich der Hände, bei langsam einsetzender Deformierung des Handgelenks in Ulnarabduktion mit Beugung im Grund- und Endgelenk sowie Überstreckung im Mittelgelenk ist an eine … zu denken.	primär chronische Polyarthritis
15. Eine akute Schmerzattacke in einem Großzehengrundgelenk bei einem Mann mittleren Alters läßt denken an einen …	akuten Gichtanfall
16. Ein 8jähriger Junge fängt bei geringer Belastung an zu hinken, klagt über Schmerzen an Knie und Hüfte, das Trendelenburg-Zeichen ist positiv. Man muß denken an eine …	Perthes-Krankheit

Röntgenologisch findet sich auf der Beckenübersichtsaufnahme eine ... des Gelenkspaltes und eine unregelmäßige Zeichnung der Epiphysenfuge mit verdichtetem Kopfkern.	Verbreiterung
17. Plötzliche Hüftschmerzen und Hinken nach einem geringen Trauma bei einem 15jährigen dicklichen Jungen läßt bevorzugt denken an eine ...	Epiphyseolysis capitis femoris
18. Das schalenförmige Knorpel-Knochenstück, das im Rahmen einer Osteochondritis dissecans in einem Gelenk wandern und zu Einklemmungserscheinungen führen kann, nennt man ...	Gelenkmaus
Die röntgenologisch feststellbare Einbuchtung im Gelenk, aus der das Knorpel-Knochenstück stammt, nennt man ...	Mausbett
19. Die Scheuermann-Krankheit ist eine aseptische Nekrose der Wirbelkörper und geht mit trapezoid keilförmiger Deformierung derselben einher. Sie führt klinisch zur Ausbildung einer ...	Kyphose
20. Da die Poliomyelitisviren die Vorderhornzellen des Rückenmarks befallen, kommt es klinisch zu ...	motorischen Ausfällen
21. Bei einseitiger Beinlähmung kommt es durch den Ausfall der Muskelfunktionen zu einer Minderung des Knochenwachstums. Dies führt zu ...	Beinlängendifferenzen
22. Bei infantiler Zerebralparese ist es zu einer intrauterinen Schädigung des kindlichen Gehirns durch verschiedene Ursachen gekommen: ... (3 Beispiele)	Eklampsie, chemische Schädigung, mechanische Störung, Infektionserkrankungen der Mutter
23. Eine Hirnschädigung nach der Geburt ist möglich durch ... (2 Beispiele)	Frühgeburt, die beschränkt atem- und lebensfähig ist, Encephalitis, Meningitis, Rhesusfaktorinkompatibilität mit Kernikterus
24. Bei einem Schlag mit der flachen Hand neben das Kopfkissen eines auf dem Rücken liegenden Neugeborenen kommt es zu einer raschen Bewegung des Kopfes mit Abspreizung und Streckung von Armen, Händen und Fingern. Diese Reaktion nennt man ...	Moro-Reflex

25. Die Drehung des Kopfes um 90° in der Längsachse führt auf der Gesichtsseite zu einer Streckung des Armes, auf der Hinterhauptseite zur Beugung des Armes. Diesen Reflex nennt man ...

asymmetrischen tonischen Halsreflex (ATNR)

Dieser Reflex sollte mit ... verschwinden.

einem halben Jahr

26. Sind bei einer infantilen Zerebralparese alle vier Gleidmaßen betroffen, so spricht man von einer ...,

Tetraplegie

sind nur zwei Gliedmaßen betroffen, so spricht man von einer ...,

Diplegie

ist eine Körperhälfte befallen, so spricht man von einer ...,

Hemiplegie

ist nur eine Gliedmaße beteiligt, so handelt es sich um eine ...

Monoplegie

27. Eine Schwäche der unteren Gliedmaßen, die von einer Pseudohypertrophie der Wadenmuskulatur begleitet ist, läßt bei einem familiär belasteten Kind an eine ... denken.

Muskeldystrophie

28. Die wichtigsten Zeichen eines spinalen Schokkes bei einer Querschnittslähmung sind ... (2 Symptome)

Schlaffe Lähmung, Arreflexie, Atonie von Blase und Mastdarm, Verlust sämtlicher sensibler Eigenschaften

29. Bei Vorliegen einer Querschnittslähmung drohen Komplikationen: ... (3 Beispiele)

Druckschädigung, Osteomyelitis, Blasen-Nieren-Infektion, Thrombophlebitis, Kontrakturen

30. Myelomeningozelen hinterlassen auch nach sorgfältiger Abtragung neurologischer Ausfälle im Bereich der ... Gliedmaßen, gehen immer mit Störungen an den ... einher und sind meist mit einem ... vergesellschaftet.

unteren
ableitenden Harnwegen
Hydrocephalus

31. Ein Lähmungsklumpfuß entsteht durch Ausfall der ... und Übergewichte der ...

Fußpronatoren Peronaeusmuskulatur
Fußsupinatoren Tibialismuskulatur

32. Beim Lähmungshackenfuß ist der ... gelähmt, die Fußextensoren dagegen nicht.

Triceps surae, Wadenmuskulatur

33. Typisch sind Plexusausrisse bei verunglückten Motorradfahrern. Zahlenmäßig am bedeutendsten ist die Armplexuslähmung als Folge eines …	Geburtstraumas
34. Bei der Erb-Lähmung ist der … gelähmt, betroffen sind vor allem der Delta, der Supraspinatus, der Biceps und der Brachialis sowie der Brachioradialis und die Handgelenksextensoren.	obere Plexus
Bei der Klumpke-Lähmung ist der … gelähmt, betroffen sind die kleinen Finger- und Handmuskeln.	untere Plexus
35. Die Paget-Erkrankung geht mit einer Verbiegung des Femurs einher. Dies führt zur Ausbildung einer Coxa vara, genannt …	Hirtenstab Coxa vara
Am Becken ist das tiefe Eintreten von Hüftkopf und Pfanne in das Becken, die … typisch.	Protrusio acetabuli
36. Bei proportioniertem Zwergwuchs mit verhältnismäßig kurzen Gliedmaßen, übergroßem Kopf, sattelförmiger Nase sowie starker O-Bildung der Beine denkt man an eine …	Chondrodystrophie
37. DieRachitis beruht auf einem … Mangel.	Vitamin D
Dieser Mangel entsteht entweder durch … oder …	Vitaminarme Ernährung mangelnde Sonneneinstrahlung
38. Mehrere klinische Symptome weisen auf eine Rachitis hin: … (3 Beispiele)	Sitzbuckel, Craniotabes, rachitische O-Beine, Rosenkranz, rachitischer Froschbauch
39. Bei Osteoporose liegt eine Störung des Gleichgewichtes zwischen … und … vor.	Knochenaufbau, Knochenabbau
40. Bei der Osteomalazie handelt es sich um eine …	minderwertige Kalifizierung der Knochenmatrix
41. Ein Schiefhals kann … (2 Möglichkeiten) verursacht sein.	muskulär, knöchern, durch eine Sehstörung
42. Die Skoliose ist eine Seitverbiegung der Wirbelsäule, die mit einer … und … einhergeht.	Teilversteifung und Torsion
Das wichtigste klinische Merkmal einer Thorakalskoliose ist der …	Rippenbuckel
43. Bei einer Skoliose liegt in der Regel gleichzeitig eine … der Wirbelsäule und nicht eine Kyphosierung vor.	Lordosierung

44. Die Säuglingsskoliose ist fast immer ... konvex.	links
45. Bei einer Lyse der Interartikularportion (Spondylolyse) im lumbo-sacralen Bereich kommt es über kurz oder lang zu einem ...	Wirbelgleiten (Spondylolisthesis)
46. Degenerative Veränderungen an der Wirbelsäule treten besonders auf an den Abschnitten, die ... (2 Antworten)	am meisten zu tragen haben, an denen besonders bewegliche Gebiete der Wirbelsäule in starre Gebiete übergehen
47. Beim Austritt von Bandscheibengewebe durch den Faserring spricht man von einem ...	Bandscheibenprolaps
Bei Vordrängen des Bandscheibengewebes bei erhalten bleibendem Faserring spricht man von einer ...	Bandscheibenprotrusion
48. Bei akuten Bandscheibenvorfall kommt es zu plötzlichen Schmerzen in den Lenden, genannt ...	Hexenschuß
Klinisch findet man eine Seitverkrümmung der Wirbelsäule, die ...	Ischiasskoliose
49. Die ...-Erkrankung führt zu einer fortschreitenden Einsteifung der Wirbelsäule mit Kyphosierung, sie befällt bevorzugt Männer mittleren Alters.	Bechterew
50. In der Mehrzahl der Fälle wird eine schmerzhafte Schulter-Arm-Erkrankung durch eine ... hervorgerufen.	Nervenwurzelreizung infolge einer cervikalen Osteochondrose
51. Bei unzureichender Behandlung einer einmaligen traumatischen Schulterluxation kommt es aufgrund der Schulteranatomie und der Zerreißung der Gelenkkapsel nicht selten zu einer ...	habituellen Schultergelenkluxation
52. Bei lokaler Empfindlichkeit und Druckschmerz an der Ursprungsstelle der Strecksehnen am Epicondylus humeri im Abschluß an wiederholte Überanstrengungen der Streckmuskeln spricht man von einer ...	Epicondylitis humeri (Tennisellenbogen)
53. Beim Fehlen aller Gliedmaßen spricht man von einer ...	Amelie

Entspricht das äußere Bild der Gliedmaßenfehlbildung einer Amputation, so spricht man von einer …	Peromelie
Sitzen rudimentäre Hand-, Ober- oder Unterarmreste, Unterschenkel- oder Fußreste an Schulter oder Becken, so spricht man von einer …	Phokomelie
Bei ganzen oder teilweisen Defekten der Röhrenknochen spricht man von einer …	Ektromelie
54. Der angeborene Speichendefekt führt klinisch zur Ausbildung einer …	radialen Klumphand
55. Verwachsungen von zwei oder mehr Fingern bezeichnet man als …	Syndaktylie
56. Ist der Medianusnerv unter dem Ligamentum transversum carpi komprimiert und führt dies klinisch zu Schmerzen und Parästhesien in den vom Medianus versorgten Handbezirken, so spricht man von einem …	Carpaltunnelsyndrom
57. Kontrakturen der Unterarm- und Handgelenksbeugemuskulatur mit Fingerdeformierung im Anschluß an eine supracondyläre Oberarmfraktur bezeichnet man als …	Volkmann-Kontraktur
58. Die wichtigsten Hinweise auf eine beginnende ischämische Kontraktur sind … (3 Beispiele)	Schmerzen, Blässe, Lähmung, fehlender Radialispuls
59. Bei einer vegetativen Dysregulation kann es im Anschluß an eine distale Radiusfraktur oder an eine andere Verletzung zu einer entzündlichen Knochenatrophie und Zirkulationsstörung der Hand kommen. Dies bezeichnet man als …	Sudeck-Dystrophie
60. Die Navikulare Pseudarthrose ist deswegen so häufig, weil … (2 Ursachen)	1. Kahnbeinbrüche zunächst häufig übersehen werden 2. die Blutversorgung des Kahnbeins ungünstig ist.
61. Zur Aufdeckung einer durch die Lendenlordose versteckten Hüftbeugekontraktur bedient man sich des …	Thomas-Handgriffes
62. Mißt man die Beinlänge zwischen Trochanterspitze und Innenknöchel, so spricht man von …, mißt man sie dagegen zwischen Spina iliaca anterior superior und dem Innenknöchel, so spricht man von …, vergleicht man die Bek-	absoluter Beinlänge relativer Beinlänge

kenkammstellung am stehenden Patienten, so bezeichnet man dies als ...	funktionelle Beinlänge
63. Klinische Zeichen, die auf eine einseitige Hüftgelenksverrenkung hinweisen, sind ... (3 Beispiele)	Ein Beinchen ist dünner und kürzer, verzogene Gesäßfalten, ungleiche Oberschenkelfalten, Trochanterhochstand, Abduktionsbehinderung
64. Bei der ... ist das Hüftgelenk unterentwickelt, die Pfanne ist flach und längsoval statt rund, das Pfannendach steil, der Kopfkern klein und verspätet auftretend.	Dysplasie
Bei der ... steht der Hüftkopf außerhalb der dysplastischen Pfanne, die Pfanne ist nach hinten oben ausgezogen.	Luxation
65. Nicht selten kommt es bei traumatischer Reposition einer Hüftgelenksluxation zu einer ...	Kopfumbaustörung
66. Der durchschnittliche Schenkelhals-Schenkelschaftwinkel beträgt ...	128°
67. Als präarthrotische Deformität am Hüftgelenk gelten ... (4 Beispiele)	Luxationshüfte, Anomalien des Schenkelhals-Schenkelschaftwinkels, Epiphyseolysis capitis femoris, Perthes-Erkrankung, Coxitis, Traumafolgen
68. Bei einer O-förmigen Verbiegung des Knies nach außen spricht man von einem ..., bei einer X-förmigen Verbiegung des Knies nach innen spricht man von einem ...	Genu varum Genu valgum
69. Bei feststehendem Unterschenkel, leicht gebeugtem Oberschenkel und einer erzwungenen abrupten Drehung im Kniegelenk kommt es am ehesten zu einer ...	Meniskusläsion
70. Der angeborene Klumpfuß zeigt mehrere Klinische Komponenten (drei)	Pes equinus, Pes varus, Pes adductus
71. Die Abflachung des Quergewölbes des Fußes mit Durchsinken des 2. und 3. Mittelfußstrahls führt zur Ausbildung eines ...	Spreizfußes
72. Die wichtigste klinische Folgeerscheinung eines Spreizfußes ist der ...	Hallux valgus

Sachregister

Abduktionsbehinderung 112
Abduktionsschiene 94
Abspreizbehandlung 117
Abspreizbehinderung 115
Abszeß, subperiostaler 23, 25
Achillotenotomie 54, 60 132
Achondroplasie 65
Adduktionskontraktur 59
Adduktorenrückverlagerung 54
Adduktorentenotomie 54
Adduktorentonus 115
Adoleszentenkyphose 46
Akromioklavikulargelenk 93
Albers-Schoenberg-Krankheit 67
Albright-Syndrom 64
Alloarthroplastik 91
Altersrundrücken 86
Amelie 98
Amputation 20
Ankylose 122
–, fribröse 35
Anspickung 44
Antetorsion, vermehrtes 121
Anthrosis deformans 120
Antibiogramm 28
Antibiotikum-Therapie, parenterale 25, 28
Antiphlogistika 130
Antirheumatika 74
Anulus fibrosus 85, 87
– lamellosus 85
Apophyse 38
Apophysenstörung der Tuberositas tibiae 44
Apophysitis calcanei 45
Apparat, entlastender 28
Arachnitis, verklebende 74
Arme, optische Stehbereitschaft der 52
Armplexuslähmung 62
Arreflexie 55
Arthritis bei Bakterienruhr 33
– bei Gonorrhoe 33
– bei Scharlach 33
– bei Typhus 33
– deformans 122
– haemophilica 37
– mutilans 36
– psoriatica 36
– urica 36
–, hämatogene septische 31
–, iatrogene septische 31
Arthrodese 103, 124, 130
– nach Grice, extraartikuläre 60
Arthrographie 10, 117, 1119
Arthrogrypose 61
Arthrogryposis multiplex congenita 61
Arthrolyse, hintere mediale und laterale 132
Arthrose 37, 40, 93
–, frühzeitige 121
–, sekundäre 123
Arthroskop 130
Arthroskopie 32
Arthrotomie 44, 130
Aspirin-Test 18
Astragalektomie 61
Ateminsuffizienz 56
Athetose 52
Atonie von Blase und Mastdarm 55
Aufrichtungsosteotomie 121
– nach Bombelli 125
Aufstehschmerz, morgendlicher 122
Aufziehreaktion 52
Ausfälle, motorische 47
Autoaggressionserkrankung 35, 91
Autoaggressionskrankheit 90
Axialaufnahme nach Lauenstein 42

Ballenhohlfuß 136
Balneologie 36
Bambuswirbelsäule 90
Bandscheibenprolaps 79
Bandscheibenprotrusion 88
Bandscheibenvorfall 87
–, cervikaler 74, 75
–, medialer 88
Bauchliegebrett 78
Bechterew-Krankheit 76
Beckenosteotomie 40, 54

Behandlung nach *Imhäuser* 44
–, antirheumatische 91
–, krankengymnastische 53
Beinlänge 110
–, absolute 110
–, funktionelle 110
–, relative 110
Beinlängendifferenz 48
Beinverkürzung 26, 112, 115
–, funktionelle 79
–, reelle 79
Bence-Jones-Eiweißkörper 22
Beschäftigungstherapeutin, krankengymnastische 57
Beschäftigungstherapie 53
Bewegungsablauf 9
Bewegungsausmaß 97, 125
Bewegungseinschränkung 122
Bewegungsprüfung 75
Bewegungsreflex 49
Bewegungsschiene, passive 32
Bewegungssperre, reflektorische 93
Bewegungssynergie, primitive 51
Bewegungstherapie 32, 50
Bindegewebsschwäche, konstitutionelle 133
Biopsie 26, 28
Bizepssehne, pathologische Ruptur der 95
BKS 23
Blasenautomatismus 56
Blount'sche Klammer 127
Blutergelenk 37
Blutkultur 23
Bobath, Behandlungsmethoden nach 53
Bragard-Zeichen 88
Brodie-Abszeß 26
Brustkyphose 75
Bursitis 92
– calcarea 94
– olecrani 97

Calvé-Krankheit 46
Capsulitis 92
Carpaltunnelsyndrom 103
Chemonukleolyse 90
Chemotherapeutika 20
Chemotherapie 19
Cheneau 82
Cheneau-Korsett 81
Chondroblastom, benigne 14
Chondrodystplasie 65
Chondrolyse 31, 32
Chondropathia patellae 130
Chondrosarkom 20
Chondrosis intervertebralis 85
Chorea minor 33
Cincinnati-Schnitt 132
Clavus 138
Colchicin 37
Collum-Diaphysen-Winkel 120
Computertomografie 20, 74, 75, 76
Computertomogramm 10, 41
Conteben® 30
Corticoid-Medikation 35
Cortikalisdefekt, fibröser 18
Cortison-Therapie 41
Cortisoninjektion 18
Cotrel-Dubousset 59, 82
Coxa magna 39
– plana 39
– valga 79, 120, 121
– valga antetorta 112, 120
– vara 79, 120, 121
– vara epiphysaria 121
Coxarthrose 122, 123
–, genuine 123
–, operative Therapie der 124
Coxitis 26
– fugax 32
Crédé'scher Handgriff 60
Crutchfield-Klammer 56
Cubitus valgus 96
– varus 96

D-Penicillin 36
De Quervain-Krankheit 106
Defektpseudarthrose 28
Deformierung der Thoraxhinterwand, sargdeckelförmige 46
Deformität, präarthrotische 122, 124
Demineralisation 36
Denevierung 97
Derotations-Varisierungsosteotomie 120
Desaultverband 63
Destruktionsluxation 24, 26
Destruktionsskoliose 79
Diademgips 73
Diaphyse 38
Diplegie 52
–, spastische 52
Distensionsluxation 26
Dreckzackform der Hand 65
Duplay-Krankheit 93
Dupuytren-Kontraktur 108
Dwyer 59
Dysfunktion, hormonale 42
Dysmelien 98
Dysplasie 112, 116
Dystose, enchondrale 121
Dystrophia adiposo genitalis 42

Einblutungen 69
Einengung, osteochondrotische 74

Einklemmungserscheinung 44, 129
Einrenkung 117
– über einen Extensionszug 117
Einschränkung der Innenrotation 39
Eklampsie 49
Ektromelie 99
Elektromyografie 11
Ellbogengelenks, Erkrankung des 96
Empyem 31
Enchondrom 13
–, benigne 20
Enchondromatose, multiple 14
Endocarditis 33
Enophthalmus 72
Entlastung 38
–, operative 75
Enzephalitis 49
Epicondylitis humeri 96
Epiphyse 38
Epiphysenklammer 126
– nach Blount 48
Epiphyseolysis capitis femoris 38, 42
– capitis femoris acuta 42
– capitis fermoris lenta 42
– capitis fermoris, akute 43
– acuta 42
Erb-Lähmung 62
Erkrankung, neuroorthopädische 47
Ermüdungsbrüche 64
Ewing-Sarkom 20, 23
Exostose, cartilaginäre 11
–, multiple 12

Faltenasymmetrie 115
Fechterstellung 51
Femur, Korrektureingriff am 130
Femurcondylus, Hypoplasie der 129
Femurhypoplasie 110
Fenestrotomie 89
Ferrari-Schiene 58
Fettresorptionsstörung 70
Fibrom, nicht ossifizierendes 18
Fibrosarkom 15
Fieber, rheumatisches 33
Finger, schnellender 106
Fingerfunktion, aktive 97
Fingerprothese 36
Fischwirbel 63
Fistel 23
Fistelung 28
Fixateur extern 28
Flexions-Valgisations- und Innenrotationsosteotomie, intertrochantäre 44
Formfehler 76, 133
Fragmentationsstadium 39
Fraktur, pathologische 13, 17, 20, 22
Froschhaltung 58
Froschposition 120
Fusionsoperation, ventrale und dorsale 56
Fuß, Erkrankung des 131
Fußgewölbe, normales 133
Fußlängsgewölbe 131

Gangbild mit weichen Knien 60
Ganglion 107
Geburtstrauma 49, 62
Gehapparat 48
Gehbeginn 119
Gelenk-Erguß 44
Gelenkentzündung, akute eitrige 31
Gelenkerguß 26, 130
Gelenkersatz, totaler 125
–, zementfreier 42
Gelenkersatzoperation 130
Gelenkflüssigkeit 107
Gelenkkontraktur in Streckstellung 61
Gelenkmaus 44
Gelenkrheumatismus, akuter 33
–, sekundär-chronischer 35
Gelenkschmerzen 31
Gelenkspaltverschmälerung 130
Gelenksteife 61
Gelenktuberkulose 33
Genu recurvatum 128
– valgum 126
– varum 126
Gerinnungsfaktor 37
Gesamtentwicklung 49
Gesäßfalte, verzogene 112
Gesichtsskoliose 73
Gewebsazidose 105
Gibbus 79
Gibbusbildung 46
Gicht 36
Gipsbett, reklinierendes 46
Gipsfixation 60, 132
Gipshülse 129
Gipsruhigstellung 120
Glanzhaut 105
Glasknochenkrankheit 66
Gliedmaße, gelähmte schmerzhafte 47
Glisson-Schlinge 56
Glomerulonephritis 33
Gnomenwaden 54
Goldtherapie 36
Gonarthrose 130
Greifreflex, tonischer 51
Gymnastik 132

Hackenfuß 48, 136
–, lähmungsbedingter 136
Haemarthros 37

Hallux valgus 137
– valgus-Bildung 135
Halsband des Hundes 83
Halslordose 75
Halsreflex, asymmetrische tonische 51
Halsrippe 73
–, Resektion der 74
Halsstellreflex auf den Körper 51
Halssymphatikus 74
Halswirbelsäule 72
Haltungsfehler 76, 133
Haltungsreflex 49
Hammerzehe 138
Hanausek-Apparat 117
Hand, Erkrankung der 97
Handgelenk, Verlängerung des 53
–, Erkrankung des 97
Handgelenksarthrodese 46
Handgelenksarthrose 102
Harrington 59
Harrison-Furche 68
Hämatome, postoperative 28
Hämophilie 37
Heliotherapie 30
Hemilaminektomie 90
Hemilaminotomie 90
Hemipelvektomie 20
Hemiplegie 52
Herde, oblastische 22
–, osteolytische 22
Hexadaktylie 101
Hexenschuß 88
High grade Chondrosarkom 20
Hilfsmittel 61
Hinken 39
–, paralytisches 110
Hirtenstabform 63, 64
HLAB 27 11
HLA B 27 90
Hoffmann-Daimler-Bandage 117
Hohlfuß 131, 136
Hormone, anabole 71, 72
–, katabole 71
Horner-Symptomenkomplex 72
Humerusdefekt, totaler 99
Hundeohrpfanne 112
Hüftbeugekontraktur 48
Hüftdysplasie 117, 118
Hüftgelenkerguß 31
Hüftgelenks, Erkrankung des 109
Hüftgelenksbeweglichkeit 109
Hüftgelenkseinrenkung, offene 119
Hüftgelenkverrenkung, angeborene 111
Hüftkopfkappenlösung, jugendliche 42
Hüftkopfnekrose 41, 42, 117
–, idiopathische 38, 41
Hüftluxation 26
Hüftreizung, flüchtige 32
Hüftschmerz 42
Hüftschnupfen 32
Hüftvorsprung 80
Hydrozephalus 57, 58
Hyperämie, konsensuelle 105

ICP 49
Ileitis condensans 91
Iliopsoas 120
Impfenzephalitis 49
Inaktivitätsatrophie des Knochens 71
Indomethacin 36
Infektion, postoperative 28
INH, Isonicotinsäurehydrazid 30
Innenrotationsschiene 40
Ischämie 38
–, Volkmannsche 103
Ischiasschmerz 89
Ischiasskoliose 79, 88

Kahnbeinbrüche 107
Kalkpräparat 72
Kappenplastik 124
Kapselraffung, mediale 129
Kapselschlauch 112
Keilwirbel 77
Kephalosporine 32
Kernikterus 49
Kernspinuntersuchung 11, 20, 76
Kind, atones 52
Kinderlähmung 47
Kirschnerdraht 109
Kirschnerdrähte 42
Klauenhohlfuß 136
Klick 111
Klumpfuß 54, 61, 132
Klumpfußredression 132
Klumphand 99
Klumpke-Lähmung 63
Knick-Plattfuß 133, 135
Knick-Senk-Spreizfuß 69
Knick-Senkfuß 133
Kniebeugemuskulatur, Paralyse der 128
Kniebeugesehnen, Verlängerung der 54
Kniegelenks, Erkrankung des 125
–, Stabilität des 125
Knochenabbau 71
Knochenabszeß 26, 27
Knochenaufbau 70
Knochenbrüchigkeit 66
Knochendysplasie, fribröse 64
Knochenentzündung, luetische 30
–, spezifische 29
–, typhöse 30

Knochenmarkstransplantation 68
Knochenmatrix 70
Knochenmetastasen 22
Knochennekrose, aseptische 38, 66
Knochenszintigrafie 10, 23, 40
Knochenszintigramm 27, 41
Knochentuberkulose 29
Knochentumor 64
Knochenzyste, aneurysmatische 15
–, solitäre 17
Kollagenose 33
Kolumnotomie 91
Kondensationsstadium 39
Kontraktur 56, 61
–, ischämische 103
Kontrakturhinken 110
Korrektur, operative 132
Korsett 48
Korsettversorgung 80, 82
Kost, purinfreie 37
Köhler-Krankheit 45
Krallenstellung 104
Kraniotabes 68
Krankheit, englische 68
Krankheitsvorgeschichte 9
Kulminationspunkt der Wirbelsäule 85
Kyphose 46, 66, 70

Labyrinthstellreflex auf den Kopf 51
Lagerung 48
Lagerungsschiene 132
Laminektomie 56
Landau-Reflex 51
Lasègue-Zeichen 76, 88
Latenzzeit 29
Lähmung, lumbale 58, 59
–, sakrale 58, 59
–, schlaffe 55
–, thorakale 58
Lähmungshackenfuß 60
Lähmungsklumpfuß 60
Lähmungsknickfuß 60
Lähmungsskoliose 78
Legg-Calvé-Waldenström-Krankheit 39
Lehrlingsplattfuß 135
Lendenlordose 75
Limbus 119
Liquor 57
Looser-Umbauzonen 70
Lordose 54
Low grade Chondrosarkom 20
Löffelhand 101
Lumbago, akuter 86
Lunatummalazie 45
Luxatio coxae congenita 111
Luxation 112, 116
– im Neugeborenenalter 117
–, paralytische 59
–, teratologische 111
Luxationsnester 111
Lymphozytose 29

M. iliopsoas, Verpflanzung des 59
M. sternocleidomastoideus 73
Madelung-Deformität 100
Maikäferschiene 108
Malum coxae senile 122
Marie-Strümpell-Krankheit 90
Markphlegmone 23
Marmorknochenkrankheit 67
Maßnahme, hyperämisierende 124
–, chiropraktische 87
Mataphysen, becherförmige 69
Matti-Russe-Plastik 107
McMurray-Effekt 124
Medianusnerv, Druckentlastung des 103
–, Kompression des 103
Meningitis 49
Meningozele 57
Meniskus, lateraler 129
–, medialer 129
Meniskusläsion 129
Mensch, kleinwüchsiger 67
Metaphyse 23, 38
Methode nach Brandes 137
– von Klapp 82
– von Lenert-Schroth 82
Mieder 83
Migraine cervicale 74, 86
Minderwuchs 66
Minischiene 112, 117
Miosis 72
Mobilisierung in Narkose 94
Modelle, zementfreie 125
Moeller-Barlow-Krankheit 69
Monoplegie 52
Morbus Bechterew 90
– Cushing 36
– Haglund 45
– Kahler 21
– Kienböck 38, 45
– König 44
– Little 49
– Morquio-Brailsford 66
– Ollier 14
– Osgood-Schlatter 38
– Paget 63
– Perthes 38
– Pfaundler-Hurler 66
– Pott 29
– Ribbing 66
– Still 35

Morgensteifigkeit 35
Mororeflex 51
Multiple Sklerose 55
Muskeldystrophie 54
–, progressive 55
Muskelfunktion 48
Muskelgleichgewicht 60
Muskelstatus 10
Myelitis 55
Myelogramm 89
Myelographie 10, 76, 89
Myelome 21
Myelomeningozele 57
Myocarditis 33

Nabelschnurinfektion 26
Nackenschuß 74
Napoleonshut, umgekehrter 83
Narbenskoliose 78
Navikularpseudarthrose 107
Neigung, konstitutionelle 38
Nekrose, aseptische 42, 44
Neonatologie 49
Neoteben® 30
Neuralgie 74
Neurolyse 105
–, mikrochirurgische 103
Nidus 18
Nucleus pulposus 76, 85, 87

O_2-Mangel 49
O-Beine 68, 69, 126
Oberarmfraktur des Kindes, suprakondyläre 103
Operation nach Chiari 120
– nach Hohmann 97
– nach Salter 120
–, pfannendachverbessernde 119
–, pfannenverbessernde 120
–, versteifende 48
Orthofix-Gerät 48, 65, 111
Ortolani-Barlow-Klick 115
Osgood-Schlatter-Erkrankung 44
Ossifikation, paraossale 56
Ossifikationsstörung, enchondrale 69
Osteitis, posttraumatische 28
Osteoblastentätigkeit 70
Osteochondrom 11
Osteochondrose 85
–, zervikale 93
Osteochondrosis deformans coxae juvenilis 39
– dissecans 44
Osteogenesis imperfecta 66
Osteoid-Osteom 18
Osteomalazie 70
Osteomyelitis 22
–, hämatogene 23
–, sekundär chronische 28
–, sklerosierende 18
Osteoporose 36, 70, 71
Osteotomie des Beckens nach Salter 119
Ostitis deformans 63
Overhead-Extension 117
Ödem, teigiges 105

Pack-Betten 56
Paraplegie 55
Parapodium 58
PAS, Paraaminosalizylsäure 30
Patella alta 129
Patellarluxation, habituelle 129
Pavlik-Bandage 117
Pendel-Osteotomie 69
Periarthritis humero scapularis 93
Periostose 97
Peromelie 98
Perthes-Erkrankung 32
Perthes-Krankheit 39
Pes adductus 132, 136
– equino varus 132
– equinus 132
– excavatus 132
– varus 132
Pfannenerker, knorplige 119
Phokomelie 98
Phosphatase, alkalische 19, 63, 69, 70
Plasmozytom 21
Plattfuß 131
Plexusausrisse 62
PMMA-Ketten 25, 32
PMMA-Kugeln 26, 28
Podagra 37
Poliomyelitis anterior 47
– mit Lähmung 48
– ohne Lähmung 47
– -Virus 47
Pollex crepitans 106
– fleuxus 106
Polyarthritis, primär chronische 35
Polydaktylie 101
Pott-Buckel 79
– -Paraplegie 29
Praecancerose 14
Präeklampsie 49
Prednison 36
Primärkomplex, intestinaler 29
–, pulmonaler 29
Probebiopsie 19
Probeexzision 64
Prolaps, pendelnder 88
–, sequestrierter 88

Pronatio dolorosa 96
Prothese, zementfreie 41, 125
Prothesenversorgung 98
Protozoenerkrankung 49
Protrusio acetabuli 63
Pseudohypertrophie der Wadenmuskulatur 54
Pseudospondylolisthesis 83, 87
Ptosis 72
Punktat 31

Quadricepsschwäche 129
Quengelbehandlung 105
Quengelschienen 108
Querschnittslähmung 55
Querschnittslähmung, inkomplette 55
Querschnittslähmung, komplette 55

Rachitis 68, 126
Rachitisprophylaxe 69
Radiusdefekt, angeborener 99
Radiusköpfchen, angeborene Luxation des 96
Radiusköpfchenresektion 36
Randwulstbildung, osteophytäre 123
Redression 60
Redressionsbehandlung 132
Reflex, Verschwinden des 51
Reflexbogen 58
Reflexbögen, spinale 56
Reflexstatus 10
Rehabilitation 60
–, Bestandteil der 57
Reizknie 32
Reposition des abgeglittenen Wirbels 84
– in Narkose 117
–, blutige 42
–, funktionelle 117
Repositionshindernis 119
Resektion, chirurgische 20
Resektionsoperation 17
Revaskularisierung 39
Rhesusfaktorinkompatibilität 49
rheumatoid arthritis 35
Riesenzellgeschwulst 17
Riesenzelltumor 14
Rippenbuckel 76, 77, 80
Risikozeichen 40
Robbengliedrigkeit 98
Rosenkranz 68
Röntgenreizbestrahlung 74
Röntgenuntersuchung 10
Ruheschmerz 41
Rundrücken, jugendlicher 46
Rundzellen 20
Rückenmarkstumor 55

Salicylaten 36
Sandwich-Drehbett 56
Sarkom, osteogenes 19
Säuglingsgymnastik 81
Säuglingsosteomyelitis 26
Säuglingsskoliose 77, 81
Schanz-Watteverband 74
Schädelumfang 63
Schäden, postnatale 49
Schädigung, intrauterine 49
–, perinatal 49
Scheibenmeniskus 129
Scheinbeinkopf, Apophysenverschluß am 128
Scheinlähmung 70
Schenkelhals-Schenkelschaft-Winkel 121
Schenkelhalsbrüche 72
Schenkelhalsfraktur 71
Schenkelhalsnekrose 26
Scheuermann-Krankheit 46
Schiefhals 73
–, akuter 86
–, kindlicher 72
–, okulärer 73
Schiefhalsfamilien 73
Schienbein, Korrektureingriff am 130
Schienen 48
Schienenbehandlung 117
Schienenschellenapparat 37
Schluckimpfung nach Sabin 47
Schmerz, segmentaler 75
Schmerzen, in Ruhe und nachts 18
Schmerzen, nachts 19
Schmerzskoliose 79
Schmorl-Knorpelknötchen 86
Schmorl-Knötchen 46
Schock, spinaler 55
Schonhaltung, schmerzbedingte 32
Schuhversorgung, adäquate 137
Schulter, Erkrankung der 92
Schulter-Arm-Syndrom 74
Schulterblatthochstand 77, 80
Schulterblatthochstand, congenitaler 92
Schulterluxation, habituelle 95
Schwanenhalsfehlstellung 35
Schwimmtherapie 53
Screening-Methode 80
Sehnenknödel nach Buck Gramcko 46
Sehnenverpflanzung 48
Sekundärpfanne 112
Senkungsabszeß 29, 30
Sequester 28
Sequestration 23
Sexualfunktion beim Querschnittsgelähmten 57
Sichelfuß 136

Siebener-Syndrom 77
Sitzbuckel 68
Skelettuberkulose 29
Skleren, bläulich verfärbte 66
Sklerose 130
Sklerosesaum 26
Sklerosierung 122
Skoliose 46, 48, 59, 66, 76, 80
– bei Neurofibromatosis Recklinghausen 78
–, cicatricielle 78
–, congenitale 77
–, hysterische 79
–, idiopathische 77, 78
–, postrachitische 78
–, posttraumatische 78
–, statische 79
Skoliosebehandlung 82
Skoliosekorrektur 59
Skorbut 69
Sonnenbestrahlung 69
Sonografie 32
Sonogramm einer Hüftgelenkluxation 114
Spalthand 102
Spaltung des lateralen Petinalkulmus 130
Spasmophilie 69
Speicherdefekt 41
Spiculae 20
Spina bifida cystica 55, 57
– bifida occulta 57
Spinalwurzel 74
Spinamuskulatur, Ablösung der 54
Spitzfuß 132
Spondylarthritis ankylopoetica 90
Spondylarthrose 85, 86, 87
Spondylitis 27
Spondylodese 48, 75
Spondylodiszitis 27
Spondylolisthesis 82
Spondylolyse 82
Spondyloptose 83
Spondylose 85, 86
Spongiosa-Plomben 28
Spontanfraktur 64, 66
Sport 57
Sprachtherapie 53
Spreizfuß 131, 135
Spreizwindelhose 117
Sprengel-Deformität 92
Sprungschanzenphänomen 82
Spülsaugdrainage 25
Staphylococcus aureus 23, 27
Status, neurologischer 76
Stäbchen, säurefeste 29
Stehbereitschaft der Arme, optische 52
Steinmann-Zeichen 130
Steißlage 112
Stellungsfehler 133
Stellungsreflex 49
Steptomycin 30
Steroidosteoporose 71
Störung, endokrinologische 46
–, vegetative 74
Strahlentherapie 20
Streckreaktion, tonische 52
Strecksehnenabriß 108
Streptokokkeninfekt 33
Stützapparat 59
Styloiditis radii 106
Subluxation 112, 116
Sudeck-Syndrom 105
Supraspinatussehne, pathologische Ruptur der 94
Syndaktylie 100, 101
Synostose 101
Synovialektomie 36
Szintigrafie 26

Taillendreieck, asymmetrisches 77
Taillendreieck, ungleichmäßiges 80
Teleskop-Nägel 67
Tendelenburg-Zeichen 42
Tendinitis 92
Tendopathie 97
Tendovaginitis stenosans 106
Tennisellenbogen 96
Tenotomie 120
Tetanie 69
Tetraplegie 52, 55
–, spastische 50
Thalidomidembryopathie 98
Therapie, antibiotische 25
–, parenterale antibiotische 26
–, zytostatische 19
Thiosemicarbazon 30
Thomas-Handgriff 109
Thomas-Schiene 40
Thrombophlebitis 56
Tibiaapophysennekrose 44
Tierversuch 29
Tomographie, computerisierte 89
Tophi 36
Totalendoprothese 123
Totalskoliose 76
Totenlade 23
Training des Vastus medialis 130
Trendelenburg-Zeichen 109, 110, 115, 121
Trepanation 23
Trichterbrust 84
Trochanterhochstand 112, 115, 121
Tuberkelerreger 27
Tuberkulinprobe nach Mendel-Mantoux 29
– nach Moro 29

– nach Tine 29
Tuberkulostatika 30
Tuberositas tibiae 45
Tumor, intraduraler 74
Tumorprothese 15
Typus bovinus 29
– humanus 29

Ulnarabduktion 35
Ultraschall 26, 31, 92
Ultraschall- und Röntgenkontrolle 117
Ultraschalluntersuchung 11, 40, 116
Umkrümmungsliegeschale 78
Umstellungsoperation 120
Umstellungsosteotomie 54
–, intertrochantäre 124
Uncovertebralspondylose 74
Unterfütterung 44
Untersuchung, histologische 11
Uratspiegel 37
Überbein 107
Überbrückungsosteosynthese 17
Übungsbehandlung, gymnastische 73

Valgusdeformität des Rückfußes 131
Valgusgonarthrose 126, 127
Varisierungs-Derotationsosteotomie 121
Varisierungsosteotomie 40
Varusdeformität des Rückfußes 131
Varusgonarthrose 127
Ventil-Krise 60
Veränderung, kapsuläre 92
Verbundosteosynthese 22
Verkürzung eines Beines 79
Verkürzungshinken 110
Verlängerung eines Beines 79
Verlängerungsgerät nach *Wagner* 25
Verlängerungsoperation 66
Verlängerungsoperation nach Wagner 48, 111
Verletzungen, offene 28
Versteifung nach Dwyer 82
– nach Harrington 82
– nach Zielke 82

–, grübchenförmige 61
Virämie 47
Viruserkrankung 49
Virusinfektion 47
Vit. D resistente Rachitis 127
Vitamin D 69, 72
Vitamin-C-Mangel 69
Vitamin-D-Mangel 68, 70
Vitamindefizit 69
Vojta, Behandlungsmethoden nach 53
–, Methode von 62
Volkmann-Kontraktur 103, 104
Vorderhornzellen 48
– des Rückenmarks 47
Voss'sche Hänghüfte 124
Vulpius, Operation nach 54

Wagner-Cup 124
Wasserspeiergesicht 66
Wirbelgleiten 82
Wirbelgrund- und -deckplatteneinbrüche 46
Wirbelkompressionsfraktur 71
Wirbelkörper, Verblockung der 84
Wirbelsäule, Lordosierung der 76
–, traumatische Verletzung der 55
Wirbelsynchondrose 85
Wirbelzusammenbrüche 70
Wisbrun-Handgriff 132

X-Bein 126

Zahnfleisch 69
Zangenentbindung 49
Zerebralparese 49
–, athetotische 49
–, hypotone 49
–, infantile 49, 115
–, spastische 49, 52
Zivilisationsschaden 135
Zohlen'sches Zeichen 130
Zwangshaltung 117
Zwergwuchs 65, 66
–, rachitischer 68
Zysten 122, 130